어린이를 위한
동종요법 가이드북

由井寅子のホメオパシーガイドブック③

キツズ・トラウマ Copyright © 2013 Torako Yui

Korean translation copyright © 2023 haesmuli Publishing Co.

Korean translation rights arranged with ホメオパシー出版株式會社.

개정판

어린이를 위한

동종요법 가이드북

homoeopathy guidebook for Kids

유이 토라코(由井寅子) 지음 | **하세가와 키세이(長谷川希生)** 옮김

햇무리

책을 펴내며

어머니가 임신 중이나 임신 전에 복용한 항생제, 기침약, 감기약, 마취제, 예방접종, 마약, 알코올, 담배 때문에 아이가 난산이 되고 숨을 쉬는 힘이 약해진다고 생각합니다. 그리고 이유 없이 울거나, 밤에 잠을 못 자거나, 이가 나오지 않거나, 안절부절 못하기도 하고, 짜증을 많이 부리거나, 과잉행동을 하거나, 아무 말도 하지 않는 자폐성을 띄기도 하는 등 여러 증상이 나타납니다. 게다가 난산 때문에 진통촉진제를 사용하거나 흡인분만을 해서 수막염을 일으키는 경우도 있습니다.

고열이 날 때 좌약으로 대처하는 경우가 많은데요, 좌약이나 해열제를 사용하면 할수록 수막염이 더욱 심해지는 경우가 많이 있습니다. (2000년 12월, 〈문예춘추〉에 실린 '독감약의 부작용으로부터 아이들을 지키자'에도 자세히 소개 되었습니다.)

키즈키트를 만들려고 결심한 이유는, 2000년 3월 〈요미우리〉 신문에 보도된 열성경련의 기사를 읽고 '이 아이들의 부모님들이 동종요법을 알고 있었다면 아이가 죽지 않았을 텐데…'하는 마음을 깊이 느꼈기 때문입니다.

저는 더 이상 알고 있는 데 모르는 척 할 수 없어졌습니다. 예방접종이나 약 자체의 해는 물론이고 증상을 억압하면서 생기는 뿌리 깊은 병으로의 이행, 증상의 복잡화, 만성화, 정신에 악영향, 자기치유력이 떨어지는 것도 심각한 문제입니다.

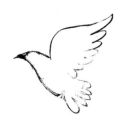

　증상을 무리하게 억압하면 자기치유력이 떨어집니다. 그렇게 되면 우리 몸은 병을 병으로 인식하지 못하고, 병이 자기 자신의 일부가 됩니다. 그 결과, 본래의 자기다운 모습에서 멀어지고 자신감도 잃게 됩니다.

　아이들이 예방접종이나 약을 복용하지 않고 자라길 바라는 마음에서 키즈키트를 세상에 소개하기로 결심했습니다. 예방접종을 하지 않고 약도 많이 복용하지 않으면, 아이들도 어머니들의 몸도 그렇게 복잡해지지 않을 것입니다.

　동종요법에는 열성경련, 뇌염, 경기 등에 적합한 레메디들이 많이 있습니다. 키즈키트에도 육아, 예방접종의 부작용, 소아병, 열성경련, 아이들의 정신 문제(공포, 긴장, 불면, 형제간의 질투, 간질), 아이나 임산부의 영양 문제, 아이들뿐만 아니라 어른들의 내면의 어린아이, 트라우마에 적합한 레메디가 들어 있습니다. 36기본키트와 키즈키트를 같이 쓰면서 동종요법의 이로움이 아이들과 아이를 키우는 부모들에게 전해지기를 기원합니다. 그런 목적에서라도 가정을 지키는 어머니들은 제대로 공부했으면 하는 마음입니다. 자기 아이의 건강은 스스로 지킬 수 있기를 기원합니다.

2001년 1월 1일

유이 토라코(由井寅子)

개정신판을 펴내며

개정신판에는 각 레메디의 약물학 해설 부분을 새로 쓰고, 쿠마모토에서 했던 강연회에서는 예방접종 부분을, 트라우마에 관한 것은 삿포로에서 발췌하는 등 보다 충실한 내용을 보탰습니다.

예방접종에 대해서는 그 전모를 처음 밝힌 획기적인 책《해외 동종요법치료자가 하는 동종요법 강의록 2-예방접종은 정말 유효한가?》(트레바 간 지음, 호메오파시 출판)도 함께 읽어주셨으면 합니다.

2003년 1월 15일

유이 토라코(由井寅子)

옮긴이의 글

《어린이를 위한 동종요법 가이드북》에서는 아이들이 걸리는 병과 예방접종의 문제, 육아의 문제와 더불어 자기 내면에 있는 어린아이를 치유하는데 도움이 되는 레메디들을 소개하고 있습니다. 《동종요법 가이드북》이 기본적인 내용이었다면, 이 책은 어린이용이라고 보시면 됩니다. 그래서 아이 키우는 엄마들에게 도움을 줄 수 있지 않을까 합니다.

제가 이 책을 보면서 어린이용 레메디 키트를 사용한 지 벌써 7년째입니다. 처음에는 독학으로 시작해서 사용 방법도 제대로 몰랐지만, 심한 감기나 소아병들에 많은 도움이 되었습니다. 고열이라든지, 열성경련 등 위험한 상황에서 사용할 만한 레메디도 들어 있어 마음도 든든했습니다.

둘째 아이가 열성경련이 일어났을 때는 Cupr.이 도움이 되었고, 농가진에 걸렸을 때는 Ant-c.이 좋았습니다. 밤에 무서워서 잠을 못 자거나 무서운 꿈을 꿀 때는 Stram.이 도움이 되었었습니다.

사례를 들기 시작하면 끝이 없지만, 동종요법의 도움으로 아이들이 많은 병을 극복하고 더욱 건강하게 자라고 있습니다.

소아병과 예방접종

최근 동종요법을 통해 새로 만나는 엄마들은 이미 예방접종에도 많은 관심을 갖고 나름 고민하고 있었습니다. 먹거리나 거주환경에 신경 쓰는 건 물론이고, 아이 건강을 위해 꼼꼼히 생각하고 공부하는 엄마들을 보면서 저도 많이 배웁니다.

우리 집 아이들은 셋 다 예방접종을 안 했습니다. 첫째를 낳고 키우면서 예방접종에 대한 공부를 했는데, 예방접종이 더 많은 병의 원인이 된다는 것을 알았기 때문입니다. 워낙 예방접종에 대한 신앙이 강해서 처음에는 주위 사람들로부터 여러 말을 들었지만, 저와 비슷한 생각을 가진 엄마들을 하나 둘 만나면서 용기도 얻고 또 용기를 주기도 하고 있습니다.

병은 걸릴 필요가 있어서 걸리는 것입니다. 그 이유는 여러 가지가 있겠죠. 피곤해서 좀 쉬라고 아플 수도 있고, 동생이 태어나서 엄마 사랑을 받지 못해 열이 날 수도 있고, 몸 속에 독이 많이 쌓여 그걸 내보내려고 두드러기가 날 수도 있고, 상한 음식을 먹고 배출하려고 구토, 설사를 할 수도 있습니다. 몸이나 마음에 나타나는 모든 증상들은 필요가 있어서 나오는 것입니다. 그것을 약으로 누르기만 하고, 잘못된 식생활이나 생활습관을 고치지 않으면 증상은 단연히 악화됩니다. 우리 몸의 생명력은 약한 증상으로 말을 안 듣는 자기 자신에게 더 강한 증상을 줍니다.

소아병은 부모에게 이어받은 독을 대청소하는 것이고, 소아병에 걸리면서 아이 자신이 앞으로 건강하게 살아갈 수 있는 몸을 만드는 겁니다. 예방접종을 하면 소아병에 못 걸리게 되고 부모에게 받은 독을 내보내기는 커녕, 더 많은 독을 쌓게 됩니다. 일본은 예방접종의 역사가 100년 정도 되었다고 합니다. 한국은 그렇게 역사가 길지는 않죠. 그래서 아직까지는 알레르기 환자나 아토피가 일본보다 많지 않습니다. 저는 알레르기성 비염이 있고, 제 외할머니도 알레르기가 있습니다. 외할아버지는 천식이 있고요. 한국에서 알레르기가 있는 80살 할머니는 본 적이 없습니다. 90살 넘은 할아버지가 천식이 있는 것도 못 봤습니다. 일본은 20년 정도 앞서 가는 듯합니다. 한국에서도 앞으로 각종 알레르기 질환, ADHD, 자폐증 등이 계속해서 늘어날 것입니다. 대를 이어 예방접종의 독이 전해지고 거기에 또 투입이 되기 때문입니다. 다른 요인도 있겠지만, 입으로 들어가는 것과 혈액 속으로 직접 들어가는 것에는 큰 차이가 있습니다. 입으로 들어가면 여러 방어기관이 있어 설사나 구토 등 증상이 나오겠죠. 그런데 직접 혈액 속에 넣으면 방어기관을 거치지 않고 들어가기 때문에 면역계에 큰 혼란을 일으킵니다. 무엇이 이물질인지, 무엇을 배출해야 할지 혼란이 일어나면 자기자신을 공격하면서 자가면역질환이나 알레르기 질환이 되는 겁니다. 자세한 내용이 이 책에 담겨 있습니다.

육아와 내면의 어린아이(inner child)

아이를 키우면서 내면에 있는 문제들이 많이 나타나는 것을 느낍니다. 아이를 낳고 몇 달 동안은 체력이 바닥으로 떨어지면서 자기 몸도 챙기기 어려운 상태로 아이를 돌봐야 합니다. 그런 어려움 속에서 내면에 쌓였던 감정이 하나 둘씩 드러납니다. 아이한테 화를 낼 때, 모든 일에 짜증이 날 때 왜 거기서 화가 나고 짜증이 나는지 생각해 보면 내면에 완벽하게, 책에 나온 것처럼 좋은 엄마가 되고 싶다는 욕구를 봅니다. 그 욕구에 만족하지 못하니까 자기 자신에게 화가 나고 짜증이 납니다. 그런데 왜 완벽을 추구할까요? 누구한테 인정을 받고 싶은 걸까요? 더 깊이 내면을 들여다 보면, 엄마 아빠한테 사랑 받고 싶은 마음이 있었습니다. 제 부모님은 나름 열심히 저를 키워주시고 칭찬도 많이 해줬지만 말입니다. 내면에 있는 자기 어린아이를 보면서 어른이 된 내가 그 아이에게 다가가 말합니다. '그랬구나, 그냥 못난 아이여도 사랑 받을 수 있는데 사랑 받지 못할까봐 두려웠구나.' '못나도 너는 사랑 받을 자격이 있어. 괜찮아, 내가 안아줄 게.' 어른이 된 내가 내면에 있는 어린아이를 인정하고 안아줍니다. 그러면 그 어린아이의 마음이 녹기 시작합니다.

그리고 아이한테 히스테릭하게 외치는 제 모습과 엄마 모습이 가끔 겹쳤습니다. 엄마 모습이 겹친 이유는, 제 어머니가 저한테 그렇게 외쳤기 때문이었습니다. 그 전까지만 해도 저는 '엄마는 늘 상냥하고 아이들한테 고함을 치지 않았다'라고 생각했습니다. 하지만 그게 망상이었음을 알아차렸습니다. 일본 친정 집에 갔을 때 제가 제 딸아이에게 상냥하게 대하는 모습을 본 엄마가 이렇게 말하더군요. "왜 그렇게 상냥하게 대하냐? 그냥 무시하고 야단 치면 되지. 나는 그런 것 못 참지, 그렇게는 안 했어." 그래, 엄마는 지금은 상냥하고 부드럽지만 제가 어렸을 때는 항상 화를 내고 히스테릭했다는 걸 잊고 있었습니다. 사람은 자기 좋은대로 기억도 잊어버리고 심지어는 기억을 바꾸기도 한다는데, 제가 그랬다는 것을 알아차렸습니다.

누구든지 어릴 때 받은 크고 작은 상처들(트라우마)이 있습니다. 그것을 극복하기 위해 병에 걸리기도 하고, 비슷한 상황이 자꾸 생기기도 합니다.

단순한 육체의 병을 고치기는 어렵지 않습니다. 어려운 것은 마음에서 오는 병, 특히 내면의 어린아이(inner child)를 치유하려면 시간도 오래 걸리고 과정이 힘듭니다. 내면의 문제는 보통 무시하게 마련이고, 남의 탓으로 돌리는 경향이 있습니다. 심하게 자기 탓을 하는 경우도 있죠. 그렇지만 무엇이 문제인지를 알아차리고 감정이 올라오면 그 감정을 인정하면서 자기 속을 깊이 들여다보세요. 어딘가 울고 있는 어린아이, 화 내는 어린아이, 무서워하는 어린아이가 있을 겁니다. 그 아이를 찾아 구해줄 수 있는 사람은 자기 자신밖에 없습니다. 상처 받은 어린아이는 어른이 된 자기가 찾아주길 원합니다. 알아차릴 수 있을 때까지 계속 비슷한 상황을 만들어내고 비슷한 사람을 만나게 됩니다. 즉, 당신이 싫어하는 사람이나 미워하는 사람은 자신 마음속에서 어떤 해결되지 않는 문제가 있다고 자극을 주고 알려주는 고마운 존재라는 것입니다. 모든 병과 고통의 근본도 자기 속에 있고 스스로 치유할 수 있는데, 내면의 어린아이 역시 그렇습니다. 내면의 문제를 해결하는 과정에서 동종요법 레메디가 도움이 됩니다.

엄마 사랑

아이를 키우면서 최고의 약은 엄마 사랑이라는 것을 느낍니다. 처음부터 좋은 엄마가 될 수는 없습니다. 부족한 엄마지만 아이들은 언제나 엄마를 최고로 여깁니다. 어떻게 보면 엄마 자신보다 아이들이 엄마를 더 믿고 사랑하지 않을까요….

제 부모님은 환경문제와 사회문제에 관심이 많아 시민운동을 했습니다. 그래서 저도 크면서 많은 영향을 받았고, 어떻게 해야 범죄가 사라지고 평화를 찾을 수 있을까 고민해왔습니다. 나름 내린 결론은, '가정 속에서'와 '엄마 사랑'입니다. 제가 사랑을 주고 몸도 마음도 건강한 아이를 키우면, 건강한 사회의 구성원을 만드는 것입니다. 엄마가 자기 자신의 문제를 해결하면서 행복해지면 아이가 행복하고, 가정이 행복합니다. 행복한 가정이 많아져야 사회가 행복해집니다.

> *내 비밀은 이런 거야, 매우 간단한 거지. 오르지 마음으로 보아야만 정확하게 볼 수 있다는 거야. 가장 중요한 것은 눈에는 보이지 않는 법이야.*
>
> *《어린 왕자》 가운데*

중요한 것은 눈에 보이지 않습니다. 눈에는 보이지 않지만 우리는 느낄 수 있습니다. 그것이 무엇일까요? 저는 '사랑'이 아닐까 생각합니다.

사랑에는 3가지가 있다고 합니다. 하나는 '애착'입니다. 애착은 사랑이라고 하면서 집착하는 것을 말합니다. 자기 욕심이 많은 것이죠. 집착하면 할수록 고통이 끝없이 다가옵니다.

두 번째는 '애정'입니다. 이것은 요구하는 사랑입니다. 조건이 있는 사랑이라고도 합니다. 예를 들어 '100점을 맞으면 사랑해 줄게', '착한 아이면 사랑해 줄게.' 이런 조건을 들어 그 대가로 사랑하는 것입니다. 애정은 상황이 바뀌면 정반대의 감정을 나타냅니다. 예를 들어, 질투, 슬픔, 분노, 자기혐오 등입니다. 이런 감정들은 애정과 표리일체이고 끊을 수 없는 것입니다. 조건이 있는 사랑이라서 자기가 사랑해 준 만큼 돌려주지 않으면 미워집니다.

셋째는 '사랑'입니다. 이것이 진실한 사랑입니다. 내 자신이 중심에 있지 않습니다. 사랑 속에는 내가 없습니다. 무조건 주는 사랑입니다. 진실한 모성애가 이것이 아닌가 합니다. 그리고 우주와 자연이 주는 사랑도 그렇습니다. 꽃은 사람에게 사랑받고 싶어서 예쁘게 피지 않습니다. 꽃은 순수한 사랑을 방사하고 있습니다. 꽃에는 집착이 없어서 매력적인 것 같습니다.

마지막으로

이 책은 동종요법을 공부하는 엄마들 모임에서 함께 번역했습니다. 1차 번역은 제가 했는데, 일부는 호사카 아키코 님이 해주셨습니다. 아무래도 한국어가 서투르고 부족한 부분이 너무 많아서 일본어를 전공하고 일본에서 생활한 경험도 있는 박지혜 님, 김재환 님이 많은 부분을 수정해주셨습니다. 진심으로 감사드립니다.

그리고 생활에서 동종요법을 사용하면서 경험한 귀한 이야기를 나누어주신, 박옥희 님, 김진희 님, 정명원 님, 김윤경 님에게도 감사의 마음을 전합니다.

한국에서 동종요법 전문가로 활동하시면서 많은 도움을 주시는 김마리요 선생님은 실제 케이스와 함께 좋은 글을 써주셨습니다. 깊이 감사드립니다.

끝으로 《동종요법 가이드북》에 이어 이 책을 출판해주신 그물코출판사에 깊이 감사드립니다.

앞으로 동종요법을 사랑하는 사람들이 더 늘어나 자신의 영혼이 원하는 삶을 살아갈 수 있기를 기원합니다.

2014년 5월

하세가와 키세이

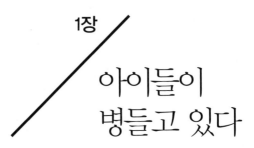

1장

아이들이
병들고 있다

2000년을 기준으로 젊은이들로 인한 여러 가지 사건이 일어나고 있습니다. 지금까지 덮어두고 보지 않으려고 했던 것의 뚜껑이 열려, 격한 분노가 밖으로 분출되는 것 같습니다. 이것은 지금 시작된 것이 아니라, 결과적으로 이때까지 미루었던 문제가 터졌다고 볼 수 있습니다. 이제 더는 증상을 숨기지 못하게 되었다는 것입니다. 또, 몸의 병에서 마음의 병으로 진행된 결과라고 볼 수 있습니다.

그러나 어떤 증상이어도 증상 자체는 나쁜 것이 아닙니다. 증상이 나오기 시작하는 바로 그 때가 정화의 시작입니다. 왜냐하면 증상이 드러남으로써 원인이 있다는 것을 알려 주기 때문입니다. 증상이 없으면 문제를 알아차리지도 못하고, 해결 방법도 찾을 수가 없습니다.

그래서 지금 우리가 해야 할 일은 그런 아이들을 비판하거나 무서워할 것이 아니라, 이렇게 된 원인(병)을 찾아서 밖으로 밀어내는 것입니다.

동종요법의 힘이 발휘되는 때는 증상이 나오고 있을 때입니다. 동종요법은 지금 시대에 꼭 필요합니다. 동종요법은 몸뿐만 아니라, 마음이나 감정의 문제에 근본적인 치유를 이끌어내는 요법이기 때문입니다.

과연 아이들은 무엇에 화를 내고 있는 걸까요? 자립할 수 없다는 것, 제어를 당하고 있다는 것에 대한 분노가 아닐까요? 사람은 누구나 자기가 하고 싶은 것을 가지고 이 세상에 태어납니다. 그래서 자신의 마음속에 있는 이상과 동떨어져 있는 가정이나 사회, 자기가 정말로 원하는 것을 할 수 없는 환경 속에서는 만족할 수 없는 마음이 쌓이게 됩니다.

동종요법을 하면, 부모나 다른 사람들이 뭐라고 해도 자기가 하고 싶은 것에 도전하려고 합니다. 하고 싶다고 생각하는 욕망을 누르고 있어도, 그 욕망이 자기 속에서 사라지지는 않으며, 겉으로 사라진다 해도 그 에너지는 점점 끓어오릅니다. 결국 갈 곳을 잃은 그 에너지가 여러 가지 병을 만들어 버립니다. 그래서 때로는 감정적으로 폭발을 하는 게 아닌가 하는 생각이 듭니다. 하지만 이들을 완전히 억압해버리면 갈 곳을 잃은 에너지는 최종적으로 암을 만들어 버립니다.

욕망은 때로는 흘려보내는 것도 중요합니다. 성공을 고민하는 것보다 자신이 하고 싶은 것을 하는 게 중요합니다. 문제는, 하고 싶은 것이 있는데 그것을 참고 억압하는 것입니다. 성공만이 인생의 의미는 아닙니다. 실패를 하고 좌절도 하면서 사람은 크는 것입니다. 부모나 어른이 주변에서 이렇다 저렇다 참견하고 부정해버리면, 자기가 하고 싶은 것을 못하게 되고, 이렇게 억압받은 아이들은 에너지가 쌓여 분노, 다른 사람에 대한 폭력, 자기 파괴 등의 형태로 분출하게 됩니다.

사춘기는 어른이 되기 위한 출발점이고 자립을 시작할 때입니다. 어른들이 보기에는 불안한 출발이겠지만, 이 출발을 제대로 못하게 하는 사람이 바로 어른들입니다. 아이들이 예쁘다고 무조건 도와주기만 하면 자립의 길은 막히고 의존하려는 마음만 커집니다.

그리고 자연적인 욕망이라는 게 있습니다. 어머니의 따뜻함과 상냥함, 아버지의 믿음직함과 포용력이 느껴지는 편안한 가정은 모든 아이들이 바라는 바입니다. 아버지와 어머니가 늘 싸우거나, 폭력을 행사하거나, 아이에게 화풀이를 하는 일들로 아이가 맘 편히 기대지 못하는 환경에서 아이들은 병에 걸릴 수밖에 없습니다.

본래 아이들은 선악의 구별 없이 자연체로 삽니다. 부모가 심하게 잔소리를 하거나, 신경질을 부리거나, 과잉보호를 하거나, 무관심으로 대하면 자연체로 있기가 어려워집니다.

이렇게 자기 자신이 원하지 않는 환경에서는 욕구 불만이 쌓일 수밖에 없습니다. 그렇기 때문에, 아이들이 병들고 있다고 했지만 그것은 결국 그러한 마음이 만들어진 환경이 있다는 것을 말해줍니다.

그러한 환경의 하나로 예방접종의 부작용이 있다고 생각합니다. 자연에 맡겨 놓으면 소아병에 걸릴 필요가 있는 아이는 걸리고, 걸릴 필요가 없는 아이는 걸리지 않습니다. 어떤 아이여도 보통 한두 가지 병은 걸리는 법입니다. 그리고 제대로 병을 치르고 나면 아이는 심리적인 장해를 극복하게 되는데, 예방접종을 하면 그러한 경지에 이르지 못하게 됩니다. 여러 병들에 대해서도 곧바로 약으로 증상을 멈추게 하려고 하기 때문에, 완전히 병을 극복하기 어려워지는 것입니다. 자연은 이러한 정화의 과정을 준비하고 있는데, 그것을 거스르는 일은 부자연스러운 결과를 불러올 뿐입니다.

게다가 자연적이지 못한 환경에 노출되는 대표적인 예로, 자연적이지 않은 음식을 들 수 있습니다. 마음과 몸은 가역적인 상관관계를 맺고 있습니다. 부자연스러운 마음은 몸의 기능을 왜곡시키고, 부자연스러운 음식을 먹으면 마음도 부자연스럽게 될 수밖에 없습니다.

아이들이 문제를 일으키는 이유로 아래 세 가지를 들 수 있습니다.

① 예방접종의 부작용, 약의 부작용, 수술
   치과치료(이의 충전제) – 중금속이 들어있기 때문에
   환경오염(수질오염, 대기오염, 토양오염)
   인공적인 음식(호르몬제 등)
   마음이나 몸의 질환
   → 자폐, 과잉행동장애, 성조숙증, 관절염, 학습능력 부족, 참을성 부족,
     만성 피로

② 부모의 문제

　영아기에 충분히 애정을 받지 못함

　아동기에 과도한 보살핌으로 인해 자립심의 발달을 막음.

　무관심, 무사안일주의

　폭력

　→ 자기비하, 무가치감, 자기파괴, 자기연민, 트라우마

③ 마이아즘(miasm)

　선조에게 물려받은 유전적인 병의 경향과 심신의 행동패턴

　선조에게 받은 부정적인 기억과 반응패턴

　→ 고난이나 역경 상황일 때 나타나는 감정이나 행동패턴

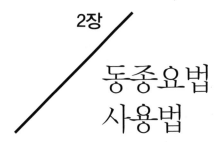

2장

동종요법
사용법

동종요법은 어떤 증상에 적용합니까?

동종요법은 임산부나 아기, 동물이나 식물, 사고나 부상, 일상에서 나타나는 급성 증상, 서양의학으로 고칠 수 없는 만성병, 정신의 문제 등 적용 범위가 큰 게 특징입니다. 적절한 레메디를 선택할 수만 있으면 어떤 문제든지 보완할 수 있는 가능성이 있습니다.

동종요법의 적용 범위가 큰 이유는 첫째, 동종요법 레메디는 원물질이 없어질 정도로 연하게 희석되어 부작용 없이 안전하기 때문입니다. 두 번째로 동종요법 레메디는 육체뿐만 아니라, 감정이나 마음 등의 정묘한 에너지체에도 작용해 자연치유력을 자극해 주는 역할을 하기 때문입니다.

그러나 만성적인 증상은 오랫동안 생명력이 부자연스러운 채로 균형을 맞추고 있기 때문에 자연치유력이 발동하기 시작하고 치유하는 과정에서 부자연스러운 균형이 무너지면서 증상이 악화될 수 있습니다. 만성적으로 고여 있는 정신적인 문제가 치유로 향하는 경우에도 마찬가지입니다. 만성적인 증상에 대해서는 동종요법전문가와 상담하기를 바랍니다.

레메디는 얼마나 보존할 수 있습니까?

보관 상태가 좋으면 반영구적으로 보존됩니다. 각각의 레메디에는 그 물질이 지닌 특유의 정보(모양)가 있습니다. 이 정보가 설탕알 속에 들어 있고, 하네만이 실제로 사용했던 200년 전의 레메디는 지금도 충분이 효과가 있다고 합니다.

멘톨, 유칼립투스, 티트리오일 등 향이 강하게 나는 곳에는 레메디를 두지 않는 게 좋습니다.

다만, 다음 아래 사항을 주의해 보관해주세요.

–기온

영하로 떨어지거나 60도 이상이 되면 레메디가 가지고 있는 정보는 사라진다고 알려져 있습니다. 되도록 0~40도의 어두운 곳에 보관해주세요.(냉장고에는 보관하지 마세요.) 제 경험으로는 뜨거운 차에 레메디를 넣어 마셔도 효과가 없어지지 않는 경우가 있지만, 레메디를 녹여서 마실 때는 미지근한 물이 좋습니다. 또 온도가 높은 한여름에 차 안에 레메디를 계속 두면 좋지 않습니다.

–전자파

전자파가 레메디에 영향을 줄 수 있다고 생각합니다. 하지만 저의 경험상 그렇게 신경 쓸 필요는 없습니다. 다만 직사광선은 피해주세요. 또 강한 전자파가 나오는 곳(냉장고나 텔레비전, PC, 휴대전화 등)에는 되도록 두지 않는 것이 좋습니다. X선을 쐬어야 할 때에는 알루미늄 같은 것으로 싸는 게 좋습니다.

-향

강한 향은 레메디에 영향을 준다고 합니다. 레메디를 꺼낼 때는 강한 향이 나는 향수나 기름 같은 것이 없는 곳에서 해주세요. 보관도 향이 강하지 않은 곳에 해주세요. 특히 티트리, 페파민트, 유칼립투스류는 레메디에 영향을 줄 수 있습니다.

레메디를 복용할 때는 본인 외에는 레메디를 만지지 말라고 지도합니다. 레메디에는 파동 에너지가 들어 있기 때문입니다. 그러나 아기나 동물에게 줄 때처럼 어쩔 수 없는 상황에서는 신경 쓰지 말고 재빨리 꺼내 주세요. 시간 여유가 있을 때에는 레메디를 병 뚜껑에 놓고 상대방 입에 넣어 주거나 물에 타주면 됩니다.

레메디는 어떻게 먹습니까?

<u>레메디를 혀에 올려놓고 녹기를 기다리면 됩니다.</u>

보통은 레메디를 먹기 20분 앞뒤로는 아무 것도 먹지 말라고 합니다. 하지만 뭘 먹는다고 해서 레메디 효과가 없는 것은 아닙니다. 다만, 커피나 향이 강한 것(민트가 들어간 치약 등)은 레메디에 영향을 주기 때문에 레메디 복용 20분 앞뒤로는 피하는 게 좋습니다. 또 레메디를 먹는 기간에는 되도록 자극물을 피하는 게 현명합니다. 그런 자극물들은 레메디의 효과를 떨어뜨릴 수 있기 때문입니다.

음식물 섭취 20분 앞뒤로 레메디를 먹으면 안 됩니까?

앞에 말했듯이, 보통 음식물 섭취 20분 앞뒤로는 레메디를 먹지 말라고 하지만 응급 상황일 때에는 신경 쓸 필요가 없습니다. 긴급하게 레메디가 필요할 때는 음식물 섭취 20분이 지나지 않았어도 먹으면 됩니다. 레메디는 일반 약처럼 위장에서 소화되는 것이 아니고, 화학물질로 신체를 조절하는 것도 아닙니다. 때와 경우에 따라 유연하게 대응해주세요. 동종요법대학에서는 레메디의 에너지가 1초에 1m 50cm를 달린다고 배웠습니다.

커피를 마시면 레메디의 효과가 없어집니까?

예를 들어, Chamomilla(캐모미라: 캐모마일에서 만든 레메디)와 커피는 궁합이 좋지 않다고 알려져 있습니다.

커피가 레메디에 주는 영향에 대해서는 여러 의견이 있습니다. 제 경험으로 말하면, 커피가 반드시 레메디에 영향을 주는 것은 아닙니다. 사람의 체질에 따라서 다르고 레메디와의 궁합도 고려해야 합니다.

기본적으로 레메디를 먹는 동안(레메디의 영향이 지속되는 기간)에는 커피를 피하는 게 좋습니다. 하지만 커피를 먹는 것이 습관인 사람은 커피를 참는 것이 스트레스가 되어 오히려 몸 상태를 나쁘게 할 수 있기 때문에 무리하게 커피를 끊으라고 하지는 않습니다.

다만, 동종요법에서는 커피나 민트, 담배 중독을 고쳐야 할 증상으로 봅니다. 이런 자극물을 습관적으로 섭취하는 것은 몸에 그다지 좋지 않기 때문입니다. 덧붙여, 이러한 자극물 중독에는 Nux-vomica가 적합합니다. 물론 사람마다 원인이 다를 수 있기 때문에 원인에 맞는 레메디를 잘 선택해야 합니다.

레메디는 언제 먹는 게 좋습니까?

급성일 때가 아니면, 일반적으로 자기 전에 먹으라고 합니다. 그러나 꼭 자기 전에만 먹어야 하지는 않습니다. 레메디를 먹으면 잠이 올 수 있기 때문에 운전하기 전에는 피하는 게 좋습니다. 만약, 어떤 시간이 되면 증상이 나빠진다거나 할 때에는 그 시간대에 레메디를 먹는 것이 좋기는 하지만 크게 신경 쓸 필요는 없습니다.

–사고나 부상을 입었을 때는 빠를수록 좋습니다.
예) 머리를 강하게 부딪쳤을 때 → 바로 Arnica 30C를 먹는다
　　관절을 삐었을 때 → 바로 Ruta 30C를 먹는다

–급성 증상에도 가급적 빨리 레메디를 먹는 게 좋습니다. 그 뒤에 다시 먹어야 할 때에는 적당한 간격(예: 1, 4, 6, 12시간마다, 매일 등)을 두고 먹습니다.
예) 감기가 올 것 같은 느낌일 때 → 바로 Aconite 30C(200C)를 먹는다
　　귀에서 농이 나와 아프다고 할 때 → 바로 Pulsatilla 30C(200C)를 먹는다

–만성 증상일 때에는 서두를 필요가 없습니다. 시간대를 정해서 반복해 먹는 게 좋습니다.
예) 만성 축농증일 때 → 자기 전에 Kali-bich 30C 한 알씩 1주일 반복
　　형제 사이에 질투를 할 때 → 자기 전에 Hyoscyamus 200C 한 알씩 2~3일
　　반복(200C의 반복 횟수는 2~3번 정도가 기준이 됩니다)

30C는 어느 정도의 강도입니까?

포텐시는 희석·진탕의 정도를 말하지만, 자극의 강도나 깊이라고 생각해도 됩니다. 병의 깊이는 여러 가지이기 때문에 그 깊이에 맞게 포텐시를 씁니다.

보통, 영국에서 가정용으로 사용하는 포텐시는 6~30C입니다. 30C의 포텐시는 10^{60} 희석인데, 10^{24} 희석 단계에서 확률적으로는 원물질이 한 분자도 존재하지 않는다고 합니다. 그러므로 30C는 물질이 전혀 들어 있지 않다고 말할 수 있습니다.

포텐시가 낮을수록 물질적, 현재적인 부분에 영향을 강하게 주고, 높을수록 비물질적, 잠재적인 부분에 강한 영향을 줍니다.

30C라는 포텐시는 낮은 포텐시(6C 이하)와 높은 포텐시(200C 이상) 사이입니다. 낮은 것도 아니고 높은 것도 아닌 포텐시어서 육체의 생명력과 감정이나 마음의 생명력 양쪽에 영향을 주기 때문에 적용범위가 넓은 포텐시입니다.

200C는 어느 정도의 강도입니까?

200C는 높은 포텐시에 속하는 강도이고, 30C보다 잠재적인 부분에 자극을 줄 수 있습니다. 200C는 주로 급성 증상일 때 사용되는데, 생명력이 그다지 복잡하지 않은 아이들에게는 만성 증상일 때도 사용합니다.

아이들은 근본체질에 적합한 200C의 레메디를 복용하는 것으로 많은 병을 내보낼 수 있습니다. 평소에 자신의 아이를 잘 관찰하고, 키즈키트에서 어느 레메디 타입인지를 잘 파악해 두는 게 중요합니다.

30C 레메디(기본키트)와 200C 레메디(키즈키트)의 사용방법은 어떻게 구분합니까?

기본키트와 키즈키트 모두 기본적으로는 급성 증상에 적합한 레메디가 들어 있습니다. (만성 증상일 때에는 동종요법전문가에게 상담을 받으세요.) 급성 증상일 때에는 기본키트와 키즈키트에서 가장 적합하다고 생각되는 레메디를 써보세요.

30C와 200C 둘 다 가지고 있는 레메디에 대해서는, 처음에는 30C를 2번 정도 쓰고, 변화가 없을 때는 다시 증상을 살펴보다가 역시 이 레메디가 맞겠다고 생각되면 같은 레메디의 200C를 사용해보세요. 또 기본키트의 30C 레메디를 써서 일시적으로 증상이 좋아졌다가 다시 증상이 나타날 때에는 같은 레메디 200C를 사용해보세요.

레메디를 한 번에 두 알 먹으면 어떻게 됩니까?

레메디는 약과 달라서, 두 알 먹는다고 효과도 두 배가 되지는 않습니다. 한 번에 몇 알을 먹어도 한 차례의 자극이라 생각하기 때문에, 아이가 실수로 한 병을 한 번에 다 먹어도 특별히 문제는 없습니다.

레메디는 자연치유력을 발동시키기 위한 스위치이기 때문에, 한 번에 한 알을 먹거나 두 알을 먹거나 스위치를 켜는 데에는 차이가 없습니다. 전기 스위치를 누를 때 세게 힘을 주는 게 아무 의미가 없는 것과 같습니다. 다만, 레메디가 양귀비 씨앗처럼 너무 작아서 한 알로는 부족할 때 몇 알을 먹을 필요가 있습니다.

한편, 연속해서 먹는 것은 자극을 반복하기 때문에 주의해주세요. 전기 스위치에 전류가 흐르는 회로를 생각할 때, 스위치를 켰다 껐다 반복하면 전류가 두 번 흐르듯이 레메디도 마찬가지입니다. 중요한 것은 한 번에 먹는 양보다, 반복 횟수입니다.

반복해서 먹을 때 횟수는 얼마가 적당합니까?

반복하는 횟수는 증상이나 사람에 따라서 다릅니다. 또 사용하는 포텐시에 따라서도 다릅니다. 기본적으로 레메디 하나를 먹고 증상이 나아지면 더 이상 먹을 필요는 없습니다.

만성 증상일 때에는 어느 정도 반복해서 먹는 것이 보통입니다. 왜냐하면 반복해서 생명력에 자극을 주지 않으면 생명력이 활성화하지 않는 게 현대인의 특징이기 때문입니다.

레메디는 자연치유력을 발동시키는 스위치라고 말했지만, 스위치를 오랫동안 사용하지 않으면 접촉이 잘 되지 않아 몇 번 반복해야 불이 들어오는 것처럼, 레메디를 반복해서 먹으면서 생명력을 자극해야 움직이기 시작하는 것입니다.

실용(pratical)동종요법에서는 만성 증상에 대해서는 의도적으로 낮은 포텐시를 오래 사용할 때가 있습니다. 이것은 급격한 변화를 받아들이지 못하는 현대인의 약점으로, 복잡한 증상이 있을 때 쓰는 방법입니다. 반대로 높은 포텐시의 레메디를 쓸 때에는 반복을 많이 하지 않는 것이 보통입니다.

고전(Classical)동종요법은 한 종류의 레메디를 한 번만 먹고 반복하지 않는 게 원칙입니다. 아이들이나 동물의 경우 한 번만으로 좋아지기도 하지만, 몸과 마음이 복잡한 현대인들에게 이 방법은 적절하지 않습니다.

특히 급성일 때에는 증상에 변화가 없으면 여러 레메디를 바꿔 먹으면서 상태를 볼 필요가 있습니다.

레메디를 반복해서 먹는 횟수의 일반적인 기준으로 아래의 예를 들고 있습니다만, 이것은 어디까지나 참고이기 때문에 변화나 상황에 맞게 대응해주세요. 만성 증상은 동종요법전문가에게 상담을 받기를 권합니다.

● 시각을 다투는 급성 증상
예) 큰 부상을 입어 피가 많이 흐른다. 구급차를 기다리고 있는 상황
1~5분마다 Arnica 30C를 반복, 정신적 충격을 받은 경우는 Aconite 30C나 200C를 필요에 따라 복용.
예) 고열로 열성경련을 일으킬 것 같은 상황(열성경련 참조)
Belladonna 200C를 5분마다 3번 반복. 증상에 변화가 없으면 Gelsemium, Cuprum, Pyrogen, Stramonium 등의 레메디로 바꿔서 사용.

● 갑작스런 급성 증상(식중독, 격한 기침, 격한 통증 등)
예) 갑자기 배가 아프고 설사나 구토를 했다.
증상의 정도에 따라 5~30분마다 3회 정도, 30C 혹은 200C의 Arsenicum을 반복, 증상에 변화가 없을 때에는 Veratrum-alb 등 레메디를 바꿔서 사용.

● 돌발 증상(설사, 기침, 통증 등)
예) 아이가 귀가 아프다고 외치면서 운다.
30분~1시간마다 반복(Puls. Cham. Hep-s. Merc. Silicea 등)
그 후, 귀 염증이 나아질 때까지 필요하면 하루에 2번 정도 사용.

● 급성 증상(미열 등)
예) 30C 레메디를 사용하는 경우: 하루에 2~3회 3일 정도 반복.
예) 200C 레메디를 사용하는 경우: 하루에 2회 2일 정도 반복.
(다 복용하기 전에 증상이 나아지면 복용을 멈춘다. 증상이 나아지지 않을 때에

는 레메디를 바꿔서 사용)

● 만성 증상

30C 레메디를 사용하는 경우: 하루에 한 알씩 5~7일 반복

200C 레메디를 사용하는 경우: 하루에 한 알씩 2~3일 반복

만성 증상을 치료하다보면 일시적인 악화가 나타날 수 있습니다. 경우에 따라 그 증상을 돌봐야 합니다. 급성 증상이 나오거나, 증상에 변화가 생기면 그 증상에 맞는 레메디로 대처할 필요가 있습니다.

여러 종류의 레메디를 같이 먹어도 됩니까?

고전동종요법에서는 기본적으로 한 종류의 레메디를 먹고 기다립니다.

하지만 레메디가 적절하지 않으면 환자는 고통스러울 수 있습니다. 그래서 급성 증상이면 같은 레메디를 2~3번 먹으면서 상태를 보고, 나아지지 않으면 레메디 종류를 바꿀 필요가 있습니다.

증상에 적절한 몇 가지 레메디가 있으면 2종류 정도를 정해 교대로 반복해 먹어도 됩니다. 여러 방향에서 생명력을 자극하는 실용동종요법은 복잡한 현대인에게 필요하다고 생각합니다.

동시에 2종류의 레메디를 먹어도 된다는 것인가요?

고전동종요법에서는 한 종류의 레메디를 먹고 기다리는 것이 원칙이고, 동시에 2종류의 레메디를 먹는 것은 아니라고 했습니다. 동시에 여러 레메디를 먹으면 레메디가 서로 영향을 주고받을 수 있기 때문입니다. 어느 정도 시간을 두면 되는지는 상황과 레메디에 따라서 다릅니다. 생명을 좌우하는 긴급 상황에서는 1분도 안 되어 다른 레메디를 먹어야 할 경우도 있습니다.

여러 레메디를 동시에 먹지 않는다고 이야기했지만, 영국의 실용동종요법에서는 여러 레메디의 상승·상보 효과를 위해 같이 먹기도 합니다.

병의 원인이 복잡하게 얽혀 있는 현대인에게는 하나의 레메디로 전체상을 맞추기가 어렵습니다. 오히려 혼합해서 먹음으로써 장기나 조직의 생명력에 유효하게 작용한다고 알려져 있습니다.

영국의 실용동종요법에서도 다른 레메디를 동시에 먹지 않는 것을 기본으로 하고 있지만, 그 원칙을 무조건 따라야 하지는 않습니다. 실용동종요법은 하나의 방법론에 매여 있지 않습니다. 병을 계층으로 파악하고, 각 층에 맞는 포텐시와 레메디를 처방함으로 통합 대처하는 방법입니다.

악화가 나타난다고 들었습니다

복잡하지 않은 급성 증상에 레메디를 쓰면 보통은 악화 없이 호전됩니다. 이것은 생명이 위급할 때에는 자연치유력이 강하게 발동하는 것과 관련이 있습니다.

또 아이나 동물들은 비교적 짧은 기간에 건강을 되찾을 수 있습니다. 그러나 만성일 때에는 일시적으로 악화가 나타날 수 있습니다.

레메디 자체가 나쁜 것은 아닙니다. 레메디가 몸과 정신에 나쁜 영향을 준다는 것도 아닙니다. 그러나 자연치유력이 발동하면 몸에 쌓인 것을 내보내기 시작합니다. 예를 들어, 콧물이나 땀 같은 분비물이 많아지거나 오줌량이 많아지거나 설사를 하거나 피부 발진이 나오는 등 사람에 따라서 각각 다른 방법으로 몸의 독을 내보냅니다. 또 오랫동안 마음에 묻어 놓았던 감정이 나와 울 수도 있습니다. 물론 반드시 이러한 악화가 나타나는 것은 아닙니다. 본래의 건강한 균형을 되잡으려고 이러한 변화가 나타날 수 있다는 것입니다.

특히, 과거에 증상을 억압했던 적이 있는 사람은 치유 과정에서 그 증상이 나타날 수 있습니다. 또 급성 증상이 만성으로 바뀐 사람은 치유 과정에서 급성 증상이 다시 나타날 수도 있습니다. 이런 경우에는 동종요법전문가와 상담을 해야 합니다.

자연치유력이 하는 일은 우리 몸을 원래의 모습으로 되돌리는 것입니다. 동종요법에서 말하는 치유의 방향성(다음 쪽 참조)을 이해하면 도움이 될 것입니다.

치유의 방향성이란?

치유의 방향성이라는 개념은 하네만의 제자인 헤링그(Hering)가 확립한 것으로, 5가지가 있습니다. 1~5의 방향을 따라 증상이 옮겨가는 경우, 자연치유력이 생명력의 정체를 풀고 독을 밀어내는 것입니다.

1. 위에서 아래로(증상이 손, 발의 맨 끝부분으로 옮겨가는 경우)
   예) 얼굴이나 목에 있던 아토피 증상이 손발로 옮겨갔다.
2. 속에서 밖으로(몸 속의 증상이 몸 밖의 증상으로 옮겨가는 경우)
   예) 신장 기능이 나빴는데 피부가 가려워지기 시작했다.
3. 마음에서 몸으로(마음의 증상이 몸의 증상으로 옮겨가는 경우)
   예) 정신분열증 때문에 감기에 안 걸렸었는데 걸렸다.
      마음을 닫고 있던 사람이 마음을 열자, 피부에 발진이 난다
4. 중요한 기관에서 덜 중요한 기관으로(장기 등 중요한 기관의 증상이 덜 중요한 다른 기관의 증상으로 옮겨가는 경우)
   예) 간장의 통증은 없어졌지만 가래가 나온다.
5. 역순의 법칙(이전에 있었던 증상으로 되돌아가는 경우)
   예) 전에 항생제로 치료했던 방광염에 또 다시 걸렸다.
      어렸을 때 타박상을 입었는데 그 통증이 되살아났다.
      *병을 끝까지 제대로 걸리지 않으면 증상이 되돌아옵니다.

적절하지 않은 레메디를 먹으면 어떻게 됩니까?

사람의 마음을 움직이게 하는 것은 진실입니다. 기본적으로 자신에게 없는 것에는 마음이 움직이지 않습니다.

레메디에 따라서 자연치유력이 발동하는 것은 레메디의 패턴과 병의 패턴이 공명·증폭하기 때문입니다. 만약 레메디의 패턴과 병의 패턴이 다르면 공명이 안 되고 자연치유력도 발동하지 않습니다.

적합하지 않은 레메디를 먹으면, 레메디가 작용하는 부위가 없어서 아무 것도 일어나지 않습니다. 그냥 레메디의 파문만이 지나갑니다. 매우 민감한 사람 가운데는 레메디의 파문을 보여주는 경우도 있는데, 계속 먹지 않으면 지나가기만 합니다.

레메디는 원물질이 없을 정도로 희석되어 있기 때문에 안전하고 부작용도 없습니다. 아기나 임산부, 허약한 사람한테도 안심하고 사용할 수 있습니다.

레메디와 약을 겸용해도 괜찮을까요?

약을 먹는다고 레메디의 작용이 없어지지는 않습니다. 물질적인 약과 비물질적인 레메디는 작용하는 곳이 다릅니다. 그러나 레메디로 인해 자연치유력이 발동하면서 생기는 증상을 약으로 억압하면 레메디의 작용을 없애게 됩니다.

레메디를 먹을 때는 기본적으로 다른 약을 먹지 않는 게 좋지만, 그렇다고 약을 먹으면 안 된다는 것은 아닙니다. 상황에 따라 즉각적인 효과가 있는 약을 먹어야 할 때도 있기 때문입니다.

급성의 경우, 적절한 레메디이면 자연치유력을 발동시켜 빨리 건강을 회복할 수 있을 것이고, 적절하지 않다면 아무 일도 일어나지 않습니다.

만성의 경우는 레메디를 먹어서 발동한 자연치유력으로 호전 반응이 일어날 수 있습니다. 그러나 그것이 약의 작용과 길항적으로 관계한다면 약을 먹어도 레메디로 인한 자연치유력을 방해하지는 않습니다.

또한 만성 증상으로 약을 오랫동안 먹어온 사람은 몸과 마음이 이미 그 약에 의존하거나 적응을 했기 때문에, 갑자기 약을 끊는 것은 좋지 않습니다. 그럴 경우 처음에는 약과 레메디를 겸용하는 것이 최선이라고 말할 수 있습니다. 서서히 자연치유력을 되찾아 약에 의존하지 않게 하는 것이 이상적입니다.

레메디를 먹으면 병원에 갈 필요는 없습니까?

큰 부상을 입거나 심장발작으로 생명이 위급한 상황이라면 구급차를 불러 병원에 가야할 것입니다. 그러나 구급차를 기다리는 동안 레메디를 먹으면 회복을 빠르게 할 수 있습니다.

예를 들어, 머리를 크게 부딪쳤을 때 바로 Arn.(아르니카)를 먹었느냐 안 먹었느냐는 후유증이나 회복에 큰 영향을 줍니다. Arn.(아르니카)는 타박의 정신적·육체적 상처를 해방시키는 훌륭한 레메디입니다.

하지만 위기 상황에서는 레메디에만 의존하지 않습니다. 확실하게 적절한 레메디를 찾을 수 없을 때도 있기 때문입니다.

급성 증상도 레메디만으로 보증할 수 없습니다. 여러 레메디를 먹었지만 열이 안 내려가는 상황에서 "해열제를 먹지 마세요"라고 말할 수 없습니다. 레메디를 먹으면서 동시에 의사한테 진찰을 받아야 할지도 모릅니다.

그러나 처음부터 증상을 억제하는 약을 먹으면, 스스로 이겨내는 힘을 억누르게 되고 약에 더욱 의존하는 악순환이 생깁니다. 이 악순환을 끊기 위해 동종요법이 필요하다고 생각합니다. 인공적이고 부자연스러운 것을 많이 가지고 있는 시대이기 때문에 동종요법이 필요한 것입니다. 필요하면 병원에도 가야 하고 약도 먹어야 합니다. 그러나 그와 더불어 동종요법을 사용하면 안 된다는 이유는 어디에서도 찾을 수 없습니다.

약물학(Materia medica)과 레파토리(repertory)

동종요법전문가들이 늘 갖고 다니는 책이 두 가지 있습니다. 바로 약물학과 레파토리입니다. 약물학을 다룬 책이 많이 있지만, 동종요법의 약물학이 유일하게 진실하다고 말할 수 있습니다. 동종요법 이외의 약물학에는 어떤 증상을 억제하는 효과가 있는지 쓰여 있지만, 동종요법 약물학에는 어떤 증상을 일으킬 수 있는 힘이 있는지에 대해 담겨 있기 때문입니다. 어떤 증상을 일으킬 수 있는가가 적힌 약물학은 그 증상을 치유할 수 있는 힘에 대해 말하는 것입니다. 동종요법의 약물학은 각 레메디를 인체실험 프루빙(proving:레메디를 복용하고 어떤 증상이 생기는지 관찰하는 것)을 통해 나타난 증상이 자세히 쓰여진, 말하자면 레메디로 보는 증상에 대한 사전입니다. 약물학의 내용은 각 레메디의 정신적 특징, 육체적 증상, 기조(악화되는 요인이나 원인, 호전되는 원인이나 요인), 작용하는 기관이나 조직 등이 자세하게 나와 있습니다.

동종요법전문가들은 이 약물학에 정통해야 하지만, 몇 천 종류나 있는 내용들을 다 파악할 수 없기 때문에 레파토리가 필요합니다. 약물학이 '레메디의 증상이 적힌 약효서'라면, 레파토리는 '실제 증상에서 가장 적합한 레메디를 찾기 위한 사전'입니다. 증상으로부터 레메디를 찾을 수 있도록 레파토리를 만든 겁니다. 예를 들어 '고열이 나는데 손발은 차갑고 얼굴이 벌겋게 달아오른 증상'을 찾아보면 Belladonna 등이 적합한 레메디임을 알 수 있습니다.

그러나 레파토리만으로 레메디를 선택하기에는 이릅니다. 가장 효율적으로 최적의 레메디를 찾는 방법은 환자의 증상을 기준으로 레파토리에서 어느 정도 레메디를 선별한 다음, 약물학에서 확인하는 방법입니다. 약물학과 레파토리는 최적 레메디를 선택할 수 있도록 서로 보완해주는 관계입니다.

마지막으로

동종요법에서는 진정한 건강을 되찾는 과정에서 과거에 해결되지 않았던 몸과 마음의 문제가 드러날 수 있기 때문에, 무엇보다 자기 자신에 대한 믿음이 중요합니다. 또한 자신이나 가족의 판단으로 전문가의 상담이 필요하다고 느끼면 그것을 막지 않습니다. 각자에게 맞는 속도로 동종요법을 지속하면서 원래 가지고 있는 자연치유력을 되찾을 수 있기를 바랍니다.

3장

예방접종의
부작용

예방접종이 도입되면서 소아병에 걸려 죽는 사람의 확률이 줄어든 것이 아니라, 어느 종류의 소아병이든지 예방접종이 도입되기 전에 이미, 예방접종 도입 후의 90% 이상까지 사망률이 줄었다는 조사결과가 나와 있습니다. 예방접종을 도입하지 않더라도 소아병에 걸리고 사망률의 감소는 현재 이상이 되는 시점에서 예방접종이 실시되었다는 것입니다.

반대로 예방접종으로 인해 병이 퍼진 사례는 많이 있습니다. 다시 유행하고 있는 결핵도 BCG백신으로 인해 퍼졌을 가능성이 있습니다.

그리고 예방접종을 한 사람은, 접종을 하지 않은 사람보다 예방접종을 한 그 병에 걸릴 확률이 높아지고 있는 현실입니다. 그 이유는, 예방접종으로 인해 그 병의 소인이 자리잡게 되고 이것을 밀어내기 위해 동종의 병에 걸릴 수 있기 때문이라고 생각합니다.

제 환자 중에도 이런 사람이 있었습니다. 어릴 때는 결핵 반응검사에서 좀처럼 양성이 되지 않아 몇 번이나 BCG백신 주사를 맞았고, 중학생이 돼서야 겨우 양성이 되더니, 35살이 된 지금, 결핵 진단을 받아 놀랐다고 하는 경우입니다.

최근에는 4살 아이가 BCG백신을 맞고 나서 그 아이의 아버지가 결핵에 걸려 입원 중에 있습니다. 이것은 아이가 맞은 예방접종의 BCG가 아버지에게 옮겨간 것일지 모릅니다.

이러한 비극을 피하기 위해서라도 예방접종은 하지 않는 것이 현명하다고 생각합니다. 이외에도 예방접종의 부작용이 큰 문제가 되고 있습니다.

많은 의사들이 예방접종의 해와 그 유효성에 의문을 던지고 있습니다. 예방접종과 그로 인해 발생할 수 있는 병의 관련성을 파악하기에는 수많은 시간과 조사가 필요하겠지만, 저에게 온 아이들한테서도 예방접종을 하고 나서 몸이 안 좋아졌다는 말을 많이 들어왔습니다. 다음에 제시하는 병들은 최근에 증가하고 있는 것으로, 예방접종을 하고 나서 걸리는 경우가 많습니다. 아래의 병들이 예방접종의 부작용이라고 생각되는 것들입니다.

여러 가지 알레르기, 과잉행동장애, 뇌염, 수막염, 열성경련, 아토피, 천식, 기관지염, 만성중이염, 비염, 아이의 류머티즘과 관절염, 아이의 당뇨병, 학습능력 부족, 참을성 부족, 쉽게 화를 내는 증상, 틱장애, 자아파괴, 자기비하, 과식증, 거식증, 자가면역부전… 다들 치유하기 매우 어려운 병들입니다. 치유가 어려운 이유는, 이 병들이 자연적으로 발생한 병이 아니고 인공적으로 만들어진 병이기 때문에 동종의 레메디를 자연 속에서 찾는 것이 매우 어렵기 때문입니다.

동종요법의 관점으로 생각해보면, 예방접종으로 인해 임질마이아즘이 일어나고 여러 가지 질환을 만들어내고 있다고 생각됩니다. 임질마이아즘은 사고방식을 경직시키고 집착과 욕망 속에 몰두하기 때문에 마지막에는 사람을 미워하고 죽이고 싶어 합니다. 현대의 가정폭력 대부분은 이 임질마이아즘 때문인 것이라고 생각합니다.

인생을 살면서 우리는 예방접종과 약 때문에 가장 큰 해를 입는다고 말할 수 있습니다. 이는 동종요법의 아버지인 하네만이 200년 전에 이미 걱정한 것이기도 합니다. 하네만은 그의 책《올가논(Organon)》에서 이렇게 말했습니다. "자연에서 오는 병에 관해서만큼은 신은 우리에게 동종요법을 통해 구제될 수단을 주셨다. 그래서 유해한 치료(유해한 치료의 결과, 그 후에 환자가 죽게 되면 종종 고치려 한 원래의 병 때문이라고 설명하는 경우가 많다.)로 인해 발생한 쇠약함은 그 생명력 자체가 이미 너무 약해져있지 않은 한 (유전적인 몇 가지의 만성 마이아즘을 제거

하려고 하는 것으로 얻을 수 있는 적절한 도움을 동반하고), 생명력 자체로 구제되어야 한다. 그러나 인공적인 독을 배출하기 위해서는 몇 년이 필요하다." 예방접종은 생명의 회전력을 작게 만들어 병원체나 환경의 악영향을 물리치는 힘을 약하게 하여 그 악영향을 쉽게 받도록 만듭니다. 그래서 병을 밀어내지 못하고 자기의 일부로 인식하여 생명력이 더욱 약해지고 흐름이 복잡해집니다.

35살의 한 여성은 임신 전에 풍진 예방접종을 하고, 1년 뒤에 심하게 홍역에 걸렸습니다. 병원에서는 홍역 치료(억압)를 하고 마치 치유가 된 것처럼 보였지만, 2년 뒤에 왼쪽 유방에 암이 생겨 저를 찾아 왔습니다. 이 경우는, 풍진 예방접종을 함으로써 더 큰 병인 홍역을 불러일으키고 그것을 억압한 결과, 더욱 더 큰 병인 암이 된 것입니다.

미국의 동종요법전문가인 로빈 마피 씨는, 예방접종은 러시안룰렛을 하는 것과 마찬가지로 제정신이 아니라고 말합니다.

영국의 병원에서 일하는 의사들은 자기가 맡은 가족의 70%가 예방접종을 하면 보너스를 받을 수 있는 시스템입니다. 그리고 70% 이상이 되면 보너스를 더 받을 수 있기 때문에 나쁘다고 알면서도 예방접종을 그만두지 못하고 있습니다. 정말 유감스럽지만 이것이 현실입니다.

예전부터 일본에서 키즈키트를 출시하는 것을 두고 여러 가지로 고민을 했습니다. 아이가 있는 부모들의 마음을 생각하면 한시라도 빨리 출시하고 싶지만, 이것을 세상에 내보이게 되면 동종요법이나 동종요법전문가에게는 압력이나 비판이 굉장할 것이라고 생각합니다. 그러나 이제는 막을 수 없을 정도의 흐름이 있습니다. 여러분이 일찍 알아차리길 바라면서 이 책을 쓰고 있습니다.

요약하자면, 자연 섭리에 맡기고 소아기에 걸릴 병에 걸리면 되는 것입니다. 아이가 걸리는 병은 신이 주신 은혜입니다. 소아기 때 병에 잘 걸리면 생명력이 활성화되고 근본적인 약점을 극복할 수 있어 강한 아이가 됩니다.

예방접종의 유효성과 그 심각한 해에 대해서 명확해질 때까지 앞으로 10년 이상, 아니 더 많은 시간이 걸릴 수 있습니다. 그러나 그것을 기다리기만 할 수는 없습니다. 예방접종을 함으로써 더욱 심각한 병에 걸리고 있는 사실 –그것은 예방접종의 레메디나 약해의 레메디 투여로 인해 아이들이 하나같이 격하게 반응을 하기 때문에 알 수 있습니다– 이 있기 때문입니다. 아이들의 건강을 지키기 위해서는 예방접종을 하는 것이 아니라, 환경의 개선이 더욱 필요합니다. 그것은 무조건적으로 항균제, 항생제, 항바이러스제 등을 사용하는 것이 아니라, 공기의 흐름과 수질을 개선하고 되도록 햇볕을 쬐는 생활을 하는 것이라고 생각합니다.

예방접종에서 피하조직에 주사를 하는 것은 매우 부자연스러운 일입니다. 본래의 길을 통하지 않고 갑자기 몸 한가운데로 들어온 균을 어떻게 내쫓을 수 있을까요? 그것을 지닌 채로 적응할 수밖에 없게 되어 생명력에 부정적인 영향을 주게 됩니다. 예를 들면, 일이 끝나고 집에 돌아가 열쇠를 열고 문을 들어서며 '휴, 오늘도 잘 보냈다'하며 문득 쳐다보니, 모르는 사람이 집안에 앉아 있는 것과 같은 꼴입니다. 그리고 모르는 사람이 오히려, '어서 앉으세요'하며 마치 자기가 주인인 것처럼 행동하는 겁니다. 현관으로 들어오면 문 앞에서 쫓아낼 수 있겠지만, 이렇게 되면 내쫓기가 매우 힘들어지고 어쩌면 완전히 내쫓지 못하고 그대로 같이 살게 될지도 모릅니다.

아이들이 걸리는 병에 한 번도 걸리지 않았거나 혹은 한 번밖에 걸리지 않은 사람은 앞으로 암에 걸릴 가능성이 매우 높습니다. 그래서 소아병에 걸리지 않은 사람에게는 동종요법에서 Carcinosin(암세포)의 레메디가 필요합니다.

그 외에 아이의 류머티즘성 관절염과 당뇨병에는 예방접종의 부작용에 적합한 레메디로 상당히 좋아진 경우를 많이 보아왔습니다.

인도는 빈부 차이가 크고 아직 미개국이라고 하지만, 정말 그런지는 모르겠습니다. 인도에서 의사로 불리우는 사람들은 일본에서 말하는 일반적인 의사하고는 달리 동종요법전문가들도 포함하고 있습니다. 의료의 90%를 동종요법에 의존하고 있습니다. 인도는 티푸스나 이질, 독충이나 독사에 물리는 등 일본에서 볼 수 없는 케이스가 많아 동종요법전문가로서 실력을 키우기 위해 1년 정도 인도에서 수행을 하는 것이 좋겠다고 생각할 정도입니다.

마하트마 간디는 '동종요법이야말로 진정한 치료법이다'라고 말했는데, 위생 면에서 아직 개선이 느린 인도에서, 동종요법이 육체와 정신의 건강에 크게 기여해왔다고 생각합니다. 인도는 제3의 눈을 가지고 있는 나라인 것 같습니다.

아이들이 걸리는 병은 되도록 자연스럽게 걸리고, 걸리면 동종요법으로 대처하는 것이 제일 좋은 방법이라고 생각합니다. 그리고 스스로 해결하지 못할 때에는 동종요법전문가가 도와줄 수 있습니다.

*키즈키트나 기본키트로 아이들이 걸리는 병에 대처를 해도 잘 낫지 않을 경우는 가까운 동종요법전문가에게 상담 받을 것을 추천합니다. 그들은 약의 해독이나 마이아즘에 대해서도 잘 알고 있습니다. 복잡한 증상에는 이러한 처치가 필요합니다.

다음은 2002년에 쿠마모토에서 강연한 '예방접종과 출산'의 일부입니다.

제일 곤란한 경우는, 조산사가 예방접종을 하는 게 좋다고 하거나 불소를 치아에 바르는 게 좋다고 하는 경우입니다. 동네 여의사의 존재는 주로 산파의 역할을 하는 사람입니다. 그래서 '남편이 저를 때려요'라는 상담을 받기도 할 것입니다. 어떻게 살아야 할지 인생 상담도 해야 할 것입니다. 그래서 조산사는 무엇이 정말 올바른 것이고 자연스러운 것인가를 알고 잘 지도해야 합니다. 예방접종도 얼마나 몸에 안 좋은가를 알아둘 필요가 있습니다. 그냥 몸에 나쁘다가 아니라, 어떻게 나쁜지를 설명하겠습니다.

1994년부터 일본에서 예방접종이 '의무'에서 '노력의무'가 된 사실을 알고 계십니까? '의무'는 반드시 해야 하는 법이지만, '노력의무'는 하도록 추천하는 것으로 강제는 아닙니다. 그러니 예방접종을 아이에게 맞히고 싶지 않을 때는 안 맞혀도 되는 것입니다. 선택할 권리는 부모에게 있습니다. 하지만 선택의 권리가 있다 해도 예방접종에 대한 지식이 없으면 결국 '다른 사람들도 하니까' 혹은 '아이가 병에 걸리면 안 되니까' 하는 이유로 예방접종을 하게 됩니다.

의사나 대부분의 사람들은 '예방접종은 하는 게 당연해요'라고 합니다. 그리고 혼자만 접종을 하지 않으면 따돌림을 받기도 합니다. 실제로 그렇습니다. 왜 너는 접종을 하지 않느냐며, 맞으라는 식입니다.

우리 아들딸은 단 한 번도 예방접종을 안 했는데요, (영국에 있을 때) 왜 당신 아이들은 맞히지 않느냐, 종교적인 문제냐, 담당 의사나 주변 사람들한테 계속 말을 듣고 힘들었습니다. 결국, 예방접종을 하지 않는다는 이유로 담당 의사한테 오지 말라는 소리까지 들었습니다. 담당 의사에게 그런 이야기를 들어도 아이들에게 불필요한 것을 주입하기 싫은 마음은 바꿀 수 없었습니다. 그래서 우리 가족은 주치의가 없었습니다. 영국도 꽤 어려운 상황이었지만, 일본에 와서 들어보니 영국과 비슷하게 가족, 동네, 학교, 보건소, 의사한테 예방접종을 하라는 여러 압력이 있고, 안 맞겠다는 의사를 끝까지 관철시키기는 어려운 것 같습니다. 사실은 동종요법으로 일관하고 싶지만, 예방접종을 하지 않아 따돌림 당한다며, 이대로 가면 친구가 다 없어진다며 울면서 저한테 온 사람도 있었습니다. 정말입니다. 이 사회의 일반적인 사람들은 자립하려는 사람을 싫어하는 경향이 있는 듯합니다. 여기에는 자기들의 가치관이 무너져버릴 수 있다는 공포가 깊이 내재되어 있는 것은 아닐까요? 모든 일에서 부딪치지 않고 무난하게 사는 것을 희망하는 사람보다 인생에 부딪혀 문제를 풀어가려는 사람이 동종요법과 만났을 때, 근본적으로 변하는 일은 자주 있는 일입니다. 예방접종의 부정적인 면과 무의미함에 대해 마음 깊이 확신할 수 있다면 어떤 일이 있어도 흔들리지 않게 됩니다.

진심으로 마음 깊이 확신하기 위해서는 동종요법의 전문가가 되어 자신의 눈으로 보는 방법밖에 없습니다. 하지만 옳은 것을 옳다고 판단할 수 있는 능력이 있는 것만으로도 괜찮습니다. 마음이 자연체에 가까우면 무엇이 자연인지는 스스로 알게 됩니다.

그래서 예방접종을 추천한다, 추천하지 않는다는 것은 여러분의 삶과 사고방식 자체를 표현하는 것이라고 생각합니다. 증상을 어떻게 생각하는가 그리고 아이들이 걸리는 병을 어떻게 생각하는가 하는 것은 사는 것은 무엇인가 하는 문제와 결부되는 것입니다.

예방접종을 하지 않으면 큰일이 날거라는 식의 공포를 주는 광고에 푹 빠져있는 사람들은, 머리로는 예방접종이 나쁘다고 생각해도 결국 예방접종을 맞히게 됩니다. 하지만 그런 사람들한테 억지로 하지 말라고도 할 수 없습니다. 타인의 신념에 대해 그렇게까지 깊이 관여할 권리는 없습니다. 사람은 자신의 의지로 무언가를 믿을 권리가 있습니다. 만약 그 권리를 무시하고 뭔가를 밀어붙이려고 한다면 그것이야말로 오히려 나쁜 의미로 종교가 되어 버립니다. 동종요법이 훌륭하다거나, 예방접종이 전혀 좋지 않다거나 하는 식으로 자기 신념을 가지고 말하는 것까지는 좋지만, 그렇다고 해서 그것을 사람들에게 강요하지 않는 것이, 동종요법전문가가 예방접종으로 상담하러 온 사람을 대하는 기본자세입니다. 반대로 말하면, 예방접종을 맹신하도록 우리를 강요하는 지금의 상황은 예방접종이 나쁜 의미로 종교가 되어 버렸다고 할 수 있습니다. 그렇기 때문에 예방접종이 좋다고 굳게 믿는 사람들은 믿지 않는 사람을 공격합니다. 많은 사람들이 믿는 것에 가치가 있고 많은 사람들이 믿어야 안심할 수 있기 때문입니다. 그래서 반대하는 사람을 자기편으로 만들어야만 하는 것입니다. 자기 손 안에 있어야 하는 것이죠. 예방접종이 나쁘다는 걸 알고 있어도 무리하게 설득하지 말아야 합니다. 억지로 설득하면 친구를 잃게 됩니다. 다만, 사실을 사실로서 전달하는 것은 중요하다고 생각합니다. 제3의 시각이 열려 있는 사람이나 듣는 귀를 가지고 있는 사람들은 바로 알 수 있기 때문에 굳이 밀어붙이지 않아도 됩니다.

자, 그럼 무엇이 안 되는 것인지에 대해 말씀드리겠습니다. 우리가 맞는 예방접종 속에는 무엇이 들어 있을까요. 특히 디프테리아, 파상풍, 백일해의 삼종혼합백신인 DPT가 있는데요. 그 속에 들어가 있는 성분은 포름알데히드, 즉 포르말린입니다. 그리고 유기수은, 인산알루미늄 같은 것들이 들어 있습니다. 왜 이런 것이 들어 있느냐 하면, 하나는 방부제 역할을 합니다. 일본뇌염, DPT, 독감HA형, B형간염 백신에도 사용되고 있습니다. 특히 유기수은은 DPT, 독감HA형, B형간염 백신에 대량으로 사용되고 있습니다.

방부제 이외의 또 하나의 목적은 항체를 만들기 위해서입니다. 바이러스나 세균만으로는 몸은 항체를 만들 수 없습니다. 왜냐하면 이것은 몸에 대해 자연적인 것이기 때문에 이것만으로는 항체를 만들 수 없습니다. 항체를 만들 수 없으면 예방접종은 실패로 결론이 납니다. 그렇기 때문에 백신 회사는 몸에 항체를 만들 수 있게 하는 것을 만들어야 합니다. 그러기 위해서는 바이러스나 세균만으로는 불가능하므로, 수은이라든지 알루미늄 등의 독을 같이 넣어야 합니다. 이것이 예방접종약 속에 독이 들어가 있는 이유입니다. 바이러스나 세균은 몸에 대해 자연스러운 것이라고 말했습니다만, 예를 들면 우리 모두의 장 속에는 폴리오바이러스가 있습니다. 다만 그것이 발병을 하지 않은 것일 뿐입니다. 폴리오바이러스가 발병하기 위해서는 폴리오백신이 몸속으로 들어와 장내세균의 균형이 무너지고 면역이 크게 떨어져야 합니다. 그렇기 때문에 폴리오백신을 맞는 것으로 폴리오가 발병합니다. 미국의 로빈 머피는 '지금 시대에 폴리오에 걸리는 사람은 폴리오 백신을 맞은 사람뿐입니다.' 라고 말했습니다. 폴리오가 생백신이라는 것도 이유의 하나입니다.

그리고 중요한 사실은, 항체라는 게 바로 면역의 지표가 아니라는 것입니다. 항체가 없어도 면역을 가지고 있는 사람도 있고, 항체가 있어도 면역이 없는 사람도 많이 있습니다. '항체가 없으니까 위험하다'고 하는 선전은 과장이고 진실이 아닙니다. 예방접종으로 몸에 항체를 만들었다 하더라도 항체와 이물질이 합쳐진 것을 밀어내지 못하면 결국 그것이 몸속에 계속 남습니다. 이 이물질을 밀어낼 면역력을 얻기 위해서는 몇 년이 걸립니다. 그렇기에 생후 1년 이내에 예방접종을 한다는 것은 정말 말도 안 되는 일입니다.

항체라는 것은 몸의 비상사태에 만들어지는 것이고, 혈액 속까지 침입한 독극물에 대해서 우리 몸이 취하는 수단입니다. 우리 몸에서 평상시의 면역, T세포(헬퍼T세포)라는 것이 큰 역할을 하고 있습니다만, 항체가 만들어질 때는 이 T세포의 움직임이 억제됩니다. 왜냐하면 항체를 만드는 일과 T세포의 일은 역할이 다르기 때문입니다. 원래대로라면 혈액 속에 직접적으로 이물질이 들어가는 일은 없습니다. 하지만 예방접종은 직접 혈액 속에 이물질을 침입시키고 그것에 대해 몸이 열심히 항체를 만들게 합니다. 하지만 T세포는 이러한 사실을 알지 못합니다. 면역의 모든 것이 항체를 만들기 위해 온 힘을 사용하여, T세포의 일은 억제됩니다. 그래도 T세포가 항체와 함께 붙어있는 독극물에 대한 정보를 미리 인식하고 있으면 그것을 배설해낼 수 있습니다.

그래서 항체는 만들어지지만 면역은 없는 상황이 되고, 항체를 만드는 일에 온 힘을 쓰기 때문에 밖에서 침입해오는 이물질에 대해 무방비가 되어버립니다. 다시 말하면, 면역이 떨어진 상태가 되는 것입니다. 몸속에서는 열심히 싸우고 있지만, 결과적으로 독극물을 내보내지는 못합니다. 이렇게 해서 만성피로증후군이나 면역부전의 문제가 생깁니다.

여러분, 에이즈는 바이러스가 있는 게 아닙니다. 항체만 많이 있고 바이러스가 없는 것입니다. 에이즈를 일으키는 것은 바이러스가 아니라, 항체만 만들어지는 것으로 T세포라는 본래의 면역기구가 제 역할을 하지 못하는 병입니다. 증상을 억압한다는 것은 독극물을 몸속에 정체시키는 것입니다. 이것을 계속 반복하면 독극물이 지속적으로 혈액 속에 침입하게 되는데, 그렇게 되면 항체만 만들어지고 실제의 면역력은 계속 떨어져 배설하지 못하는 상태가 됩니다.

다시 강조하지만, 잘 알아둬야 할 것은 항체=면역이라는 잘못된 생각입니다. 항체를 만들기 위해 백신 회사들이 힘을 쏟고 있지만, 힘을 쏟는 방향이 틀렸습니다.

항체는 혈액 속에 침입한 독극물에 대응하는 마지막 수단으로, 처음부터 항체를 만들려는 예방접종은 면역력을 떨어뜨리기만 할 뿐입니다. 항체를 만들기 위해서는 흉선에 있는 T세포를 억압합니다. T세포를 억압한다는 것은 면역력을 억압하는 겁니다. 에이즈는, 항체만 있고 T세포가 면역력을 잃은 상태입니다. 그래서 에이즈바이러스를 찾으려 해도 찾을 수 없는 것입니다. 혈액이 탁해지고 항체만 계속 만들어지고, T세포가 억압되어 독을 밀어낼 수 없게 된 상태, 면역력이 떨어진 상태, 이것이 에이즈라는 병입니다. 에이즈 치료를 위해서는 항체를 만드는 것이 아니라, T세포를 활성화시키는 방향이 옳습니다. 이것은 예방접종이 하고 있는 것과는 정반대입니다. 항체가 만들어졌는지 검사하는 항체검사는 전혀 의미가 없다는 얘기입니다. 그리고 당연히 항체를 만들게 하는 예방접종은 의미가 없습니다.

제가 아는 어느 영국인 환자는 50번이나 임질에 걸렸습니다. 하루에 3명 이상의 사람과 성관계를 했습니다. 그렇게 되면 임질에 걸릴 수밖에 없습니다. 걸릴 때마다 항생제로 억제를 했습니다. 그의 가장 큰 문제는 사랑을 받고 싶다는 욕망이 컸다는 것입니다. 이 사람은 어렸을 때 자주 부모의 폭력에 휘둘렸습니다. 주로 아버지한테 당했는데, 이 사람에게는 남자에게 사랑을 받는 것이 테마였습니다. 그래서 계속 남자를 바꿔가며 관계를 갖다가 임질에 50번이나 걸리고 너무 많은 항생제를 복용하여 결국에는 에이즈에 걸렸습니다. 저한테 처음 왔을 때는 면역력이 떨어져 작은 상처도 전혀 아물지 않았고 기침도 심했습니다. T세포가 억압되어 독을 밀어내지 못하는 상태, 면역이 정체가 된 상태였습니다.

만약, 홍역 예방접종을 하면 홍역의 항체는 만들어지므로 우리는 그 사실에 기뻐하지만 실제로 몸은 심각한 상태가 되는 것입니다. 홍역에 걸리지 못하게 됩니다. 이미 홍역바이러스가 몸속에 들어가 있어 밀어낼 수 없기 때문에 이물질로 인식할 수 없습니다. 또는 홍역에 걸릴 수 있는 정도의 면역력을 잃은 것입니다. 홍역에 '걸리지 않는 것'이 아니라 '걸리지 못하는 것'입니다. 홍역은 마이아즘이라는 더러운 부분을 깨끗이 해주는 고마운 존재입니다. 아이는 홍역에 걸림으로써 부모로부터 받은 유전적 문제를 깨끗이 청소해가는 것입니다. 몸은 홍역에 걸리고 싶어 하는데 걸리지 못하게 하고 있습니다. 그래서 '예방접종은 대증요법'이라고 하는 겁니다. 누굽니까? 예방접종이 동종요법과 비슷하다고 거짓말을 하는 사람은? 전혀 다른 것입니다. 홍역에 걸림으로써 몸속의 피를 맑게 할 수 있습니다. 항체는 없어도 면역을 가지고 있는 사람은 많습니다. 그리고 홍역을 예방접종으로 막는다 하더라도 사춘기가 되고 나서 결국 걸리게 됩니다. 그것은 홍역에 걸릴 수 있을 만큼의 힘을 그때서야 겨우 되찾았다는 것입니다. 다만, 그때 걸리게 되면 증상이 너무 심해져서 정말 힘이 듭니다. 소아병은 아이 때 걸리게 되어 있습니다. 그것이 자연스러운 것입니다. 자연에 맡기면 되는 겁니다. 아시겠습니까?

예방접종약에 들어가 있는 수은은 우리 몸에 유해하다는 수치보다 100배의 양이 들어가 있습니다. 수은이라는 것은 보통, 사용할 때 보면 위험하다는 표시로 해골마크가 붙어있습니다. 이런 맹독성 물질이 약에 들어간다고 하니 뭔가 이상하지 않나요? 백신의 발암성에 대해서는 한 번도 시험해 보지 않았습니다만, 하게 되면 큰 일이 날 것입니다. 큰 일이 나기 때문에 한 번도 실험을 안 하는 것입니다. 동종요법에서도 수은을 사용합니다. 하지만 10의 60배 정도로 희석해서 씁니다. 10의 60배라는 정도는 은하계를 호수라고 했을 때 여러분의 눈물 한 방울 정도 비율입니다. 아무것도 들어 있지 않다는 것이죠. 하지만 예방접종에서는 평상시 독이라고 하는 수치보다 100배나 많다는 것입니다. 그것이 직접 피하주사로 혈액 속에 들어간다는 것, 이것은 정말 무서운 일입니다. 혈액 속에 이만큼의 수은, 포름알데히드, 알루미늄이 들어간다는 것은 있을 수 없는 일입니다.

예를 들어, DPT(디프테리아, 파상풍, 백일해) 예방접종을 하면 아이의 귀에 염증이 생겨서 중이염, 내이염, 외이염을 반복하여 앓습니다. 예방접종을 하고 나서 그렇게 된 경우에는 수은이 강하게 작용을 한 것입니다. 동종요법에는 물질의 성질이나 증상에 대한 사전인 약물학(Materia Medica)이 있는데, 여기에 수은(Merc.)이 몸속에 들어가면 어떻게 되는지 쓰여 있습니다. 수은이 몸속에 들어가면 림프선 장애, 림프선 붓기, 화농, 중이염, 내이염, 외이염의 증상이 나온다고 되어 있습니다.

그래서 수은을 처방하면 반응이 일어납니다. 반응한다는 것은 수은과 같은 패턴을 가지고 있다는 겁니다. 그리고 스스로 치유하려는 힘이 생겨 내보내기 시작합니다.

수은의 해는 아이를 기형으로 만들기도 합니다. 입이 세 개 있는 기형도 수은의 해입니다. 그리고 쉽게 화를 내거나, 시끄럽게 외치거나, 폭력을 휘두르는 아이는 예방접종에 들어가 있는 수은 때문에 그럴 수 있다는 것을 기억해두셨으면 합니다. 예방접종을 한 것에 더해 치아에 아말감을 충전하면, 사춘기가 되었을 때 치아가 망가집니다. DPT를 맞아 수은이 많아진 몸에 치아에까지 수은을 끼우게 되면 몸속에 있는 수은이 움직이게 됩니다. 그렇게 되면 신경이 예민해지고 쉽게 짜증을 내고 화를 냅니다. 어릴 때는 아주 예쁘고 잘 웃고 정말 착했는데 사춘기가 되면서 너무 까칠해졌다던지, 치과 치료를 하고 나서 몸이 나른해지고 만성피로증후군이 된다던지 하는 것들 모두가 수은의 해라는 것을 아셔야 합니다.

해산물에 유기수은이 많이 함유되어 있다는 것은 유명한 이야기입니다. 그런 음식을 먹으면 유기수은이 위장에 흡수됩니다. 하지만 이런 수은의 양은 절대치로는 그렇게 많은 양이 아닙니다. 치과 치료에 쓰이는 아말감이나 백신에 들어 있는 수은이 몸에 들어갔을 때의 양은 해산물에 포함되어 있는 양과는 비교할 바가 아닙니다. 비타민C(아스코르브산) 알약을 먹으면, 입속에 남은 비타민C가 치아의 에나멜을 녹이고 아말감에서 수은이 빠져 나오게 됩니다. 이것이 림프액이나 혈액 속에 들어갑니다. 임산부의 경우, 수은이 쉽게 태반에서 태아로 들어간다는 것이 알려져 있습니다.

미국에서는 유기수은을 DPT에만 사용했었는데, 1989년에 독감B형, 1991년에 B형간염에도 유기수은을 사용하게 되었습니다. 그리고 1990년부터 소아자폐증이 늘기 시작했습니다. 이것은 우연이 아닙니다. 자폐증이 유행한 원인이 있는 것입니다. 그 원인은 예방접종일 가능성이 매우 높습니다. 예방접종이 원인이라고 해서 미국에서 재판 중에 있기도 합니다.

그 다음은 알루미늄입니다. 알루미늄은 생활에서 많이 쓰고 있습니다. 냄비, 캔, 호일, 치즈를 쉽게 찢도록 알루미늄이 치즈에 들어가기도 합니다. 이런 것을 많이 사용하고 섭취하고 있을 뿐만 아니라, 예방접종으로 혈액 속에 직접 들어갑니다. 알루미늄의 해로 알츠하이머가 있습니다. 이는 동종요법에서 옛날부터 알고 있는 사실입니다. 알루미늄이 몸에 어떤 영향을 주는지는 철저하게 조사되어 있습니다. 그런 의미로 중금속이나 여러 물질이 몸에 어떤 악영향을 주고 있는지는 동종요법이 훨씬 앞서 가고 있습니다. 알루미늄을 너무 많이 섭취하면 집중력이 50% 이상 떨어집니다. '내가 여기에 뭘 하러 왔지?' 하며 되돌아가야 합니다. '아참! 부엌칼을 찾으러 갔지' 하며 부엌에 또 갔는데 다시 '뭘 찾으러 왔지?' 하는 상황이라면, 이것은 알루미늄의 해입니다.

알루미늄의 해를 입은 사람들은 건망증이 생기고, 다른 사람의 사랑을 느끼지 못합니다. 어떤 엄마가 '아이가 DPT 예방접종을 하고 나서 정말로 열심히 돌봐주고, 예뻐하는데도 전혀 반응을 하지 않아 소통을 할 수 없어요'라고 한 경우가 있는데, 이러한 아이처럼 될 수 있습니다. 쉽게 말하자면, 사랑을 못 느끼는 아이가 되는 것입니다. 그리고 어떤 방법을 써도 피부의 건조함이 나아지지 않는 아이, 어른일 경우도 피부껍질이 가루처럼 벗겨져 떨어지는 사람, 온몸이 간지럽고 한랭성 발진이 되는 사람, 그런 사람들은 알루미늄의 해를 의심해봐야 합니다. 부드러운 변인데 안 나와서 변비가 되는 사람도 알루미늄의 해입니다. 알루미늄은 한마디로 말하면 대사 부족입니다. 땀을 낼 수 없고, 변이 안 나오고, 오줌도 안 나옵니다. 피부질환도 고치기 어렵습니다. 물을 계속 마셔도 피부가 건조합니다. 태어났을 때 아이들은 피부도 부드럽고 예뻤는데 말입니다. DPT 주사를 맞고 나서 피부가 거칠어지거나 아토피성 피부염이 되었다면, 알루미늄의 해라고 생각할 수 있습니다.

포름알데히드의 해는 일단 기억력을 많이 떨어뜨립니다. 그리고 피부가 거칠어집니다. 포름알데히드는 호흡기계인 목, 코, 기관지를 망가뜨립니다. 그래서 천식이 되기도 하고, 후두염, 인후염이 되고 폐가 상해버립니다. 포름알데히드는 예방접종뿐만 아니라 집의 건축자재라든가, 옷장 등에 넣는 방부제에 들어가 있는 경우가 많습니다. 이런 것이 직접 몸에 들어가 버립니다. 천식의 레메디를 주어도 낫지 않을 때, 포름알데히드의 레메디를 주면 낫는 경우가 꽤 많았습니다. 예방접종 때문에 천식이 되었을 때 포름알데히드의 레메디도 중요합니다. 그리고 포름알데히드는 발암물질입니다.

다음으로 예방접종의 해를 생각할 때, 백신에 들어가 있는 이종단백질(사람의 단백질이 아닌 것)이 큰 문제입니다. 왜 이런 것이 백신에 들어갈까요? 백신을 만들기 위해 균을 배양하는데, 그때 사용하는 것이 계란, 닭고기, 개구리, 동물의 태아나 조직입니다. 예방접종을 하면 이런 단백질이 몸에 들어갑니다. 그러면 몸은 놀라서 다시는 이러한 물질이 들어오지 못하게 하려고 마구 경계를 해댑니다. 그리고 음식으로 이러한 것이 몸속에 들어가면 매우 강한 반응을 보입니다. 이것이 알레르기의 원인이 되는 것입니다.

특히 무서운 것은 SV40이라는 바이러스입니다. 지금 아이들이 이것에 감염되는 경우가 많습니다. 이 바이러스는 보통 사람에게는 감염되지 않습니다. 원숭이만이 가지고 있는 바이러스입니다. 지금의 백신은 SV40을 비롯한 여러 바이러스의 오염이 심각합니다. 그리고 그것이 악성종양의 원인이 됩니다. 이것은 백신 회사가 극비로 하고 있는 내용입니다. 그래서 SV40바이러스를 가지고 있는 아이들이 너무 많습니다. 이상하게 고열이 나고는 합니다. 척추에 들어가면 소아마비가 될 수도 있습니다.

폴리오를 배양할 때에는 원숭이의 신장을 사용합니다. 원숭이의 단백질, 바이러스가 들어가게 됩니다. 그리고 항생제도 들어갑니다. 폴리오백신은 생백신입니다.

활성을 가진 바이러스입니다. 그래서 살아 있는 바이러스를 사용할 때는 다양한 항생제가 대량으로 들어가게 되어 있습니다. 생후 3개월의 아이들에게 백신을 주사하면 이미 많은 항생제가 들어가게 됩니다.

항생제의 해에 맞는 Penicilinum라는 레메디가 있습니다. 이것이 효과가 있습니다. 어머니들이 '이 아이는 항생물질의 주사도 안 맞았고 약도 안 먹었어요' 라고 다들 말합니다. 우리는 그 아이들이 폴리오 예방접종을 한 것을 알고 있고, 대량의 항생물질이 생백신에 들어가 있기 때문에 Penicilinum를 처방합니다. 그러면 예상대로 크게 반응을 합니다. 반응을 한다는 것은 항생물질이 장해가 되고 있다는 표시이므로, 동종요법전문가들은 예방접종이 안 좋다는 사실을 실감하게 됩니다.

또한 폴리오 백신에는 소의 장액이 들어 있습니다. 그래서 폴리오 백신을 맞으면 단백질 알레르기가 되기 쉽습니다. 같은 단백질이나 비슷한 단백질에 과잉반응을 하게 됩니다. 식물성 단백질도 비슷한 것이면 반응을 합니다. 예방접종 강의를 해주신 영국의 토레바 간 씨는 '지금 땅콩이 옛날 땅콩보다 강해졌다고 생각하나요?' 라는 농담을 했습니다. 땅콩이 강해진 것이 아니라, 현대인의 면역력이 떨어진 것이 원인이라는 말입니다. 장에서 소화시키지 못하는 단백질이 혈액 속에 들어가 콩이나 청국장을 먹은 아이들이 알레르기를 일으키는 경우가 있는데, 이 아이들은 폴리오 백신을 맞은 것입니다. 항생제는 장내 세균의 균형을 무너뜨리고 면역력을 빼앗습니다. 장내 세균은 면역계의 중요한 부분입니다.

또 하나, 이런 단백질이 들어가 있는 것으로 MMR이라는 삼종혼합백신(홍역, 이하선염, 풍진)이 있습니다. 여기에는 동물성 단백질이 들어 있습니다. 이것을 맞으면 혈액 속에 단백질이 들어가고, 그러면 몸은 놀라게 됩니다. 혈액 속에 단백질이 직접 들어가는 일이 없기 때문에, 몸속은 전쟁 상태가 됩니다. 면역력은 떨어지고 아이들은 청국장이나 땅콩을 조금만 먹어도 반응을 일으키게 됩니다.

이러한 것이 폴리오와 MMR 백신에서 오는 문제라는 것을 알아야 합니다. 우리 몸은 또 다시 이런 상태가 되지 않도록 매우 강한 반응을 나타냅니다. 이것을 알레르기라고 합니다. 예방접종 때문에 면역이 떨어지는 것입니다.

혈액 속으로 들어온 바이러스, 수은, 알루미늄, 단백질을 밀어내지 못하는 상태, 이런 해결할 수 없는 문제를 가지고 있는 상태를 알레르기라고 합니다. 예를 들어, 저는 예전에 '남자 알레르기'였습니다. 남자들에게 괴롭힘을 많이 당했습니다. 열심히 일하면 승진할 수 있다고 생각했지만, 남자들 사회에서 승진은 참 어려웠습니다. 그래서 남자들, 특히 아저씨들을 싫어했습니다. 상사인 아저씨가 오기만 해도 안절부절 못하고 가려워집니다. 그 사람이 피우는 담배라든지 그 사람과 비슷한 아저씨 냄새라든지 그런 것들이 너무 싫어서 '제발 가까이 오지 마!' 라고 거부했습니다. 이것도 알레르기입니다. 해결되지 못한 문제가 있을 경우, 그 문제가 다시 생기면 강하게 거부합니다. 이것이 알레르기입니다. 알레르기가 있다는 것은 해결하지 못한 문제가 있다는 증거입니다.

음식 알레르기도 혈액 속에 들어온 단백질을 밀어내지 못한 상태이기 때문에 그것과 비슷한 단백질이 들어오면 '아이고, 또 왔어? 제발 더 이상 들어오지 마!' 라면서 과잉반응을 보이게 됩니다. 이것이 알레르기입니다. 저의 경우도 남자한테 과잉반응을 보였던 것이죠. 그런데 그 문제가 해결되고 나서는 남자들도, 아저씨도 괜찮아졌습니다. 여러분도 무언가에 알레르기를 갖고 있지 않나요? 그것은 자기 안에 '해결하지 못한 문제가 있어요'라는 표시입니다.

몸속에서도 그런 일이 있습니다. 예를 들어, 벌에 쏘이고 나서 그 독을 제대로 배출하지 못하면 그 벌의 독이 몸속에 남아서 또 다시 벌에 쏘이면 강한 반응을 일으키는 게 벌 알레르기입니다.

아이들에게 지루성 습진이나 발진이 날 때, 연고를 바르죠. 제 생각으로는 효과가 너무 좋은 것은 아주 무서운 것입니다. 발진을 멈추게 하면 다음은 폐로 갑니다. 폐렴이나 천식이 되기 쉽습니다. 아토피를 멈추게 하면 천식이 되죠. 피부의 문제에서 더 깊은 천식의 문제로 옮겨 갑니다. 그러면 기관지 확장제라든지 거담제를 복용해 천식 발작이 일어나지 않는 대신, 폐의 가래를 내보내지 못하고 산소를 얻지 못해 결국 질식하게 됩니다. 점액 속에 빠져버리는 것이죠. 혹은 폐를 깨끗하게 하는 항생제를 복용하면, 출구를 찾지 못해서 비뇨기계에 증상이 나타나 질염이나 방광염, 전립선에 이상이 옵니다. 그것을 또 멈추게 하면 장이 망가지면서 대장염이 되거나 설사를 합니다. 그리고 마지막에는 혈액으로 옵니다. 그렇게 되기까지 얼마나 많은 약을 복용했나요? 피부발진 약, 폐의 약, 비뇨기계 약, 장의 약. 혈액까지 가면 독혈증이라는 이름이 붙습니다. 하지만 예방접종은 단 한 번으로 독혈증이 됩니다. 약으로 계속 억압을 하면 단계를 거치면서 독혈증이 됩니다. 이것을 염두해 두어야 합니다.

그런데 예방접종을 하지 않은 아이에게 알레르기가 나타나는 이유를 묻는 분들이 있습니다. 그것은 부모에게서 문제를 전해 받은 경우라 할 수 있습니다.

다시 한 번 말씀드리지만 항생제는 장내 세균의 균형을 무너뜨려 장으로 이물질이 쉽게 들어가도록 합니다. 꿀을 먹고 나서 장으로 꽃가루가 들어가면 꽃가루 알레르기가 됩니다. 항히스타민제로 염증을 막으면 더 큰 알레르기가 되어 꽃가루 알레르기가 아니라, 만성 비염이나 천식 등 더 깊은 곳에서 진행이 계속 되는 구조를 만듭니다. 히스타민을 낸다는 것은 싸우고 있다는 증거입니다. 여러분, 염증을 일으킨다는 것은 무엇인가요? 예를 들어, 손을 벌에 쏘이면 빨갛게 부어오르고 아프죠. 빨갛게 붓는다는 것은 혈액이 상처 부위에 몰려 혈관을 팽창시키고, 적혈구나 백혈구를 나오게 하는 것입니다. 지시마(千島) 학설(일본 생물학자 지시마 키쿠오(千島喜久男)가 1903년부터 말한 학설로, 1932년~1959년까지 8가지의 원리를 발표했다. 그 가운데 '적혈구는 몸세포의 모체이다'라는 원리가 있다. -옮긴이)에 따르면, 적혈구는 백혈구로 변하기 때문에 이렇게 나온 백혈구가 염증 부위에서 싸우는 겁니다. 그렇기 때문에 빨갛게 부어야 하고, 아파야 하는 겁니다. 아픈 이유는, 혈액이 많이 모여 거기에 있는 신경이 눌리기 때문입니다. 빨갛게 부어서 아픈, 그 구도를 염증이라고 합니다. 이 염증을 멈추려고 항히스타민제를 복용하면, 이런 증상을 일으킬 수 없습니다. 그러면 벌의 독은 쉽게 몸속으로 들어갑니다. 염증이 일어나고 피가 나오는 것은 고마운 일입니다. 열이 나는 것도 마찬가지입니다.

하지만 약이 나쁘다, 예방접종이 나쁘다고 말해도, 여러분이 '일단 빨리 고쳐야 한다' '증상은 무서운 것이다'라고 인식하는 한, 약물들은 줄일 수 없습니다. 증상이 뭐라고 했나요? 몸의 상태가 안 좋다는 신호이지요. 혹은 몸의 균형을 잡기 위해 독을 내보내는 것입니다. 증상을 억압하면 병은 더 복잡해져 심신 깊숙한 곳으로 밀어넣게 됩니다. 이런 생각을 제대로 갖고 있지 않은 채 '약은 안 된다, 예방접종은 나쁘다'라고 말할 권리는 없습니다.

그리고 자연계에서 바이러스가 알루미늄이나 수은과 하나가 된 형상은 없지요. 이것들은 인공적으로 만들고 있기 때문에, 유전적으로는 알 수가 없습니다. 그렇게 되면 그것을 밀어내거나, 이상하게 여기면서 항상 파수꾼을 배치하게 됩니다. 그것이 나쁜지 아닌지를 판단할 수 없고 그저 지켜보기만 하는 상태입니다. 이것이 바로 '항체 수치가 굉장히 높은데도 면역이 약합니다'라고 말하는 상태입니다. 혹은 이물질이라고 표시는 했는데 그것을 밀어내는 힘이 없습니다. 이미 몸의 내부에 침입되어 밀어낼 수 없습니다. 그래서 자기가 아닌 것을 자기로 만드는 방향으로 균형을 잡아야 합니다. 이것은 오른쪽 어깨에 든 짐을 내려놓지 못해, 할 수 없이 왼쪽 어깨에도 짐을 들어 균형을 맞추고 있는 상태입니다. 이렇게 면역력은 점점 떨어져갑니다.

독극물과 바이러스가 하나가 된 것에 대해서 항체는 만들어지지만 그런 알 수 없는 혼합물은 신장, 간, 관절, 심장판막 등에 달라붙습니다. 그러면 그곳의 세포가 이상한 자극을 받아서 세포 분열을 제대로 못하게 되고, 우리 몸은 그곳을 향해 '뭔가 이상하다'고 생각하여 공격을 시작합니다. 달라붙은 곳을 공격하기 때문에 심장판막증이 되거나, 간염이 되거나, 신우염이 되거나, 신장증후군(Nephrotic syndrome)이 되거나 합니다. 자기가 자신을 공격하는 모습을 자가면역질환이라고 하는데, 이는 한꺼번에 밀어내지 못하고 반 정도밖에 밀어내지 못해 계속 그곳을 공격하는 겁니다. 밀어낼 수가 없습니다. 왜냐하면 면역력이 떨어져 있고 자기 조직이 이상해져 있기 때문입니다. 마치 세포가 유전자 조작을 한 것과 같은 꼴입니다. 면역체는 일을 할 수 없고, 일을 한다 해도 일부만 할 뿐입니다. 자기 속에 있는 것에만 집중해서 공격합니다. 그러다보니 밖에서 들어오는 것에 대해서는 방어가 어려워집니다. 이것이 외부에 대한 면역력 저하입니다.

감기 바이러스에도 쉽게 집니다. 감기에 걸린 사람이 예방접종을 하면 안 되는 이유는 어디에 있을까요? 의사가 그런 말을 하잖아요. 왜냐하면 큰일이 나기 때문입니다. 감기에 걸린 상태에서 예방접종을 하면 면역은 모두 혈액 속의 이물질로 향하게 됩니다. 혈액 속에 독극물이나 바이러스가 침입하면 몸은 비상상태가 됩니다. 밖에서 오는 바이러스에 대응하기가 어려워집니다. 그 결과, 바이러스가 계속 깊숙이 침입하여 단순한 감기 바이러스로도 생명을 잃게 되거나 척추에 이상이 생겨 평생 누워 살아야 합니다. 몸 안과 밖의 양방향으로 한꺼번에 면역력을 쓸 수는 없습니다. 이렇게 말하면 감기도 무섭다고 생각하는데, 감기 바이러스가 무서운 것은 아닙니다. 그 정도로 면역이 떨어진 게 무서운 것입니다. 이런 일은 혈액 속에 직접 이물질을 주입하거나 증상을 계속 억제하지 않는다면 일어나지 않습니다. 이런 점을 잘 이해하셔야 합니다. 독감이 무서운 것이 아닙니다. 독감에 걸렸을 때 억제를 하거나 강한 약으로 독을 몸속에 투입하면서 면역을 떨어뜨리는 일이 무서운 것입니다.

1994년에 후생청이 '노력의무(권장)'로 바꾼 배경에는 예방접종을 하고 나서 감기에 걸린 아이들이 죽거나, 마비가 되어 평생 누워서 살아야 할 상태가 된 아이들이 많아졌는데, 이에 대해 예방접종과의 관계가 지적되고, 1990년대부터 이런 내용의 고소가 계속 들어왔다는 것을 생각할 수 있습니다.

'노력의무(권장)'로 바꾸면서 무슨 일이 있어도 강제가 아니고, 스스로의 판단으로 행한 것으로 돌려 책임을 피하려고 한 것입니다.

우리가 병에 걸리는 데는 균이나 바이러스가 퍼지는 과정이 있습니다. 먼저 코로 오면 콧물이 나오고, 목으로 오면 편도선이 붓습니다. 아데노이드가 붓습니다. 이것은 말하자면 문지기가 싸우고 있는 것입니다. 여왕의 병사들이 문앞에서 싸워 여왕의 방에 들어가지 못하게 하는 것입니다. 그것이 편도이고, 아데노이드이고, 흉선이고, 맹장입니다. 이런 기관이나 장기들은 미움을 받는 대상이 됩니다. 왜냐하면 항상 붓고 열이 나는 성가신 존재라고 생각하기 때문입니다. 열심히 싸우고 있는데 성가신 존재라고 생각해서 잘라내려고도 합니다. 흉선도 숟가락으로 떼어내기도 하고 혈액을 만드는 가장 중요한 장기인 비장까지 잘라버립니다.

이런 문지기 역할을 해주는 기관들 덕분에 균이 가지고 있던 100%의 힘을 10% 정도로 떨어뜨리는 것입니다. 10% 정도는 몸에 들어가도 다 밀어낼 수 있습니다. 하지만 그 문지기가 없으면 염증이 일어나지 않는 대신, 바로 몸속으로 균이 침입해 버립니다. 그래서 쉽게 피가 탁해집니다. 바로 독혈증이 되어 큰 병이 되는 것입니다.

예방접종이 제일 무서운 것은 병이 나오지 않은 모습, 즉 만성피로증후군입니다. 이것이 가장 나쁩니다. 이런 사람들은 열조차 낼 수 없습니다. 미열이 계속 있고, 일에 집중하지 못하고 나른하기만 합니다. 제가 독감 예방접종을 하지 않았냐고 묻자, 매년 맞고 있다고 합니다. 4년 동안 거르지 않고 주사를 맞아보세요. 바로 만성피로증후군이 됩니다. 반복해서 맞는 것이 제일 나쁩니다.

BCG라는 레메디가 있습니다. BCG의 예방접종약을 희석·진탕한 것입니다. 이 레메디를 주면 하나같이 발진이 나타나거나 귀에서 농이 나오거나 열이 납니다. 결핵 반응 검사에서 양성이 될 때까지 BCG 백신을 계속 맞습니다. 아이들은 반복해서 BCG 백신을 맞습니다. 그리고 삼종혼합백신도 3번 정도 맞습니다. 이것을 꼭 기억해야 합니다. BCG는, 유일하게 2중맹검법(double blind test, 완전히 동일한 제형효과가 없는 위약제 혹은 효과는 같지만 성분이 다른 약을 동시에 투여해 효과를 판정하는 방법. 투약제의 내용을 환자뿐만 아니라 투약한 의사에게도 알리지 않고 투약하여 효과를 판정하는 최종 단계에서야 비로소 그 내용을 양자에게 밝히는 방법 —옮긴이)으로 그 유효성을 시험했는데, 그 결과는 놀랍게도 효과 0%, 그것뿐만 아니라 오히려 결핵에 걸리기 쉬워진다는 부작용까지 밝혀졌습니다. 분명 절대로 접종하지 말아야 할 주사인데도, 지금까지 계속 접종을 하고 있습니다. 정말 이상한 일입니다.

동종요법에서 말하는 병은 두 가지밖에 없습니다. 바로 급성, 아니면 만성입니다. 그것뿐입니다. 병의 이름을 붙이라고 한다면 만성병이라고만 할 수가 없으니 독혈증이라는 이름이 됩니다. 독혈증은, 말 그대로 혈액에 독이 들어간 것입니다. 급성은 홍역에 걸린다거나, 감기에 걸린다거나, 설사를 한다거나, 고열이 난다거나 하는 것들입니다. 정상적인 생명력의 균형이 무너진 상태입니다. 급성 증상은 생명력이 강하기 때문에 격한 증상으로 나옵니다. 그래서 이럴 때 필요한 것은 증상을 억압하는 것이 아니라, 증상을 밀어내는 동종의 레메디입니다. 급성 증상은 우리 몸이 스스로 고치려고 열심히 노력하는 모습입니다. 그것을 이해해야 합니다.

만성병은 균형이 무너진 것을 받아들인 상태로 적응된 모습입니다. 급성 증상을 억압하면 병을 받아들인 형태로 균형을 잡으려고 합니다. 이런 일이 지속되면 계속해서 생명력은 복잡해지고 병이 마음 속 깊이, 세포 깊숙이 침입해 버립니다. 이 만성병의 병명은 딱 하나, 독혈증밖에 없습니다. 하지만 지금의 의학에서는 400개 이상의 항목을 만들고 400개 이상의 병명으로 부르고 있습니다. 폐혈증이라든가, 혈우병이라든가, 에이즈라든가 여러 항목을 만들어서 이름을 붙이고 있습니다. 그렇지만 그것은 전부 만성병, 혈액이 탁해져서 독이 되고, 그 독 때문에 몸이 안 좋아진 것입니다. 혈액이라는 것은 자기이고, 혈액이 탁해진다는 것은 자기가 아닌 것을 자기로 만들고 있다는 것입니다. 무언가에 구애받는 까다로운 자기입니다. 예방접종은 인생의 여러 고통으로 마음이 구애받는 것들을 만들기 전에, 직접적으로 어떤 구애되는 것을 몸에 집어넣는 것입니다. 아시겠어요? 혈액에 이물질을 투입하는 것으로 무언가에 구애되는 마음을 만드는 겁니다. 혈액에 직접 수은을 넣으면 그 사람의 인격이 수은처럼 된다는 것입니다. 적혈구가 세포를 만든다는 지시마

(千島) 학설이 맞는 이야기라고 생각합니다. 탁한 혈액이 세포가 되어 우리의 몸을 만듭니다. 자기의 생각이 자기 몸을 만들어 가고 있습니다. 자기 본래의 생명을 살지 않거나, 자기가 아닌 채로 살면 자기가 아닌 몸이 만들어져 자기를 공격하는 것은 어쩔 수 없습니다. 독혈증의 정도가 진행되면 에이즈나 암이 생깁니다. 혹은 교원병이나 류머티즘, 자가면역질환이 됩니다.

우리 몸의 장기들은 모두 소중하지만, 그 중에서도 간은 큰 역할을 합니다. 더러운 것을 해독하는 일을 하기 때문입니다. 그런데 현대인들은 간에 많은 부담을 주고 있습니다. 필요도 없는 술을 과하게 마시거나, 필요 이상의 비타민C나 E를 섭취하기도 합니다. 이것도 독입니다. 비타민은 자연에서 섭취하면 됩니다. 필요 없는 건강식품을 복용한다거나, 화를 많이 내는 것도 간을 나쁘게 만드는 일입니다. A형간염, B형간염, C형간염이라고 하는데 그런 간염은 없습니다. 그것은 '술'간염, '분노'간염, '약'간염이라고 바꿔서 말하면 좋습니다. 간염은 최종적으로는 프리온(광우병이나 크로이츠펠트야콥병의 인자)이라는 병이 됩니다. 이것은 간이 해독을 못한 증거의 병입니다. 프리온이 고기를 먹어서 되었다는 것은 사실이 아닙니다. 간은 독을 내보낼 때 캡슐에 넣고 뚜껑을 덮습니다. 캡슐의 뚜껑을 덮고 그것을 내보내는 것입니다. 프리온에 걸린 사람도 캡슐에 넣기는 합니다. 간도 열심히 일을 하고요. 그런데 뚜껑이 안 맞아요. 그런 상태가 프리온입니다. 그곳으로부터 독이 새어 나오는 상태입니다. 프리온에 걸린 사람들은 신약이나 예방접종을 얼마나 많이 접했느냐의 문제입니다. 간을 깨끗이 하려면 자극물을 먹지 말아야 합니다. 매운 음식을 좋아하거나 커피를 많이 마시는 사람들은 주목하십시오. 그런 것들을 원하는 이유는 사는 게 재미없기 때문입니다. 동종요법전문가가 되면 술이나 담배가 필요 없습니다. 단 것이나 매운 것도 많이 안 먹습니다. 인생은 지루하고 재미없다고 보통 느끼지만, 본질이 보이기 시작하면 이 단순한 인생이 가장 훌륭하다고 느끼게 됩니다. 그리고 밤 9시에는 잠자리에 들고, 아침 4시가 되면 마당을 봅니다.

어딘가 할머니 같은 이야기지만, 그렇게 되었어요.

이야기가 좀 빗나갔지만, 다시 말해서 간 상태가 안 좋으니까 간염이 되는 것이고 A니 B니 바이러스니 하는 것들 때문에 간염이 되는 게 아니라 간을 나쁘게 하는 생활이나 약, 예방접종으로 인해 바이러스가 몸속에 퍼진 것뿐입니다.

저에게도 칸디다증(Candidasis, 진균의 일종인 칸디다로 신체의 일부 또는 여러 부위가 감염되어 생기는 질환. 주로 여성의 질에 생긴다. —옮긴이)이 있습니다. 제왕절개를 두 번 했기 때문입니다. 제왕절개를 한 사람은 항생제 주사를 너무 많이 맞습니다. 그래서 지금도 떡을 끊지 못하고 너무 좋아합니다. 이것은 아직 칸디다가 좋아지지 않았다는 뜻입니다. 레메디를 더 먹어야겠다고 생각합니다.

미국에서 DPT(디프테리아, 파상풍, 백일해) 중에 백일해 예방접종의 해를 다룬 다큐멘터리를 찍었다고 합니다. 그것을 본 시민단체들이 예방접종을 그만 하자고 했고, 백일해 접종을 하지 않는 부모들이 늘었습니다. 그런데 그 뒤로 백일해가 다시 유행했다고 하는 헛소문이 돌아서, 다시 백일해 예방접종이 도입되어 버렸지만요. FDA에서 조사한 결과, 백일해에 걸린 사람은 어떤 주에는 5명, 다른 주는 8명밖에 되지 않았습니다. 그리고 조사 결과 알게 된 것은, 백일해에 걸린 사람들 모두 예방접종을 했다는 것입니다. 유행한 것이 맞는데, 그것은 실제로 예방접종으로 인한 유행이었던 것입니다. 하지만 예방접종을 하면 병에 걸리지 않는다고 알고들 있기에, 백일해에 걸려도 다른 병이라고 생각하여 보고되지 않았던 것입니다. 예방접종을 하지 않으면 백일해에 걸린다고 하며 국민에게 공포를 주고 있었습니다. 폴리오, BCG, DPT의 경우도 그렇습니다만, 예방접종을 한 뒤에 예방하려고 했던 그 병에 걸리는 경우는 정말 많습니다. 예방보다는 오히려 병에 감염시키는 게 아닌가라는 생각이 자꾸 듭니다. 게다가 밀어내지 못하니까 심각한 일이 됩니다.

우리 몸이 바이러스를 밀어낼 때는 신기하게도 붉은 발진이 나옵니다. 헤르페스도 그렇고 대상포진도 그렇듯이 좁쌀 같은 발진이 나타나지요. 혈액에서 장으로,

장에서 비뇨기계로, 비뇨기계에서 폐로, 폐에서 피부발진으로 진행이 된다면 이는 치유의 과정입니다. 그렇기 때문에 일부러 그것을 억제하지 않습니다. 혈액이 탁한 사람이 계속 가래가 많이 나오거나 발진이 나타난다고 하는데요, 저는 그러면 잘 되었다고 말합니다. 왜냐하면 이런 모습들이 다 우리 몸이 바이러스를 내보내는 치유의 과정이기 때문입니다. 병의 흐름을 알고 있어야 합니다. 그래서 여러분, 병을 일으키는 것, 예를 들면 병원균이 문제다, 세균이 문제다, 바이러스가 문제다 라는 식으로 이야기하지만 이는 잘못된 생각입니다. 토대가 없으면 그런 것들은 자랄 수 없습니다. 문제를 일으키고 있는 것은 우리 자신입니다. 피를 더럽히는 일도 우리 자신이 하고 있습니다. 생활방식을 바르게 하지 않으면 토대는 깨끗해지지 않습니다. 흙이 없으면 싹이 트지 않습니다. 흙이 뭘까요? 당신이 더러운 흙이고 거기에 씨를 심는 겁니다. 그 씨가 바이러스이고 박테리아입니다. 그래서 세균이나 바이러스가 나쁜 놈이라고 하면서 항균제, 항바이러스제를 써도 소용이 없고, 오히려 땅을 더욱 오염시키기만 할 뿐입니다. 흙을 기름지게 하려면 생채소도 먹어야 합니다. 잘 씹어 드세요. 잘 씹으면 차가운 성질의 채소가 따뜻하게 바뀝니다. 과일도 드세요. 햇빛을 많이 받은 과일이 좋습니다. 하우스에서 키운 것 말고요. 좋은 물도 드세요.

무엇보다도 중요한 것은 여러분의 사고방식과 감성입니다. 이것이 잘못되면 여러분을 썩게 만들고 독이 됩니다. 여러분의 몸을 회복시키기 위해서는 자기 자신의 생각이나 느낌을 바꿔야 합니다. '이렇게 잘 해주지만, 저 사람 속마음에 뭐가 있는 게 아니야?'라든가, '저 사람은 너무 친절한데 마을 의사가 되고 싶으니까 그렇겠지' 하는 식으로 복잡하게 생각하지 마세요. 단순하게 생각하세요. 예수님이 '물건을 갖지 말아라, 단순한 사람이 행복하다'라고 말한 이유가 뭘까요. 천진난만하기 때문입니다. 천진난만함이 아니면 신은 내려오지 않습니다. 하지만 우리들은 너무 복잡하게 여러 장의 가면을 씁니다. 아주 귀찮고 답답합니다. 어느 날 이 사람한테는 이렇게 말하고, 저 사람한테는 저렇게 말하고 하면 언제 누구한테 무슨 말을 했는지 알 수 없게 됩니다. 그런 행동들을 하니까 몸이 서서히 썩어갑니다.

하루하루의 생활은 매우 중요합니다. 남을 시샘하거나 미워하지 마세요. 병은 갑자기 좋아지지 않는다는 것도 기억하셔야 합니다. 갑자기 좋아지는 것 같은 부신피질호르몬이 무섭습니다. 이것은 증상이 갑자기 없어지니까요. 아까 증상은 배출구라고 했습니다. 매우 중요한 것입니다. 우리 몸은 레메디가 없어도 해독하는 힘을 가지고 있습니다. 그런데 레메디를 투여하면 순차적으로 빠르게 해독을 할 수 있게 됩니다.

여러분이 스스로 해독 능력이 없다고 느낀다면, 그것은 자기 자신을 믿는 힘이 약하기 때문입니다. 특히 출산을 제대로 해내기 힘듭니다. 애를 낳기 위해서 유방과 생식기가 있는 것입니다. 낳을 수 없다면 그런 게 붙어 있지 않습니다. 나쁜 쪽으로 생각하도록 세뇌되어 '나는 안 된다, 나에게는 그런 힘이 없다'는 생각이 많아진 것입니다. 배출은 고마운 일입니다. 발진도 열도 설사도 모두 고마운 일입니다. 토하는 것도 고맙구요. 귀에서 물이 나오는 것도, 눈이 충혈이 되는 것도 고마운 것입니다. 그것을 허락해주세요. 몸이 내보내고 있는 메시지를 어떻게 잘 듣느냐 하는 게 중요합니다.

'어떻게 잘 듣느냐'는 바로 여러분들의 테마입니다. 몸이 어떻게 해서 자연이 되는가를 가르쳐 주기 때문입니다. 여러분의 감정이나 마음이 어떻게 나빠졌는지를 가르쳐줍니다. 어떻게 하면 다른 사람을 밀쳐내고 떨어뜨릴까 하는 감정이나 마음은 전두엽에서 옵니다. 몸은 정직합니다. 피곤할 때 자라는 신호나, 변의를 느껴 화장실에 가라는 신호 모두 몸이 보내는 메시지입니다.

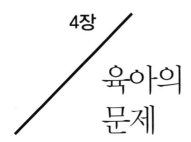

4장

육아의
문제

저를 찾아오는 환자 중 많은 사람들이, 아이를 상냥하게 대하지 못하고 말이나 신체적으로 폭력을 휘두르기도 한다고 미안한 마음으로 고백을 합니다. 그리고 자기를 비하하고 죄책감에 시달리고 있는 모습도 보입니다. 그럴 때, 저는 '때려도, 상냥하지 않아도 됩니다. 당신이 그 사실을 제일 잘 알아차리고 있으니까요'라고 말해줍니다.

그리고 다들 '선생님도 아이를 때리나요?'라면서 놀래는데, 그 얼굴에는 무언가 좀 안심한 듯한 표정이 보입니다. 일반적으로는, '아이들이랑 더 많이 놀아주자! 더 칭찬해주자! 화내지 말자! 야단치지 말자!'라고 말하는 책이나 사람들이 많습니다. 그런 책들을 읽거나 사람들을 만나면서, '나는 안 되는구나, 엄마 자격이 없어' 하면서 자기 자신을 공격합니다. 저도 그런 사람이었습니다. 하지만 겉으로는 온화한 모습으로 '착한 아이구나'라고 말해도, 내면에서는 '나쁜 아이'라고 하는 감정이 있기 때문에 그것을 감춰도 소용없는 것이라고 생각합니다. 다시 말하면, 이런 감정들을 잘 풀어내고 마음에 담아두지 않는 게 중요합니다. 꽁하게 생각하면, 풀어내지 못한 '나쁜 아이'라는 감정의 에너지가 커져서 다른 분노나 미움이 쌓인 감정과 하나가 되어 더 커지기 때문입니다.

살아있는 이상, 감정이 있는 것은 당연합니다. 끌어 오르는 감정을 멈추게 할 수는 없습니다. 그것을 잘 토해내는 것이 비법입니다. 예를 들면, '왜 이런 것도 못하니!'라고 말해버림으로써 스스로를 못된 엄마라고 생각하고, 아이에게도 상처를 주게 될 것입니다. 죄책감이 생기고 사과하고 싶은 마음이 드는데, 부모라는 입장이 있기 때문에 사과를 못합니다. 하지만 이럴 때 솔직하게 말을 해야 합니다. '미안해. 엄마가 너무 바빠서 짜증을 냈어. 그런데 이렇게 말하니까 좋네.' 아이는 엄마에게 사과를 받으리라고 상상하지 못했기 때문에 기쁘게 '응, 괜찮아! 여러 가지 일을 해야 하니까 엄마도 힘들겠네'라고 말하게 되겠죠.

한편, '이런 것도 못하나?'라고 생각하면서도 속으로 꾹 참고 '못해도 괜찮아'라고 말하면, 꺼내놓지 못한 '못난 아이'라는 생각의 에너지가 마음에 쌓입니다. 그렇게 쌓인 에너지가 많으면 많을수록 다른 마이너스의 에너지를 이끌어냅니다. 그래서 동종요법에서는 내재된 마이너스의 에너지와 동종의 레메디를 주어서, 이를 증폭시켜 내보내도록 도와줍니다.

감정을 쌓아두지 않고 흘려보내는 것과 동시에 그 감정을 갖게 된 원인인, 까다로운 마음, 마음의 상처, 트라우마를 레메디로 풀어내는 것이 중요합니다. 동종요법에서는 분노에는 분노의 레메디, 자기비하에는 자기비하의 레메디, 슬픔에는 슬픔의 레메디를 줍니다. 감정의 숫자만큼 레메디가 있다고 생각해주세요.

건강한 마음과 몸을 만들기 위해서는 무언가에 얽매이지 않는 것이 가장 중요합니다. 그러니 그 얽매이는 마음과 같이 얽매이는 레메디로 그러한 마음이 풀리면 마음도 몸도 편해집니다. 얽매이는 상태를 알아차리기 위해서는 반드시 동종의 레메디가 필요합니다.

환자분들이 자주 이런 말을 합니다. '예전보다 신경 쓰는 일이 많이 없어졌어요. 고민했던 일도 그렇게 중요한 일이 아니라고 생각하게 되었어요.'

아이들과 같이 희노애락을 표현하고 있을 때에는 병에 걸리지 않습니다. 맛있다, 기쁘다, 싫다, 못한다 등 마음에 담고 있는 감정을 계속해서 내보내면 그런 감정의 패턴에 얽매이는 일이 없어집니다.

'미움에는 사랑으로'라는 종교적인 생각과 현실 사이에는 거리가 먼 비약이 있어, 실제로 실행하기는 어렵습니다. 변명이 아니라, 마음과 몸이 일치하지 않는 상태에서는 그 행위 자체에 무리가 생기고 맙니다.

말씀드렸다시피, 동종요법에서는 미운 감정에는 미운 감정의 레메디를 줍니다. 레메디는 에너지체이기 때문에 미움의 에너지에 대해 동종으로 작용합니다. 우선은 마음에 걸리고 막힌 에너지를 내보내서 깨끗이 비워내는 게 중요합니다. 그래서 미움에는 사랑을, 열에는 해열제를 쓰는 이종요법과는 다릅니다.

이종요법은 뚜껑으로 막기만 하기 때문에 근본적인 치유로 이끌어내지 못합니다. 이종요법으로 억압된 감정이나 증상은 레메디를 복용하면서 겉으로 드러납니다. 무사안일주의로 겉으로 아무 일 일어나지 않도록 애쓰는 사람들은, 한번쯤 내 안의 거친 파도를 직시할 필요가 있습니다. 그 파도가 더 심해지기 전에 내보내는 것입니다. 그것을 알아차리는 데 동종요법이 많은 도움을 줍니다.

동종요법모임 '토라노코'의 회보 〈오아시스〉에 실린 글을 소개합니다.

2000년 들어서 그동안 우리가 참고 쌓아 온 에너지가 터져 나와 이제는 막을 수 없는 정도가 된 현상들이 많아졌습니다. 이럴 때일수록 동종요법의 진실한 힘이 발휘됩니다. 한계에 다다른 마음은 그대로 놔두면 폭발해버립니다. 무언가에 구애받은 마음들이 생명에너지의 자연적인 흐름을 막기 때문입니다. 폭발시켜서 내보내는 것도 하나의 방법이긴 하지만, 무언가 구애받은 마음이 있는 한 정체는 다시 생깁니다. 구애받은 마음을 놓아버릴 수 있으면 가장 좋지만 그것은 좀처럼 쉽지 않습니다. 그러기 위해서는 알아차리는 것이 필요한데, 이것은 머리로 이해해서 얻을 수 있는 것이 아닙니다. 고통 속에서만 얻을 수 있는 것입니다. 저한테 오는 상담자들 대부분이 몸의 병보다는 마음이 병으로 힘들어 하는 분들이 많습니다. 병이 마음에서 시작되는 것이라는 동종요법의 원리를 실제로 보여주고 있습니다.

레메디를 복용하고서 무엇이 제일 편해졌는지에 대해, 많은 사람들이 '여러 일에 그다지 신경을 쓰지 않게 되었어요.'라고 말합니다.

아무리 시간이 흐른다 해도, 무언가에 신경을 쓴 마음은 시간의 흐름과 무관하게 똑같은 상태로 신경을 쓰는 패턴을 반복하고 고통 받습니다. 그리고 그 때문에 자신의 업(카르마)을 만들어 결국에는 스스로 만들어낸 업 속에서 허우적거리는 상태가 됩니다.

싫은 일, 어려운 일은 가만히 기다리면 언젠가는 반드시 사라지게 되는데, 남이 말하고 행동하는 것 그리고 인생의 어려움 등에 일일이 반응하며 자꾸 힘들어 하고 우는 것입니다.

이러한 행동이 계속 되면 결국에는 Nat-mur(암소금)이나 Staphysagria(참제비고깔꽃), Carcinosin(암세포)와 같은 자기억압의 패턴을 만듭니다. 그리고 분노를 분출할 수밖에 없는 상태가 되는데, Hyoscyamus(사리풀), Anacardium(캐슈나무열매), Thuja(측백나무), Mercurius(수은)의 다중인격을 형성하기 시작합니다.

사춘기 시절은 학교 시험이나 사회가 만들어낸 도덕, 규칙 때문에 아이의 천진한 모습을 잃어버리게 되는 매우 위험한 시기입니다. 이 시기는 '아, 인생이 그렇게 편하지만은 않구나'라는 걸 알기 시작하는 때이므로 경험자인 부모나 선생의 특별한 지원이 필요합니다.

사춘기 문제의 레메디는 Ignatia, Nat-mur, Pulsatilla, Sepia 등입니다.

● Ignatia(이그나시아 열매)
  자기가 갖고 싶은 것을 절대로 얻을 수 없음,
  이상과 현실의 거리, 실연, 슬픔, 로맨틱
● Nat-mur(암소금)
  인생은 괴로운 것, 더 이상 상처 받고 싶지 않은 마음,
  실연, 인생은 쓰다, 비관
● Pulsatilla
  사랑 받고, 누군가의 도움을 받고 싶어 함, 로맨틱,

친구에게 상처를 받음, 괴롭힘을 당함.
● Sepia
공부에만 온 힘을 쏟음, 번아웃 증후군, 무감정, 만성피로, 말도 하기 싫음

여기에는 모두 갈망했던 것이 자기 수중에 들어오지 않았다는 공통적인 괴로움이 있습니다. 이러한 괴로운 시기를 극복하면서 비로소 어른이 될 수 있는 것입니다. 이러한 과정이 어른이 되는 등용문입니다. 어른이 되어도 아직 아이 같은 어른이 있는데 이것을 '내면의 어린아이'라고 말합니다. 어린 시절에 받은 트라우마에 뿌리를 잡혀 있습니다.

동종요법에서는 무언가에 구애 받지 않고 고집하지 않는 것을 중요하게 생각하고, 그렇게 되면 자연체로 돌아갈 수 있다고 말합니다. 감정이 북받치면 흘려보내고, 다시 감정이 올라오면 또 다시 흘려보낸다면, 감정이 폭발하지는 않습니다. 동종요법에서는 그것이 가능합니다. 주변의 영향을 받아 마음이 휘둘리는 것을 멈추려면, 그 무언가에 신경 쓰는 마음 자체를 해방 시킬 필요가 있습니다. 그러기 위해서는 그러한 자기 자신을 돌아보는 것밖에는 다른 길이 없는데, 이러한 상황에서 동종요법 레메디가 도움이 됩니다.

다음은 잡지 〈아네모네〉에 실린 기사를 소개하겠습니다.

－제6회 유이 토라코의 동종요법상담실에서

치유되지 않은 문제를 반복하고 있는 어머니와 아들 관계

유이: 당신과 아이는 서로 배워가야 할 필요가 있는 것 같습니다. 자기가 생각하는 것과 반대의 행동만 하거나, 자기의 마음이 잘 통하지 않아서 '이 아이는 대체

왜 이러나'하며 짜증이 나겠죠. 하지만 그것은 어떤 부모 자식 관계도 마찬가지입니다. 아이는 부모를 성장시키기 위해서 존재한다고 생각하는 것이 좋습니다. 문제가 생기는 것은, 자기 속에 있는 마음의 문제가 표면화되고 있을 뿐입니다. 저도 당신과 마찬가지로 육아 문제로 고민하고 있습니다. 아이가 하는 것을 모두 허용할 수 있는 사람은 하나님밖에 없겠죠.

하타나카: 저는 아이가 하는 것을 모두 허용할 수 있는 사람이 되어야만 한다고 생각하고 있었어요.

유이: 당신 같이 생각하는 엄마들이 많습니다. 아이를 사랑하지 못하는 것에, 또는 화풀이를 하는 것에 죄책감을 느끼면서도 다시 그런 행동을 하는 것입니다. 아이한테 '너는 정말 못봐주겠어', '바보' 같은 말을 하거나 때린 적이 있습니까?

하타나카: 있습니다. 그것이 지금 제일 큰 고민입니다.

유이: 그것은 결국, 자신의 부모와의 마음 문제를 반복하고 있는 것입니다. 하타나카 씨 자신이, 부모한테 혼나거나 '넌 바보야'라는 말을 들으며 맞고 자랐거나, 부모로부터 사랑을 제대로 받지 못했기 때문에, 자신의 아이에게도 왜 사랑을 주어야 하는지, 어떻게 사랑을 줘야 하는지도 모르는 상태인 것입니다.

하타나카: 네, 맞습니다. 아이가 학교에 안 가는 것이나 제가 못했던 자유로운 생활을 하고 있는 것에 화가 납니다. 그리고 그것을 용서 못하는 저 자신에 대해서도 화가 납니다. 그래서 스스로를 원망하고 짜증이 나는 상황이 악순환이 되고 있습니다. 그래서 정신과에 다니면서 고쳐 보려고도 했는데 잘 안 됩니다. 남편은 알콜 의존증으로 4년 전에 이혼을 했습니다.

유이: 자기를 원망하지 마세요. 당신은 어린 시절에 상처를 많이 받았습니다. 지금 이렇게 자기 속에 채워지지 않는 부분이 표면으로 올라온 겁니다. 지금이라도 칭찬받으며 머리를 쓰다듬어주기를 바라는 것이죠. 과거에 부모에게 의지하지 못했던 사람은 부부관계 속에서 치유를 받는데, 하타나카 씨는 그렇지도 못했던 거죠. 아이는 학교에 가지 않겠다고 하고 있나요?

하타나카: 네. 의사는 아이를 시설에 맡기고, 더 치료해가면서 주말에만 좋은 엄마가 되면 어떻겠냐고 이야기를 해서, 고민하고 있습니다.

유이: 저는 갈등을 하더라도 같이 있는 게 좋겠다고 생각합니다. 아이는 엄마가 아무리 화를 내도 엄마를 좋아합니다.

하타나카: 네, 엄마가 화를 내도 때려도 좋으니까 같이 있고 싶다고 해요.

유이: 그러면 같이 있게 해주세요. 어떤 부모 자식 사이라도, 정말로는 그 누구보다 서로를 사랑하고 있습니다. 하지만 지금 시대에는 그것을 알아차리는 게 어려워졌고, 또 그것을 믿지 않는 사람도 많아졌습니다. 하지만 믿으세요. 모두 상처받은 것입니다. 자기가 부모한테 진심으로 바라던 것, 그것을 기억하고 다시 자신의 아이한테 해줄 수 있으면 이 악순환의 고리를 끊을 수 있어요. 당신은 어머니하고 어떤 관계였습니까?

하타나카: 저는 어머니의 어머니 역할을 했습니다. 기대지 못했죠. 지금도 계속 그런 상태여서 힘듭니다. 아주 어린아이 같은 분이어서 아무런 의지가 되지 않습니다. 엄마에 대해 생각하면 좀처럼 감정을 참을 수 없어요.

유이: 겉으로 나오는 감정은 거짓말을 못하죠. 하지만 밥을 먹여주었다는 것만으로도 감사하다고 생각해야죠. 비바람을 가릴 수 있는 집도 있었고요. 당신은 울 수는 있습니까?

하타나카: 네, 어렸을 때는 울지 못했지만 이제 간신히 울 수는 있게 되었습니다.

유이: 더 우세요. 지금까지 몇 십 년치 쌓였던 감정을 털어내세요. 감정이 나오기 시작하면 눈이 녹듯 사라지는데요, 그 때까지는 산을 넘는 것처럼 힘들고 상당한 용기가 필요합니다. 이것저것 너무 생각하지 말고 무언가에 구애받지 않는 마음을 가지는 것이 중요합니다. 마음은 반드시 통한다고 믿고 해보세요. 그리고 자기가 했던 일에 대해 후회하지 마세요. 해버린 것은 어쩔 수 없다 생각하고, 나빴던 것은 솔직하게 '미안해'라고 말하면 됩니다.

'무엇인가 변한다'라는 확신이 체험 후 현실로

하타나카: 이번 건강상담을 신청했을 때 '지금까지의 인생에서 무언가 변하는 계기가 될 것이다'라는 확신이 있었습니다.

유이: 사람의 만남에 우연은 없습니다. 당신이 여기에 와 주는 것으로 저 자신도 성장합니다. 당신이 자기 경험을 말해주는 것으로, 저도 다른 사람에게 조언을 할 수 있습니다. 당신에게는 감정을 꺼내는 레메디가 필요하네요. 분노가 간에 영향을 주고 있는 것 같습니다. 분노의 감정을 해방시켜야 합니다. 화를 내면 안 된다고 참아도, 화를 내고 있는 자기가 있으니까요. 그러니 얼마든지 화를 내도 됩니다. 문제 해결의 지름길은, 극도로 화를 내고 있는 나를 알아차리는 것이에요. 아이가 없는 시간에 분노를 몸이나 표정, 말로 표현해보면 어떨까요? 혹시 유선염이

있었나요?

하타나카: 있습니다. 왼쪽에요.

유이: 지금 먹는 약이 있은요?

하타나카: 수면제를 먹습니다. 올해 5월부터는 턱관절증이 와서 근이완제와 진통제를 많이 먹었는데 알레르기가 생겨서 지금은 먹고 있지 않습니다. 그 외에는 난소낭종 제거 수술을 했습니다.

이대로 감정을 억압하면 암 체질로

유이: 이대로 계속 여성성이나 모성을 부정하면 유방암이나 자궁암에 걸리기 쉽습니다. 그 전조가 난소낭종인데요, 당신의 집안에서 암에 걸린 사람이 있습니까?

하타나카: 아버지가 암으로 돌아가셨습니다.

유이: 단 것은 좋아해요?

하타나카: 좋아합니다. 설탕 중독인 것 같아요.

유이: 아이도 단 것을 좋아하나요?

하타나카: 예, 과자를 좋아합니다.

유이: 당신한테 폭력을 행사하나요?

하타나카: 예, 저를 때립니다.

유이: 아이한테도 레메디를 줄 필요가 있네요. 아이가 화를 자주 내나요?

하타나카: 조금이라도 잔소리를 하면 소리를 질러요. 더 이상 듣기도 싫다는 듯이요.

유이: 아이의 감정 기복이 심한가요?

하타나카: 심합니다. 평소에는 상냥하고 장난도 잘 치다가 간혹 '나는 필요 없지?'라고 말합니다.

유이: 기관지는 약합니까?

하타나카: 아니요. 그런데 스트레스를 받으면 기침을 합니다.

유이: 그러면 우선 당신부터.
  아침에는 ① 감정을 억압하지 않도록 Carcinosin
  낮에는 ② 뼈 보호제
  밤에는 ③ 열이 확 올라오는 경향에 Lac-c.
  ④ 분하거나 이별에는 Ign.
  ⑤ 간장이나 저혈당용으로 Lyc.를 순서대로 복용해주세요.

다음은 아이의 레메디인데요. 성장기의 뼈보호제 외에,

① 이중인격의 자신을 통합하는 Anac.

② 분노를 해방하는 Staph.

③ 폭력이나 폐결핵 마이아즘의 Tub. 순서대로 먹여주세요.

문제	레메디	결과
감정 억압	〈아침〉 Carcinosin(암세포) 12C x 1병	−사실적인 꿈을 꿨다. −변이 많이 나온다. −양턱, 목, 오른쪽 머리에 통증이 생긴다. −몸 상태, 기분이 좋다. −아이 문제에 대해 이전보다 기분이 가라앉지 않는다. −오한과 열이 나온다.
이나 뼈가 약하다	〈낮〉 뼈보호제 1병	
쉽게 화를 낸다 유선염	〈밤〉 Lac−caninum(견유(犬乳)) 200C x 3일	
분한 감정 이별	〈밤〉 Ignatia(이그나시아 열매) 200C x 3일	
저혈당 자신이 없다	〈밤〉 Lycopodium(석송) 200C x 3일	−자신을 긍정적으로 생각하게 되었다. −어머니와 대화가 자연스러워졌다.
〈아이〉 분리된 자기	〈아침〉 뼈보호제 1병	−온화해졌다. −감정을 말로 표현하게 되었다. −마른 기침이 나온다. −기분이 안정되고 둘이서 야외에서 논다.
	〈밤〉 Anac.(캐슈나무 열매) 200C x 3일	
어머니한테 분노	〈밤〉 Staph(참제비고깔꽃) 200C x 3일	
폭력적 욕구 불만	〈밤〉 Tub.(결핵균) 1M x 2일	

[하타나카 씨의 체험 후기]

상담을 하기 전부터 동종요법이 저에게 매우 중요하고 무언가 변하게 만드리라는 생각을 하고 있었는데 그것은 사실이었습니다. 레메디를 다 먹고 나서 저도 아이도 많이 바뀌었고 이전보다 분노가 올라오지 않으며 둘 다 온화해졌습니다. 아이와 함께 있는 것이 부담스럽지 않고 오히려 같이 있는 것을 즐길 수 있게 되었습니다. 레메디의 효과도 크지만, 유이 선생님의 상담 자체도 큰 도움이 되었습니다.

[재진]

전체적으로 좋아지고 있지만, 아직 기운이 없고 나른하다. 아이를 때리는 일은 줄었다. 자기는 마음이 좁다고 생각한다. 죄책감이 강하다. 우울하고 기분이 가라앉는다. 퀀텀제이로이드로는 간 기능의 문제, 자궁의 문제, 암적인 에너지의 문제가 지적된다.

아침 Conium(코니움/독미나리) 6C x 1병
　　　여러 가지 욕망이 채워지지 않는 느낌, 여성성의 부정
밤① Echinacea(에키나세아) 6C x 14일간
　　　혈액의 탁함
밤② Borax(보락스/붕사) 200C x 3일간
　　　출산 때의 트라우마, 태어나는 것에 대한 공포 → 난산, 질염
밤③ Scirrhinum(스키히넘/경성암) 30C x 10일간
밤④ Follic(폴릭큐라이넘/인공여성호르몬) 30C x 10일간

하타나카: 동종요법 모임에서 많은 도움을 받았습니다. 기분이 많이 편안해졌습니다. 특히 선생님도 아이를 키우는데 고민을 하고 계신다는 말씀에, 저 혼자만의 괴로움이 아니란 생각이 들어 안심이 되었습니다.

유이: 그렇죠. 저도 아이한테 인내라는 것을 배웁니다. 저는 제가 아이를 낳는다는 것을 생각해본 적도 없었기 때문에 아이에 대해서는 공부도 해보지 않았고 관심도 없었어요. 그래서 기저귀를 가는 법도, 젖을 물리는 법도 몰라 아들이 고생을 많이 했죠.

하타나카: 저도 어머니한테 아이다운 대우를 받아본 적이 없이 모르는 채로 어른이 되어 육아가 어떤 것인지도 모르고 이때까지 살아 왔고, 제대로 육아를 못하는 자신을 계속 비난해 왔습니다만, 동종요법을 통해 그 문제를 해결하게 되었습니다. 하지만 쉽게 화를 내는 성격은 안 고쳐지네요.

유이: 오랫동안 어머니한테 분노만 받고 스스로 화를 못 내고 있었기 때문에, 그 어머니하고 똑같이 아이한테 화를 내고 화풀이를 한 것이라고 생각합니다. 그렇게라도 하지 않으면 자기가 무너지기 때문이죠. 이 아이는 당신한테 야단맞는다는 것을 알고도 당신한테 일부러 온 것입니다.

하타나카: 그래요? 아이가 부모를 선택해요? 저도 자기만 알고 사는 저희 어머니한테 일부러 그녀를 돌보기 위해서 태어난 걸까요?

유이: 서로 배울 필요가 있기 때문에 인연을 맺는 겁니다. 어머니를 돌봐 줬다고 생각하지만, 그 속에서 당신도 많은 것을 배웠습니다. 고통 속에 해결책이 있는 경우가 많은데요, 사람들은 고통 속에서 나오려고만 발버둥치기 때문에 실마리를 찾을 수 없는 것입니다. 레메디도 고통이라는 증상이 없으면 선택할 수 없습니다.

마지막으로 2003년 3월 9일에 삿뽀로에서 있었던 '키즈트라우마' 강의에서 트라우마에 관련한 부분을 발췌하여 싣습니다.

트라우마는, 심리적이나 육체적인 것을 떠나 상처를 말하는 것으로, 생명에너지의 블록입니다. 트라우마가 생기는 가장 큰 원인은 공포입니다. 일단 공포로 생명에너지가 상처를 입으면, 그 트라우마에서 싹이 나온다는 것을 반드시 기억해야 합니다. 그 공포가 무섭다고 도망치기만 하면 전혀 해결이 되지 않고, 결국에는 거기에서 문제의 싹이 생기는 것입니다. 근본의 그 공포를 제대로 해결한다면 별것 아닙니다.

인도에서 대지진이 일어났을 때, 인도의 동종요법협회에서 일본 동종요법의학협회로 SOS 메일이 도착했습니다. 대지진이 일어난 지금, 인도에 필요한 것은 이 공포로부터 트라우마의 싹이 나오지 않도록 빨리 레메디를 먹지 않으면 안 된다고 하는 것이었습니다.

우선은 Aconite가 기본입니다. Aconite도 마이아즘이라는 큰 뿌리의 땅에서 싹이 나온 것이지만, 그 Aconite이라는 트라우마를 해결하지 않은 채로 두기 때문에 커다란 나무가 자라는 것입니다. 우리들은 영혼을 씻기 위해 태어나는 것이라 생각합니다. 영혼을 씻는다는 것은 더러운 것을 없애는 것입니다. 거기에서 원래의 당신다운 모습이 나오는 것입니다.

지금 세상의 흐름은 당신으로부터 당신다움을 깎아내는 방향입니다. 오줌을 싸면 안 되고, 시끄럽게 말하면 안 되고, 예의바르게 행동해야 하고 등 '해야 하는 것'만 말하고 있습니다. 아이의 좋은 점을 점점 빼앗는 게 지금의 부모들입니다.

아이가 자기 부모를 보고 '이런 부모는 되고 싶지 않다'라고 인식하는 때가 사춘기입니다. 사춘기에 반항을 하기 시작합니다. 초등학교 때까지는 부모가 제일 중요하니까, 부모가 뭐라고 말하면 '그렇다'고 생각합니다. 하지만 이제부터는 부모로부터 들은 중요한 것들을 당신이 잘 가려서 버려야만 합니다. 족쇄를 풀어내지 않으면 안 됩니다. 족쇄는 부모가 채웠다고 생각할지 모르지만, 실제로는 당신 자신이 채운 것입니다. '너는 바보야'라고 부모에게 들은 말을 그대로 믿은 것입니다. 그렇기 때문에 그 족쇄를 풀 수 있는 사람은 당신 자신입니다. 자기 스스로 채웠던 족쇄를 풀 수 있으면 그때부터는 다른 사람에게 무슨 말을 들어도 흔들리지 않습니다. '너는 못났어'라는 말을 들어도 믿지 마세요. 이것이 진정한 자신, 자기를 믿는 것입니다.

부모에게 들은 대로 자기 자신이 문제가 있고 쓸모없다는 생각으로 위축된 사람은 그 뒤에도 같은 행동을 반복합니다. 사회인이 되어 상사에게 이런저런 말을 들으면 금세, '나는 쓸모없는 사람이야'라고 생각한 채 결국 회사를 그만둡니다. 그 근원에는 부모, 교사, 친구, 이웃으로부터 '문제아'라는 낙인이 찍혔던 때의 트라우마가 있습니다. 자기 스스로를 작은 상자에 가둬버려서 밖으로 나올 수 없는 내 안의 어린 아이가 있는 것입니다. 무슨 말을 듣더라도 당신 스스로 괜찮다고 생각하면 아무것도 걱정할 게 없지요.

18살부터 22살 정도까지는 아무래도 부모에게 의지할 수밖에 없습니다. 하지만 그 뒤로는 각자 자신의 발로 설 수가 있으니 부모에게 여러 말을 듣지 않아도 괜찮습니다. 권위를 내세우는 부모는 '뭐라고? 내가 너를 먹여 살리고 있잖아. 교육비든 뭐든 전부 내가 내고 있잖아'라고 말합니다. 아버지들도 회사에서 힘든 일이 있지만, 회사를 그만 둘 수는 없기 때문에 집에 돌아와서 약한 사람을 괴롭히는 경향이 강합니다. 형제 중에서도 가장 막내가 어려움을 겪습니다. 인간은 누구나 약한 자를 괴롭힙니다. 동물들도 그렇습니다. 계속 따돌림을 당해 갈 곳이 없어진 아이들이 많습니다. 아버지로부터 어머니, 어머니로부터 자식으로, 약한 자로 가게 되면 피해자와 가해자라는 관계가 성립됩니다. 우리들 사이에 피해자와 가해자가 생기고, 피해자를 돕는 사람이 생겨서는 안 됩니다. 가장 높은 곳에 있는 조력자는 굉장히 칭찬을 받습니다. 피해자, 가해자, 조력자라는 삼각관계를 가진, 정상이 아닌 상태에서는 사물이나 상황을 온전히 볼 수 없습니다. 피해자, 가해자, 조력자 모두 완전히 같은 선에 있어야 합니다. 다시 말해 도움을 받는 사람도, 도움을 줄 수밖에 없는 사람도, 늘 괴롭히는 사람도, 사실은 없는 것입니다.

저의 부모는 주변 사람들에게 '토라코가 때린다, 발로 찬다, 귀신같은 아이다'라고 말한 듯합니다. 어느 날 밭의 수박이 전부 깨져있었습니다. 누군가가 깨뜨렸던 모양입니다만, '토라코가 했다'고 정리되어 버린 겁니다. 저는 제가 먹을 것만 깼습니다. 제가 먹을 것이기에 한 개만 깼죠. 그렇지만 나쁜 아이라는 딱지가 붙어 있기 때문에 결국 제 탓이 되어버리는 겁니다. 그러면 저도 설명을 합니다. '내가 아니야'라고. 하지만 아무도 믿어주지 않죠. 부모도 믿어주지 않습니다. 왜냐하면 부모도 항상 피해자가 되어 있기 때문입니다. 그러니 저는 항상 가해자인 것입니다. 늘 무슨 일을 벌리는 아이, 그래서 가장 나쁜 사람으로 취급 받는 겁니다. 저도 열심히 설명하지만 알아주지 않기 때문에 화가 나서 위압적인 태도로 돌을 던지는 겁니다. 그러면 사람들은 '그럼 그렇지'하고 반응합니다. 아무리 노력해도 저는 가해자를 벗어날 수 없었습니다.

지금까지 그랬습니다. '유이 선생님이 이렇게 말했어'하며 환자분으로부터 놀림 받고, '유이 선생님이 또 이렇게 말했어'하며 학생들로부터, 사원들로부터 따돌림 받아서 언제나 가해자입니다. 이것이 가장 괴롭습니다. 그래서 가해자는 '너는 바보야, 쓸모없는 녀석이야.'하고 모두에게 계속해서 손가락질을 당합니다. 그렇지만 저는 '왜 내가 나쁜 거야?'하며 반항하게 되는 겁니다. '뭘 잘못했다는 거야!'하고 말합니다. 이렇게 하는 게 '항상 조용하고 얌전히 말을 잘 듣는구나'하고 부모 상황 편한 대로 길러진 아이보다 훨씬 낫다고 생각합니다.

저는 시골에서 자라면서 어딜 가면 수유나무 열매를 딸 수 있는지, 소라는 어디에서 캘 수 있는지 알고 있었어요. 어느 날, 큰 호박이 해변 모래밭 쓰레기장에 열린 것을 발견했습니다. 그래서 아주 기뻐하며 집에 가져갔더니, 근처에 사는 할머니가 '토라코, 너 훔친 거로구나?'라고 하길래, '아니에요. 해변 모래밭에 열렸던 거예요!'라고 했죠. 그랬더니 그 할머니가 '이리 줘'하는 거예요. 그래서 저는 '싫어요!'

하고 주지 않았어요. 그러다가 어느 날 엄마와 제가 싸우고 있자니, 그 할머니가 와서는 '진정해 토라코, 아줌마도 진정해요.'하는 겁니다. 이 할머니는 마을에서 유명한 '좋은 사람'인 겁니다. 좋은 사람이 가해자가 된 적은 없습니다. 이것이 문제였습니다. 순서가 왔으니까 '이번에는 네가 가해자 해.'하고 싶어요. '이번에는 내가 피해자일 순서야.'라고 말하고 싶어요.

학교에서 소풍을 가면, 배가 아파서 도시락을 먹을 수 없게 된 아이가 있었습니다. 반의 아이들은 '토모야, 괜찮아?'하고 물어오는데, 저는 선생님이 보고 있으니 빈정거리며 "소풍인데 바보 같이 배가 아프네.'라고 말하는 겁니다. 그러면 선생님은 '토라코, 모두를 봐라. 열심히 간병하고 있잖니!'하며 매를 때렸습니다. 하지만 10분 정도 지나면 모두 거미 새끼 흩어지듯이 놀러가서는 배 아픈 아이를 내동댕이치는 거죠. 그때 제가 가서는 '야, 좀 괜찮아? 뭐라도 가져다 줄까?'하고 말하면 '물 좀 갖다줘'하고 말합니다. 그래서 물을 가져다 줬습니다. 하지만 이런 상황을 선생님이나 다른 아이들 아무도 보지 못했죠. 그럴 때 저는 스스로를 참 손해만 보는 사람이구나 하고 생각했습니다.

그래서 그 아이는 '토라코가 도와주었습니다'라고는 절대로 말하지 않는 겁니다. 재밌죠. 나는 가끔 업어주기도 하고, 비올 때 우산을 건네준 적도 있지만 절대로 얘기하지 않았어요. 인생은 불평등하구나, 가해자는 언제까지나 가해자인 거구나라고 생각했습니다. 제가 학교 기숙사에서 지낼 때, 집에 가고 싶다고 말하면 선생님은 '뭐라는 거야? 평소의 너 같지 않잖아. 유이는 더 기운찬 아이야.'라면서 몸 상태가 좋지 않은데도 마라톤을 시키거나 했습니다. 뭔가 이상하죠.

한 아이가 학교에 가기 싫다고 해서 그 반의 가장 착한 아이가 날마다 데리러 갔다고 합니다. 그러자 그 아이는 다시 학교에 다니게 되었습니다. 그 지역에서는 날마다 친구를 데리러 간 아이에게 상을 주었습니다. 그런데 학교 가기를 싫어했던 아이의 성격이 이상해졌다는 소리를 들었습니다. 그 이유를 아이 어머니에게 물어보니, 날마다 자기를 데리러 온 친구가 그 이유로 상을 받았다는 사실을 알고는 그렇게 되었다는 겁니다.

그러니까 날마다 데리러 갔던 아이가 칭찬받은 이상, 학교를 가기 싫어했던 그 아이는 문제아가 되고 마는 겁니다. 이러한 '비교'를 그만 두지 않으면 절대로 상황은 좋아질 수 없습니다. 일본의 교육에서 가장 문제는 '비교한다'는 겁니다. '아무개처럼 공부해야지. 그 아인 참 착하네, 공부도 잘하고.'라는 식으로 말하는 게 가장 나쁩니다.

제 딸 에밀리는 머리가 나빴습니다. 딸이 저에게 '엄마, 나는 머리 나쁘니까 수험 세트 사와.'라고 하더군요. 수험 세트는 제가 만든 레메디 세트입니다. 저는 '뭐라고? 그건 2,000엔이나 한단 말이야. 안 사.'라고 말했어요. 그렇지만 아무튼 '수험 세트'를 먹였더니 스스로 공부를 할 수 있게 되었습니다. 굉장하죠?

딸은 '엄마, 나는 바보니까 대학까지는 안 가도 되죠?'라길래 '그래도 고등학교까지는 마치는 게 좋아'라고 말하니 '알았어요. 고등학교까지는 갈게요'하더라구요. '너는 똑똑하지는 않지만 그림을 잘 그리고 체육도 잘해. 미술학교도 있고 체육대학도 있어. 그런데 가면 되는 거야. 모두가 다 인문, 이과 계통의 공부를 해야 하는 건 아니란다.'라고 했죠. '하지만 오빠는 늘 1등이고 선생님한테 칭찬받잖아요. 나는 맨날 혼만 나는데.'라고 하길래 '네가 정 오빠와 비교를 한다면, 오빠는 사과가 3개 있는데 "엄마, 한 개 먹어도 되요?"라고 묻는 아이야. 너는 3개 전부 다 네 것이지. 그러니 에밀리, 네가 인간으로서나 아이로서 훨씬 더 좋잖아?'하고 말했습니다. 에밀리는, '그런가? 그럴지도 모르겠네'하고 씩 웃으며 물구나무서기를 하거나 뭔가 얘기를 걸어옵니다. 그러면 이번에는 무뚝뚝한 오빠가 들어오면서 '엄마, 굿모닝!'하길래 '자, 우리 포옹할까?'하고 제가 말하니, 싫어하면서도 안아주는 거예요. 이렇다저렇다 해도 에밀리가 없어지면 저한테 와서 앉는 겁니다. 지금 13살이지만 티슈솔트(생명 조직 소금)를 먹였기에 키가 183cm나 됩니다. 티슈솔트를 먹으면 아이는 최대한까지 크는 겁니다. 183cm나 되는 아이를 앉고 있으면 텔레비전이 보이지 않습니다. 그것도 여동생이 없는 틈을 계산해서 어리광을 부려오는 겁니다. 몸은 커도 아직 어린아이죠.

그러고 있으면 에밀리가 뭔가 눈치를 챕니다. 목욕탕에 있다가 갑자기 나오면서 '오빠랑 엄마, 야해!'라고 합니다. 그러면 오빠가 '뭐야? 야하다니! 아들과 엄마라구!'하니, 에밀리가 '오빠, 다 컸으면서 이러는 건 야한 거야'라고 받아칩니다. 그러면 오빠는 팔짝 뛰면서 쑥스러워져서 나가버립니다. 그럼 이번에는 내 다리 위에 에밀리가 약삭빠르게 앉으니 오빠가 '너도 야하게 뭐하는 거냐'하면, '여자들끼리는 야한 게 아니야'합니다.

자, 과연 아이들다운 것은 어떤 것일까요. 아이들에게 공부만 가르쳐서는 안 됩니다. 7살까지는 자연에서 뒹굴어야만 합니다. 7살까지는 어떤 공부도 할 필요가 없습니다. 아이의 좋은 점을 끄집어내줘야 합니다. 만약 그랬다면 여러분에게는 트라우마가 되지 않았을 것이 분명합니다. 당신의 어머니가 자신이 피아니스트가 되려고 했지만 못 되었기 때문에 아이에게 3살 때부터 스즈키메서드(유명 음악학원)를 보냅니다. 수학을 잘 못했기 때문에 아이에게 구몬학습을 시킵니다. 그렇게 여러 방법으로 아이를 가르치려고 하지만, 이러한 방법들로 학습된 아이들은 그것밖에 할 줄 모르고 응용이 되지 않기 때문에 결국에는 고심하게 됩니다. 스즈키메서드를 다닌 아이가 유럽에 가서 바이올린 콩쿠르에서 1위를 한 적은 한번도 없습니다. 왜냐하면 일률적인 음색이니까요. 자기다운 모습이 드러나야 합니다.

누구나 공포심을 가지고 있습니다. 사람들에게 속임을 당하는 것도 두렵고, 개에게 물리는 것도 두렵습니다. 뜨거운 물에 들어가다 깜짝 놀라는 것도 공포입니다. 모두 체험을 해가는 것입니다. 하지만 도망가기만 해서는 극복할 수가 없습니다. 두려워하지 말고 대담하게 행동하는 것으로 공포를 극복할 수 있습니다.

저에게도 굉장한 트라우마가 있어서 그 트라우마를 극복하기가 무척 힘들었습니다. 그런 큰 트라우마가 있는 사람은 자기면역질환에 걸리기 쉽습니다. 자기면역질환은 궤양성대장염이나 암이기도 하고 교원병, 에이즈이기도 한데, 이것들 모두 난치병으로 불립니다. 그런 밑바탕에도 공포가 있는 것입니다. 이런 것들에는

Opium이라고 하는 레메디가 매우 좋습니다. Opium은 공포 때문에 육체에서 영혼이 나간 사람의 레메디입니다. 다시 말해 Opium을 먹으면 영혼이 몸과 마음 영혼의 삼위일체에서 빠져있던 부분을 쏙 메꾸기 때문에 몸도 심하게 아프고 마음도 무척 괴로워집니다. 느끼게 되니까요. 느끼는 곳이 어느 곳인가 하면 몸입니다. 그러니 그것을 빼버리면 아프지도 가렵지도 않습니다. Opium의 사람은 아픔이 없고 공포를 모릅니다. 그래서 자동차가 휙휙 다니는 도로에서 담력 테스트라면서 그 도로를 가로질러 건너거나 합니다. 열이 40도까지 올라도 전혀 힘들어 하지 않고 놀 수 있습니다. 왜냐하면 영혼이 빠져있기 때문입니다. 이상하죠, 굉장히 이상합니다. Opium의 레메디를 주는 것으로 영혼이 쏘옥 들어갑니다. 그러면 아프기 시작하는 겁니다.

저를 찾아온 한 여자 분은 어렸을 때 아버지에게 많이 맞았다고 합니다. 아버지는 알코올중독이었습니다. 그 분이 중학교에 다닐 때, 엄마에게 부엌칼을 휘두르는 아버지에게 '제발 때리지 마세요, 엄마를 괴롭히지 말아주세요'라고 설득해서 간신히 그런 상황을 멈추었다고 합니다. 하지만 10대 후반을 지날 때까지 그녀는 아버지에게 계속 맞고 있었습니다.

그녀의 주된 증상은 간염이었는데요, 그것도 굉장한 간염이었습니다. 간이라는 장기는 분노가 넘쳐나면 나빠집니다. 물론 술을 많이 마셔도 간은 나빠지죠. 약으로도 나빠집니다. 그렇지만 이 경우의 원인은 '화'라고 생각합니다. 아버지에 대한 분노이지요. 간이 나쁘니 병원에서 권하는 주사만 계속 맞을 수밖에 없었습니다. 그것이 싫어서 저를 찾아와 병을 고치고 싶다고 했습니다. 저는 물론 Opium을 주었습니다. 공포가 바탕에 깔려 있고 성격 이상인 경우 Opium은 중요하니까요.

그러자 대단한 일이 벌어졌습니다. 눈이 볼 수 없을 정도로 부어버린 겁니다. 한 번에 완전히 새파랗게 되어버린 겁니다. 그녀는 화를 내며, 레메디를 먹고 이렇게 되었으니 원래대로 돌려내라고 말했습니다. 괴롭힘을 심하게 당했던 사람들은 피해자 의식이 강하기 때문에, 좋을 거라고 생각하여 레메디를 처방해도 분노를 터뜨리게 되는 겁니다. 전화를 걸어온 그녀는 몹시 화가 나 있었습니다. '그럼, 뭔가 대처를 합시다. 우선은 여기로 와줄래요?'하고 오게 했더니, 얼굴이 바위처럼 파랗게 부어올라 '이런 얼굴로는 회사에 갈 수가 없어요!'하며 아우성칩니다. 이 사람은 울지도 못하고 화만 내는 겁니다. 그래서 '혹시 누구한테 얼굴을 맞거나 채인 적이 있습니까?'하고 물으니 '얼굴이고 뭐고 온몸을 맞고 채였습니다'하고 말했습니다. '특히 얼굴을 발로 채여서 붓거나 파랗게 멍든 적이 있나요?'하고 물으니 '무조건 도망치는데 필사적이어서 그런 것은 기억하지 못합니다. 하지만 다음날 학교에 갔었으니 부어 있거나 멍들지도 않았다고 생각합니다. 그랬다면 모두가 뭐라고 말했을 테니까요'하는 겁니다.

아버지를 향한 공포 때문에 매 맞은 부분의 세포가 붓지도 못하고 염증을 일으키지도 못했던 것입니다. 공포의 순간 그대로 그것이 20년이 지나서 레메디를 먹은 것에 의해 그 세포가 발로 채여 염증을 일으키는 작업을 겨우 할 수 있게 되었다는 것입니다. 이 Opium이 영혼을 쏙 넣어줌으로써 10대 시절에 맞았던 것을 몸으로 체험한 것입니다.

'이것은 Arnica에요'하며 Arnica(타박상이나 멍 등에 듣는 레메디)를 10M이라는 굉장히 강한 포텐시로 주었더니, 파랗던 것이 눈에 보이게 점점 빠졌습니다. 그리고 눈에서 놀랄 만큼 많은 고름이 나왔습니다. 그러자 그녀는 '이 레메디는 안 맞아요. 눈에서 이렇게 고름이 많이 나오는 건 뭔가 이상하잖아요?'하며 화를 냅니다. '좋은 거예요. 빼내지 않으면 안 됩니다. 다 빼내지 않으면 아무것도 안됩니다'라고 하여, 멍이 빠지고 고름으로 바뀌었을 때, Pyrogen을 주었습니다.

미움이 없으면 고름이 생기지 않습니다. 미움이 있으면 있는 만큼 고름이 생깁니다. 증오의 마음이 고름을 만들고, 고름이 딱딱해지면 암이 되는 것입니다. Pyrogen은 고름에 가장 잘 듣는 레메디입니다.

그녀는 한 달이 걸려 치료되었습니다. 저에게 가장 어려웠던 환자였습니다. 무엇을 해도 고맙다고 생각하지 않고 '선생님, 이 치료는 여러 가지가 나오네요. 붓고 고름이 나오고 화가 부글부글 치밀어 오르고. 뭔가 근질거려서 참을 수가 없어요'라고 불만만 가득했습니다. 대단한 사람이라고 생각해서 다음으로는 증오의 레메디인 Nitric-acid라는 것을 주었습니다. 1년쯤 지나 그 분이 최근에 찾아와서는 '제가 전에 레메디를 먹고 얼굴이 부었었죠. 그건 제가 중학교 무렵에 아버지에게 맞았던 사실을 제자신이 알아채지 못한 게 아닌가 하고 생각했습니다.'라고 말하는 겁니다. 저는 기뻐서 '그래요. 알겠어요? 공포 때문에 세포가 염증을 일으킬 수 없었던 거예요. 레메디를 먹으면 해결하지 못했던 것으로 돌아가 그것을 전부 바깥으로 내보내고 낫게 되는 겁니다. 잘됐어요. 당신이 거기까지 이해하게 되어서 기쁩니다.'라고 말했습니다.

영국에서 있었던 일입니다. 면역부전으로 백혈병을 앓는 아이가 있었습니다. 이 아이에게 흉선의 레메디를 주었는데요, '엄마 여기가 아파'하면서 흉선이 아프다고 하는 것입니다. 알고 보니, 아이의 아버지가 그곳을 때린 적이 있었습니다. 레메디가 작용을 하니 흉선이 소리치는 것입니다.

어른이 되니, '아버지와 어머니도 힘들었겠구나'하고 마음은 알아드릴 수 있죠. 하지만 세포는 용서를 할 수 없는 겁니다. 왜냐하면 맞았거나 발로 채이거나 하면 제일 처음에 막히는 곳이 횡경막입니다. 횡경막이 꽉 막힙니다. 우리 몸속에는 복막이라든가 횡경막 등이라든가 하는 큰 막이 있습니다. 그것이 긴장감 때문에 꽉 막힙니다. 이것이 트라우마입니다. 막히면 세포를 꽉 압축합니다. 이것은 레메디를 주기 전까지는 풀리지 않습니다. 그러니까 어깨가 결리거나 근육통이 생기거나 평상시에도 긴장을 잘 합니다.

이것은 당신의 마음이나 감정이 기억하고 있다는 뜻이 아닙니다. 당신의 세포가 기억하고 있는 것입니다. 2살 때의 트라우마, 1살 때의 트라우마가 있습니다. 저는 태아 때의 트라우마를 확실히 기억하고 있습니다. 유산될 뻔한 아이들은 피부를 형성하는 힘이 약해서 아토피성 피부염이 되기 쉽고, 그런 아이는 엄마와 잘 맞지 않습니다. 알고 있는 것입니다. 유산되는 태아는 꽉 오그라듭니다. 이것은 세포가 기억하고 있는 것입니다.

이러한 세포의 까다로움을 풀 수 있는 것이 동종요법의 레메디입니다. 당신이 '아버지, 어머니도 이제 나이가 드셨고 화를 내도 소용없어'하고 생각해도 레메디를 먹으면 '말하고 싶은 게 있어'하고 말할 수밖에 없게 됩니다. 그러면 어머니들은 '너희들한테 열심히 밥 먹이고 옷 사 입히고 따뜻한 집에서 공부시켜줬더니 결국에는 이런 소리를 들어야 하는 거냐?'하며 한탄하시는 겁니다. 하지만 부모는 자식에게 한 만큼 자식들에게 소리를 듣는 것도 어쩔 수 없는 겁니다. 아이도 한번 말하면 풀립니다. '엄마에게 이런 말을 들어서 괴로웠어요'라고요.

어느 여자 분은, 아버지가 술만 마시면 어머니에게 막말을 퍼붓는 집에서 자랐습니다. 그녀의 어머니는 시어머니에게도 괴롭힘을 당하고 있었습니다. 그 분은 장녀였는데, 엄마가 불쌍해서 어떻게 해야 하나, 학교에 가 있는 동안에 엄마가 또 괴롭힘을 당하는 건 아닐까 하는 생각에 학교에서 돌아오자마자 '엄마, 괜찮아?'하고요. 학교에 갈 때에도 엄마로부터 '괜찮다니까'하는 말을 들을 때까지 학교에 갈 수 없었다고 합니다. 학교에 가서도 마음이 떠 있으니 공부도 못하게 되어 선생님께서 '뭐가 그렇게 걱정이냐?'하고 물으면, '부모님이 걱정입니다'라고 했답니다. 언젠가 엄마가 '아버지나 시어머니'에게 살해당할 것이라고 말했다고 합니다.

그러니까 아이가 듣는 자리에서 그런 말을 하면 안 됩니다. 그런 부담을 아이에게 지워서는 안 됩니다. 말하려면 아이들을 모아놓고 이렇게 이야기하세요. '엄마가 이렇게 말하고 있지만, 아빠는 좋은 점도 있어.' 엄마는 괴롭고 아이들을 자기편으로 만들고 싶으니까 일들을 과장해서 말하게 되는 법입니다.

그녀의 어머니는 일찍 돌아가셨습니다. 그녀가 어머니에게서 들은 아버지는 성격 나쁜 심각한 아버지였는데, 어머니가 돌아가시자 아버지는 넋이 나간 사람처럼 되어버렸습니다. 아이에게 '나는 엄마를 사랑했었다'하면서요. 너가 태어났을 때 아버지는 어머니가 주먹밥을 먹을까 싶어서 사오기도 하고 여러 가지를 사날랐다고 합니다. 그런 이야기는 어머니로부터 한번도 들은 적이 없었습니다. 이미 아버지가 너무 싫은 존재였으니까요. 그녀는 아버지의 속옷을 손으로 만지지 못할 정도의 아이였던 겁니다.

'네? 아버지가 어머니를 사랑했다구요?!' '당연하지. 사랑하지 않았다면 네가 있을 리가 없지'합니다. 그런 이야기들을 처음 아버지로부터 들었던 것입니다. 아버지는 날마다 위패(신주)에 절하며 기도하고 꽃을 바쳤습니다. 그래서 어머니의 말은 거짓이었음을 알게 되었습니다. 그러니까 어머니 덕분에 30년 동안 아버지와 대화를 하지 않았던 거예요.

사람은 자신이 힘들 때에는 반드시 누군가를 끌어들여서 함께하려는 생각이 있습니다. 사람에게는 어떤 일들에 대해 자신에게 유리하도록 왜곡된 해석을 하여 말하는 나쁜 버릇이 있습니다. 그렇게 해버리면 아이들은 믿어버립니다. 아무것도 하지 않은 아버지가 괴롭힌다고 하면서도 둘이서 이불 덮어쓰고 사랑을 나누는 건 뭐하는 거냐고 말하고 싶네요. 그런 건 아이들은 알 턱이 없죠.

그러니까 저는 아이 앞에서 엄마는 괴롭힘만 당하고 있을게 아니라, 맞붙어 싸우는 게 좋다고 생각합니다. 맞붙어 싸움을 해도 아이들에게는 '괜찮아. 부부는 이런 정도의 싸움은 하는 거니까 걱정하지 않아도 돼. 다른 부부들도 다 싸운단다' 하고 말하면 아이들도 '그렇구나'하면서 걱정을 내려놓고 자는 겁니다. 그런 정도의 솔직한 얘기를 서로 나누면서 싸울 땐 싸우는 거죠. 엄마가 구석에서 훌쩍거리고 울고 있거나 하면 아이들도 설 자리가 없는 겁니다. 그런 행동은 하지 말아야 해요.

맞붙어 싸우기로 말하자면, 얼마 전 우리 183cm인 아들과 몸싸움을 했습니다. '하는 거지? 하는 거지?'하며 둘이서 옷을 벗었습니다. 저는 옷을 벗으면 기가 꺾일 거라고 생각했는데, 아들도 옷을 벗는 겁니다. 수습할 도리가 없으니 할 수밖에 없었죠. 상대는 아주 강하죠. 난로 쪽으로 떠밀려서 질 것 같은 상황에 난감해하는데, 딸이 뒤에서 밀어줬어요. 그 힘으로 역전을 할 수 있게 되어 위에서 팔을 비틀어 엎어눌렀죠. 그래서 이겼습니다. 그랬더니 아들이 눈물을 뚝뚝 흘리기 시작했습니다. 왜 우냐고 물으니, 엄마가 지는 모습을 보는 것이 슬퍼서 싫다고 하더라구요. 그래서 제가 '그럼 왜 적당히 힘 빼서 져주지 않니? 엄마는 정말 지는 줄 알았어. 이 래서는 곤란하니까 오늘밤부터 엄마는 격투기장에 간다'하고 말하니, 다시 우는 겁니다. 또 왜 우냐고 물으니 '엄마는 왜 다른 엄마들 같지가 않아?'하는 겁니다. 그래서 '뭐라는 거야? 이게 보통 엄마지.'하니, '아니야. 아들에게 질 것 같다면서 격 투기장에 가는 엄마는 어디에도 없다구요.'합니다. 그러자 딸 에밀리가 '오빠, 아까 싸울 때 오빠 눈이 빛나면서 굉장히 좋은 얼굴 하고 있었어.'라고 하는 겁니다. 이 웃에게는 시끄러우니 민폐이겠지만 이런 것들은 굉장히 중요합니다. 저도 싱글맘 이기 때문에 혼자서 전부 해야만 합니다.

　제가 북해도로 왔을 때, 아이들은 아이 돌보는 할머니와 셋이서 있었는데요. 그 래도 비뚤어지지 않고—아이들은 엄마의 뒷모습을 보고, 열심히 일하는 모습을 보 고 탈선을 하면 안 되겠구나 생각하는 것 같으니—열심히 살고 있으면 괜찮은 겁 니다. 밤에 제가 없을 때면 외롭겠다고 생각되지만요. 그래도 저는 '반드시 좋은 날 이 있을 테니 걱정하지 않는 거야'라고 말합니다. 공포에 떨면서 아이들이 이불속에 들어가 있을 때에는 '별거 아니잖아'라고 하구요. '엄마는 귀신도 봤어. 변소에 가 면 귀신이 있어서 깜짝 놀랐지. 정말이야. 오줌을 싸버렸어.'합니다. 시골에는 변소 가 집밖에 있잖아요. 마당을 지나서 가야만 합니다. 모두 푹 자고 있는데 흔들리 는 불빛 아래 마당을 지나가야 합니다. 너무 무서워서 가다가 오줌을 싸면 마당의 돌 위에 지도가 생겨서 아침에 실컷 혼나는 거죠.

　아이들은 아이들다워야 합니다. 그러기 위해서는 '그건 안 돼, 이건 안 돼'하지 말 고, 어느 정도 하게 해주세요. 우리집 아이들은 예의가 없어서 어디 데리고 가면 창 피할 정도입니다. '여기 앉아있는 거야' 하면 '응, 알았어. 엄마!' 하고 말하지만, 어느 새 살펴보면 이미 없습니다. 막 돌아다니면서 여기저기 살펴보고 '할머니는 원숭이 띠죠?' '왜?' '원숭이랑 닮았으니까요' 하며 뭐든 말하곤 합니다. 주변에서 '이토오 씨, 늘 신세를 많이 지고 있습니다' '엄마, 항상 도와주지 않는다고 말하잖아?' '조용히 하고 저리 가 있어!' 이런 식으로 뭐든 부끄러운 줄 모르고 말해대는 아이가 되어야만 합니다.

저는 아이 때 절대 말해서는 안 되는 비밀이 있었습니다. 그것을 30년 동안 감추고 있었습니다. 그 비밀을 말할 때에는 2시간이나 걸렸습니다. 저희들이 동종요법전문가가 되기 위해서는 일단 자신을 비워야 하기 때문에, 사이코테라피스트 (Psycho therapist)에게 가야 합니다. 저는 갈까 말까 수없이 망설였습니다. 내 안의 비밀을 말해야 하는데, 32년 지난 이제 와서 말하고 싶지 않은 겁니다. 사이코테라피스트의 마당에서 왔다갔다하고 있으니, 어쩌다 마당을 바라보게 되셨는지 '토라코 씨죠? 들어오세요'라는 말이 들립니다. 들어갔으니 말을 꺼낼 수밖에 없어집니다. 더듬거리기 시작했습니다. '음… 어… 저의 음… 어머니는…' 하고 2시간 내내 더듬거렸습니다. 이야기가 끝나자 어느새 더듬지 않고 있었습니다. 그게 얼마나 저에게 트라우마였는지 말이죠. 제가 뿌리 깊게 남자를 싫어하게 된 이유는 거기에 있는 겁니다. 하지만 지금은 그렇지 않습니다.

저희 어머니는 제가 보는 앞에서 남자에게 칼에 찔렸습니다. 그래서 저는 근육질의 남자가 다가오면 빠르게 도망칠 수 있도록, 중학교와 고등학교 때 배구와 소림사에 열중했습니다. 근육이 굉장했어요, 제가. 학교에서 가장 센 아이였습니다. 어느 날, 남자아이가 '유이, 절쪽으로 와'하는 말을 들었어요. 저에게 결투 신청을 한 거라 생각했죠. 저는 혼자서는 무서우니 덩치 큰 여자아이 둘을 데리고 몽둥이를 가지고 가서는 뭐냐고 했습니다. 상대방은 5명 정도였어요, 남자가. 그러자 상대는 편지를 건네는 겁니다. 저는 결투장이겠거니 생각하고 읽었더니, '토라코가 좋아서…' '뭐야? 바보!' 하며 깜짝 놀라 돌아왔던 적이 있습니다. 그래도 편지는 가지고 돌아왔지요.

그런 아이였던 겁니다. 이것은 트라우마가 있기 때문입니다. 머리를 짧게 깎은 것도 큰 트라우마가 있기 때문이에요. 여자아이인데 분홍색 옷을 입지 못하고, 커다란 리본을 하지 못하는 것은 이상한 일입니다.

제가 학생 때 별로 좋아하지 않던 아이가 늘 커다란 리본을 매달고 왔어요. 리본이 너무 커서 그 아이 뒤에 앉으면 앞이 안 보이는 겁니다. 제가 늘 놀리며 '뭐냐, 이 리본은?' 하며 건드렸습니다. 그러면 '토라코는 나빠' 하고 말하곤 했죠. 저도 상황이 맞을 때에는 그 아이의 집에 놀러가기도 했습니다. 그 아이의 집에는 여러 가지 장난감이 넘쳐나니까요. 저는 그 아이의 장난감을 교묘하게 가로챘습니다. 집에 가져와서는 '어디서 났어? 어딘가에서 훔쳤나?' 하고 의심받으면, 다시 그 집에 돌려놓는 겁니다. 훔친 게 아니라 받은 거였지만요. 어쨌든 협박해서 주는 거였긴 합니다만.

점점 복잡한 성격이 되어 가지만, 동종요법에는 치료할 수 있는 레메디가 있습니다. 우선, Aconite로 깨끗하게 만들어야 합니다. 그래서 본래의 자기 모습을 되찾아야 합니다.

우리가 제일 중요하게 생각해야 하는 것은 '죽지 않는다'는 겁니다. 죽으려고 생각하고 있나요 여러분? 영혼은 아주 긴 세월을 살아내지요. 저는 몇 만 번이나 살아 돌아왔습니다. 어떤 때에는 야마타노오로치(고사기에서 여덟 개의 머리에 여덟 개의 꼬리가 달린 뱀)로 태어나고, 어떤 때에는 인왕(불교의 금강신)으로 태어나고, 그렇듯이 다시 태어나는 거예요! 죽지 않는 겁니다. 여러분, 믿기지 않나요? 하지만 이것을 믿게 되면 오늘은 오늘로 열심히 살고, 또 내일은 내일의 바람이 불 듯이 편하게 살 수 있습니다. 그러면 무척 건강해집니다. 밥도 맛있게 먹을 수 있고, 잠도 푹 잘 수 있고, 걱정할 필요가 아무것도 없어집니다. 쓸데없는 것을 가지지 않는 겁니다. 큰 집을 가진다거나 하는 것처럼요.

그렇게 되기 위해서도 레메디를 먹어야 합니다. 동종요법의 핵심은 당신이 당신답게 살아갈 수 있게 되는 겁니다. '당신답게'라고 말해도 당신이 누구인지 모르겠지요. 약을 많이 먹거나 예방접종을 많이 맞으면 분열이 되어 자신이 누구인지 모르게 됩니다.

저도 '부모가 말한 대로다, 이웃 사람들이 말한 대로다' 하는 식의 것들을 믿는 곳에서 살아왔습니다. '너는 잘못된 사람이야'라고 여러 번 듣다보니 정말 문제가 있고 잘못된 사람이라는 생각을 믿고 있던 참이었습니다. '잘못되지 않았어!' 하고 외치면서 날뛰는 사람들은 아직 행복한 사람입니다. 잘못됐단 소리를 듣고도 '네, 맞아요. 저는 바보입니다, 쓰레기입니다' 하고 말하는 사람은 괴롭습니다. 그러한 사람은 정말 저보다도 더욱 깊은 상태입니다. 그러면 어느 순간 분열상태가 되거나 인격 장애가 일어납니다. 그런 사람들이 너무 많습니다. 그런 사람들에게 동종 요법의 레메디가 있다면 굉장히 좋을 거라고 생각합니다.

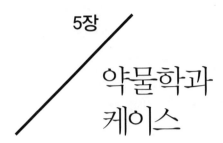

5장

약물학과
케이스

36종류 레메디의 간단한 약물학을 소개합니다. 약물학은 레메디가 가진 증상과 특징, 기조, 작용 부위를 알려줍니다. 약물학을 어떻게 보는지 아코니튬을 예로 들어 소개합니다.

Aconite(아코니튬 / 투구꽃 / 식물) Acon.

Aconite는 라틴어의 레메디 이름입니다. **아코니튬**은 한글 표기이고 영어 발음을 충실히 표기했기 때문에 전세계적으로 통용되는 말입니다. **투구꽃**은 레메디의 한국어 이름입니다. **Acon.**는 생략형이고 레파토리에서 사용합니다.

● **표시는** 레메디의 큰 특징입니다. 먼저 이것을 알아야 합니다.
특징은, 레메디가 갖고 있는 정신적·육체적 특징이나 증상입니다.
장소는, 그 레메디와 관계 있는 기관이나 부위를 말합니다. Aconite의 경우는 정신이나 뇌, 신경이나 심장과 관계가 있다는 것입니다. 오른쪽이라고 하는 것은 각 기관이나 부위의 오른쪽에 증상이 나오기 쉽다는 것입니다.
악화는, 어떤 상태가 되면 증상이 악화되는지 말합니다. 예를 들어 공포나 충격 때문에 감기에 걸리거나, 차갑고 건조한 바람을 맞고 나서 몸이 안 좋아지면 Aconite가 맞을 가능성이 있습니다.
호전은, 악화와는 반대로 어떤 상태가 되면 증상이 나아지는지 말합니다. 예를 들어 바깥바람을 맞고 불안감이 줄었거나 땀이 나오면서 몸이 좋아지는 사람에게는 Aconite가 맞을 수 있습니다.

각 레메디의 특징을 잘 살펴보고 증상에 가장 적합한 레메디를 선택합니다.

Aconite (Acon.)

아코니툼 네이펠러스 / 투구꽃 / 식물

- 죽을 것 같은 공포
- 갑작스러운 충격
- 패닉, 불안
- 감기 초기, 열이 나오기 시작
- 모든 급성 증상의 초기

특징

갑자기 공포가 올라오고 불안하다

죽을 것만 같다

지진, 사고, 상처 등으로 죽을 것 같은 경험을 한 사람

조금도 가만히 있지 못하고 열광적이다

몸은 차갑고 혈액순환이 좋지 않다

찬 물을 마시고 싶어 한다

장소

정신, 뇌, 신경(감각), 심장(순환계, 동맥), 오른쪽

악화

공포, 충격, 감정 흥분, 차갑고 건조한 기후, 심야(밤 9시부터 밤중에 악화), 닫혀 있고 따뜻한 공기

호전

바깥바람, 발한, 휴식

해설

 공포가 마음에 깊이 박혀 있으면, 어떻게 해도 사랑으로 바뀔 수 없고 삐뚤게 보는 경향이 있습니다. 그리고 자신에게 반항을 하지 않는 사람이나 상처를 주지 않을 것 같은 사람에게만 애정을 갖고 그 이외의 사람을 싫어합니다.

 공포가 Aconite로 해결되지 않는 한, 앞으로의 인생에서 공포가 다른 공포를 부르고 더욱 커집니다. 사람을 만날 수도 없고 결국 자신의 인생을 망치게 됩니다.

 Aconite는 급격하게 돌발적으로 일어나는 열, 공포, 오한에 맞는 레메디입니다. 감기, 수두, 홍역, 이하선염, 열이 나기 시작할 때 등 모든 급성 증상 초기에 특히 잘 맞습니다. 늘 안절부절 못하고 공포심이 많은 아이, 공포나 격한 통증으로 광란을 하는 아이에 적합합니다. 조금만 불안해도 죽을 것 같이 생각하는 아이에게 맞습니다.(=Ars.)

 차가운 바람으로 악화 되고 빨갛고 건조한 피부, 눈의 동공이 열리고 궁지에 몰린 것 같은 표정, 공포나 불안의 스트레스 속에 있을 때, Aconite의 아이들은 병을 일으킵니다(열, 설사, 기관지염, 목의 통증, 불면).

 이러한 아이가 어른이 되면 늘 불안하고, 가만히 있지 못합니다. Aconite는 출산의 트라우마(육체적, 정신적 상처)나 성장기에 생긴 트라우마가 있는 아이에게 매우 적합합니다.

케이스

3살반 남자아이/ 배뇨 곤란

오줌이 잘 안 나온다. 나와도 울면서 소리를 지른다. 어린이변기에 앉아도 오줌이 나올 때는 아랫배를 누르면서 운다.

유이: 배변 훈련하는데 무슨 문제가 있었나요?

어머니: 어느 날 밤에 혼자 화장실에 간다고 해서 갔는데 아무리 기다려도 오지 않길래 화장실에 가보니 똑바로 서 있었어요. 왜냐고 물어봐도 대답이 없었어요. 그 뒤부터 화장실에 가려고 하지 않습니다. 밖에 있는 화장실도 저랑 같이 가야 들어갑니다.

유이: 왜, 화장실이 무서워?

아이: 웅— 소리가 나요.

유이: 웅— 이라고 소리가 나는 화장실이야?

엄마: 웅— 이라는 소리 안 나는데요!

유이: 알겠어요! 댁에 비데가 있나요?

어머니: 예.

유이: 거기에 탈취장치가 있죠? 앉으면 자동으로 스위치가 켜지는?

어머니 : 맞아요.

유이 : 그래, 그 소리가 무서워?

아이 : 네.

Aconite 200C x 2일

Anacardium(Anac.)

아나카르디움 / 캐슈나무 열매 / 식물

- 두 개의 자기(의지)가 있다
- 선택할 수 없다
- 과식(먹으면 호전된다)
- 폭력적(학대를 받는다, 학대를 한다)
- 감정의 마비, 기억력 떨어짐

특징

자신이 없다, 자기를 증명하고 싶다

미움, 욕한다, 나쁜 짓을 한다, 사소한 일에 화를 낸다

환청

항문, 눈, 입, 귀를 마개로 닫은 듯한, 조이는 느낌

공부를 하면 신경이 피곤해진다

장소

정신, 신경계, 위, 피부, 손바닥, 근육, 관절, 왼쪽

악화

정신활동, 감정(분노, 갑작스럽고 심한 공포, 걱정) 틈새 바람, 바깥 공기, 차가움, 마찰

호전

<u>먹는다</u>, 소화 중, 참을 수 있을 정도의 뜨거운 수건을 댄다(가려운 습진)

해설

아나카르디움은 두 가지 의지가 비슷한 강도로 있는 아이에게 좋은 레메디입니다. 예를 들어 과식과 거식, 먹고 싶은데 먹을 수 없다, 먹으면 안 되는데 먹어버린다, 공부를 해야 하는데 집중이 안 된다, 지적을 받아도 계속 준비물을 안 갖고 온다 등 두 가지 의지가 마음에서 늘 갈등하는 레메디입니다. 왜 이렇게 될까요? 본래의 자기를 억압하고 자기가 하기 싫은 일을 억지로 해야만 할 때 사람은 분열하기 시작합니다. 지금의 학교 교육, 도덕, 문화, 전통에서는 아이들에게 답답한 규칙이 너무 많은 것 같습니다.

원래의 자신이 아닌 다른 자신을 만들어야 적응할 수 있는 환경인 것입니다. 특히 영아나 어린 시절에 부모에게 학대를 받은 아이는 아나카르디움화 되어 있습니다. 그러나 학대를 하는 부모 또한 살아가면서 아나카르디움화 될 수밖에 없는 배경이 있습니다. 이런 경우에는 부모와 아이가 같이 레메디를 복용해야 합니다.

아나카르디움은 천사와 악마의 양면을 가지고 있어서, 어느 쪽이 나오느냐에 따라 성격이 달라집니다. 악마가 나오면 사람을 때리거나 개구리를 찢어 죽이기도 합니다. 그리고 아무리 지적을 해도 비웃으며 어떤 말도 듣지 않습니다. 이렇게 무서운 면을 가지고 있는 아이도 근본은, 자신이 없고 혼자서는 아무것도 결정하지 못하고 헤매고 있습니다. 나다운 자신을 가질 수 없는 상황에서 다른 의지가 아이들을 지배하는 경우가 있습니다. 자신감을 잃으면 자기가 없어집니다.

아나카르디움의 아이는 뭔가를 먹으면 상태가 좋아집니다. 그래서 먹어도 먹어도 또 먹으려고 합니다. 그리고 손오공의 금관 같은 것이 머리를 조이는 듯한 두통이 있습니다. 자기가 하고 싶은 것을 못하니까 모든 구멍(항문이나 귀 등)이 마개로 닫힌 느낌입니다. 왜냐하면 자기를 닫아 버리고 감정이나 감각이 없어야 살 수 있다고 느끼기 때문입니다. 공부도 못하고 이해력도 떨어집니다. 그것도 두 개의 머리로 생각하기 때문입니다. 아나카르디움의 부모는 여러 가지를 찾아다닙니다. 자기가 두 개 있기 때문에 어떤 일에도 만족을 못하기 때문입니다. 아나카르디움은 쌍둥이에 적합한 레메디로도 잘 알려져 있습니다.

케이스
14살 남자아이 / 집중력이 없다
늘 멍하고 공부를 할 수 없다. 우유부단하면서도 다른 사람의 말에 민감하게 반응하고, 누가 어떻게 할 수 없을 정도로 화를 잘 낸다.(어머니만 상담하러 온다) 학교에 가지 않을 때가 많고 성적은 계속 떨어진다. 이대로 가면 학교를 그만둘지도 모르겠다. 아토피성 피부염이 있다.

어머니: 저는 지금까지 모든 일을 참고 살았는데, 우리 아이는 참을성이 모자란 것 같습니다. 학교에 안 간다고 할 때는 때리거나 억지로 끌고 간 적도 있어요. 그런데 때리고 혼내도 이해를 하고 있는지 잘 모르겠어요.
유이: 어머니만 아이를 혼냅니까?
어머니: 아빠도 한심하다면서 때려요. 할머니, 할아버지도 못난 아이로 보고 있고요. 육아를 맡은 제가 너무 힘들어요. 그래서 달래기도 하도 혼내기도 하면서 어떻게든 학교에 보내기는 하는데….
유이: 모든 가족들한테 야단을 맞는 거네요?
엄마: '크면 아빠를 죽일 거야'라는 말도 한 적이 있어요.
유이: 아이가 폭력을 쓴 적이 있다는 건가요?
어머니: 아니요, 화를 심하게 내는데 아직 말로만 합니다. 하지만 키도 계속 크고 앞으로가 무섭습니다. 우리가 너무 엄격한 건가요?

아침 뼈보호제 1병
밤① Anacardium 200C x 3일
   (성장기, 영양부족, 머리가 멍하다)
밤② Anacardium 1M x 2일

아이는 학교에 잘 다니고 아버지와 대화하기 시작했습니다. 그리고 어머니가 원하는
유명한 학교에는 안 가겠다고 단호하게 말했답니다. 아토피성 피부염도 많이 좋아졌
습니다.

Antim-crud(Ant-c.)

안티몬 크루덤 / 유화안티몬 / 광물

● 기분이 안 좋다. 누가 자신을 보거나 만지는 것을 싫어함. 쉽게 화를 낸다.
● 과식
● 피부의 문제(농포진, 대상포진)와 손발톱의 문제

특징

소화장애

혀가 두꺼운 설태로 덮여 있다

낭만적, 감상적(달빛으로 악화)

장소

위, 소화기관, 정신, 피부, 발바닥, 왼쪽

악화

차가움, 과식, 신 것, 단 것, 태양의 열, 태양

호전

바깥, 휴식, 미지근한 물, 계속 토하고 나서

해설

　식어버린 관계나 유대를 다시 이어주는 레메디입니다. 태어나자마자 목욕을 하거나, 어머니와 떨어져 있었거나, 동생이 생겨 주변 사람들이 동생만 예뻐하고 자기를 신경 쓰지 않을 때 등 신체적으로나 심정적으로 따뜻한 관계가 차가워졌을 때 필요한 레메디입니다. 어머니의 사랑이 부족하면, 아이가 어른이 되어 연애를 하다 헤어지면 마음고생을 많이 합니다. 사랑을 못 받았다는 생각을 늘 하고, 그렇기 때문에 연인과 헤어지면 마치 몸에 상처가 난 것처럼 고통스러워합니다.

Antim-crud은 질식하는 느낌의 레메디여서, 숨을 못 쉬는 사람에게도 좋습니다. 그래서 Antim-crud은 물에 빠져 죽은 사람의 상념을 없애주는 레메디라고도 합니다.

소화기관의 문제와 피부 문제가 같이 있습니다. Anacardium처럼 자꾸 먹으려고 합니다. 늘 위가 안 좋고 배가 볼록 나온 아이에게 적절합니다. 혀를 보면 하얀 설태가 끼여 있습니다. Antim-crud는 대상포진이나 농가진처럼 수포가 있는 발진에 적합합니다. 그 외로 티눈이 잘 생기거나 손발톱 변형, 두드러기가 쉽게 나는 특징이 있습니다. 그리고 밤에 열이 납니다.

감정적으로는 화를 쉽게 내고 누가 자신을 쳐다보거나 만지는 것을 싫어합니다. 한편으로 보름달에 매혹되고, 자기 인생이 허무하다고 느끼며 낭만적이고 감상적이 됩니다.

산성 음식으로 악화되고 트림이 많은 것이 특징입니다. 위에 팽만감이 있고 트림을 하며 여름에는 설사를 자주 합니다. 따뜻한 방에 들어가면 기침이 나옵니다. 얼굴색은 푸르스름합니다. 손재주가 없고, 물건을 망가뜨리거나 잘 쓰러뜨립니다.

Antim-crud의 아이는 어머니와의 관계에 문제가 있습니다. 누가 자기를 만지거나 사랑스러운 눈으로 보는 것을 너무 싫어하고, 그렇게 하면 화를 내거나 웁니다. 어렸을 때 어머니와 떨어져 살아야 했거나, 어머니가 있어도 항상 다른 아이에게 신경을 써서 자기를 바라보지 않았을 때의 레메디입니다.

케이스

9살 남자아이 / 너무 살이 찐다.

아이 같지 않게 어리광부리지 않고 말이 없다. 어머니 말에 의심을 한다. 남편과 싸우고는 아이에게 화풀이를 했다. 남편과는 그 뒤에 이혼했다. 아이는 아무튼 잘 먹는다. 가끔 아토피성 피부염이 손발의 관절에 나온다. 눈을 마주치면 싫어하고 고개를 돌린다.

유이: 누가 눈을 보면 싫어?

아이: (아래를 보면서) 응.

유이: 왜?

아이: …(아무 말을 안 함)

어머니: 주목 받기 싫은 거예요. 누가 예쁘다고 안아 주려고 해도 싫어해요.

유이: 엄마나 아빠한테 많이 혼났어?

아이: 혼났어요. 말참견을 하면 '지금 네가 말하는 때가 아니야.' 하면서 혼났어요.

유이: 어떤 느낌이었어?

아이: 엄마 아빠가 싸움만 해서 내가 어디에 있어야 할지 몰랐어요.

Antim-crud는 부정을 계속 받으면서 자신을 표현하지 못하고 결국에는 자기를 지우려고 합니다. 그래서 누가 만지거나 쳐다보는 것을 싫어합니다. 보통의 아이는 누가 만지거나 쳐다보거나 자기가 중심이 되는 것을 좋아하는데, Antim-crud는 아이의 그런 감정을 없애버렸습니다.

그 대신 먹는 것으로 스스로를 위로하려고 합니다. Antim-crud는 과식, 거식의 레메디이기도 합니다. 이 아이에게 주어야 할 레메디는 부모가 이혼한 아이의 레메디로, Mag-carb(이 레메디는 키트에는 없습니다)가 필요합니다. 그 다음에 어머니와 아이 관계의 문제인 Antim-crud가 필요합니다.

Arg-nit(Arg-n.)

알젠투 니트리쿰 / 질산은 / 광물

- <u>불안신경증</u>, 편집증(paranoia)
- 자기 조절 부족
- 결막염
- 지나치게 긴장한다.
- 불안감이나 걱정스러우면 방귀를 뀌거나 설사를 한다.
- 비행기가 무섭다, 고소공포증
- 간질

특징

약속시간에 늦는다

시험이나 발표회를 잘 치르지 못한다

비행기가 떨어진다는 생각을 한다

공황 상태가 되면 손발이 떨릴까봐 불안해한다

목이 까슬까슬

매우 충동적이고 초조하다

걸음이 빠르고 말도 빠르다

과잉행동장애

몸은 따뜻하다

단 것, 짠 것을 좋아한다(진한 맛을 좋아함)

장소

정신, 신경(뇌, 복부), 점막(복부, 눈), 장

악화

좁은 곳, 높은 곳, 너무 넓은 공간, 창문이 없는 곳, 사람 많은 곳, 단 것(과잉행동 장애와 설사), 시험, 발표회, 새로운 장소나 환경

호전

바깥 공기, 차가움, 빠르게 걷기

해설

Arg-nit는 〈이상한 나라의 엘리스〉에 나오는, 금시계를 들고 다니는 토끼 같은 레메디입니다. 늘 다급해서 시계를 봅니다. Arg-nit는 단전의 기를 내려주는 레메디입니다. Arg-nit의 사람들은 땅에 발이 안 닿아 있습니다. 충동적이고 불안증 때문에 늘 사고나 사건에 얽힙니다. 높거나 좁은 곳, 너무 넓은 곳, 사람이 많이 있는 곳을 다 어려워합니다. 폐쇄공포증은 대체로 태아 때 어머니의 자궁 안이 자주 부풀어 올랐던 사람이 되기 쉬운데, Arg-nit은 그런 사람에게 잘 맞습니다. 자궁의 벽이 태아에게 다가오는 공포라고 말할 수 있습니다. 너무 많은 걱정을 하다가 공황장애가 될 수 있습니다. 또 과잉행동장애, 폐쇄되거나 넓은 곳의 공포, 간질, 신생아의 결막염, 트림이 안 나온다, 방귀가 같이 나오는 설사 등이 특징입니다.

새로운 환경에 적응하지 못하고, 시험 전이나 무대에 나가기 전에 긴장을 많이 해서 일을 잘 치르지 못하기 때문에 조금이라도 새로운 상황이 닥치면 배가 아파 설사를 하거나 방귀가 나오고 학교에도 못갑니다.

목의 통증은 마치 가시가 찌르는 것처럼 아파서 음식을 삼킬 수 없습니다. 목을 많이 써서 목소리가 쉬었을 때에도 좋습니다.

두통은 공부를 많이 하거나 머리를 많이 썼을 때 나타납니다. 겉으로 보기에는 마르고, 나이보다 늙어 보입니다.

Arg-nit는 여러 가지를 상상하거나 예언을 해서 무서워하는 아이들에 적합합니다. 그들은 단 것을 요구합니다. 그러나 단 것을 먹으면 악화되고 설사를 하거나 방귀가 나옵니다.

어머니가 임신 중에 일어나지 않은 일을 상상해서 걱정이 많았을 때 태어난 아이는 Arg-nit화 됩니다.

그리고 배꼽의 염증을 없애기 위해 질산은을 바르는 것도 패닉이 되기 쉬운 Arg-nit의 아이를 만듭니다.

케이스

6살 여자아이/ 겁쟁이, 설사

내년이면 초등학교에 가는데 새로운 지역의 학교여서 친구가 없을까봐 불안해하고 안절부절 못합니다. 오늘도 전철을 타고 왔는데 차를 놓치는 게 아닌가, 동종요법은 무서운 게 아닐까? 선생님은 어떤 사람이냐? 등 어머니한테 계속 질문을 하면서 왔다. 특히 시간에 늦을까봐 걱정이 많다. 먹는 것도, 걷는 것도, 말하는 것도 빠르다(어머니도 마찬가지다).

유이: 이 아이를 임신했을 때 어떤 상태였어요?

어머니: 출산하는 달까지 일을 했고, 위로도 아이가 있어서 늘 피곤한 상태였습니다. 시간이 아까워서 모든 일에 계획을 세워 했는데, 잘 돌아가지 않을 때가 많아 마음이 편치 않았습니다. 태교에는 안 좋다고 생각했지만 빚이 있어서 어쩔 수 없었어요.

유이: 바쁘게 지냈다는 말이죠? 그러면 뱃속의 아이도 가만히 있지 못하고 Arg-nit라는 레메디 상태가 되기 쉬워요. 단 것은요?

A
B
C
E
F
G
H
I
K
L
M
N
P
R
S
T
V

어머니: 임신 중에는 먹고 싶어서 자주 먹었어요. 모유를 끊고 나서는 그렇게 먹고 싶지 않고 지금은 오히려 신 것을 좋아합니다.

유이: 뱃속의 아이가 단 것을 원하고 있었군요.

Arg-nit 200C x 3일

Arsenicum(Ars.)

알세니쿰 / 비소 / 광물

- 식중독의 NO.1 레메디, 설사, 구토
- 위장염
- 걱정, 불안, 암이나 죽음에 대한 공포
- 죽음을 받아들이고 싶지 않다
- 알레르기성 비염, 꽃가루 알레르기
- 강박관념
- 심신의 피로, 허약
- 아토피성 피부염을 치료하고 나서의 천식
- 검은색을 좋아한다
- 말랐다

특징

건강에 대해 늘 불안해서 조금이라도 이상하면 암이나 에이즈가 아닐까 생각한다
걱정을 많이 해서 천식이 된다
분비물(콧물, 냉, 땀 등) 때문에 코 밑, 성기, 피부가 화상처럼 짓무른다
타는 듯한 통증
과일이나 물기 많은 음식을 먹으면 소화불량이 되고 기름기 있는 음식을 못먹는다
몸이 매우 차갑다, 오른쪽의 질환
신경질적, 의심이 많다, 결벽증
혼자 있고 싶지 않다, 하지만 누군가가 가까이 있는 것은 싫다
디프테리아

장소

소화기계, 호흡기계, 피부, 폐, 혈액순환, 간, 비장, 점액

악화

차가운 것, 과일이나 채소, 운동, 오전 2시, 걱정거리, 병

호전

따뜻한 곳이나 물건, 옆으로 눕는다, 비싼 물건을 싸게 샀을 때

해설

'절대 죽지 않을 거야'라고 하면서 이 세상에 매달리는 레메디입니다. 영(靈)이 일어나는 축시, 즉 오전 2시에 변화하고 태양의 빛이 없어지면서 악화됩니다. 그들은 죽음을 받아들이기 위해서는 물질세계에서 정신세계로 들어가지 않으면 안 됩니다. 어떤 상태에서라도 살아남으려 하고, 결국 별도의 생명체인 암을 만들어 냅니다. Arsenicum은 암의 NO.1 레메디라고 할 수 있습니다.

또 Arsenicum은 불에 타서 죽거나 독으로 인해 내장이 짓물러 죽은 사람의 상념을 없애는 레메디이기도 합니다. 몸은 차갑고 피곤합니다. 피곤하고 기운이 없는데도, 안절부절 못하고 늘 불안해하며 걱정을 합니다. 설사, 구토에 적합한 대표 레메디입니다. 죽음에 대한 공포(Aconite), 예방접종이나 약의 부작용에도 적합합니다.

Arsenicum의 아이는 혼자 있지를 못합니다. 매우 까다롭고 비판적이며, 요구사항이 많고 아이치고는 매우 깔끔합니다. 잠자리에 들어도 바로 잠들지 못하고 오른쪽 왼쪽으로 뒤척이다가 침대 주변을 걸어 다니면서 부모를 부릅니다. 따뜻한 음료를 조금씩 먹습니다. Arsenicum의 아이는 불안, 걱정, 안절부절 못하는 것으로부터 병에 걸립니다(천식, 설사, 불면, 식욕부진, 꽃가루 알레르기). 오전 1시~3

시에 악화, 또 차가운 것으로 악화가 됩니다. Arsenicum의 아이는 피부가 창백하고 허약해 보입니다. 아이 같지 않게 방을 깨끗하게 정리하고 어지러워져 있으면 불안해합니다. 옷차림도 깨끗하고 옷이나 손이 더러워지는 것을 혐오합니다. 점액이 나오면 덴 것처럼 아프고 짓무르며 빨개집니다.

부모가 걱정을 많이 하거나, 더러운 것을 만지지 않거나, 문을 잘 잠갔는지 불이 꺼졌는지 확인을 자꾸 한다거나 하면 그 사람의 아이도 Arsenicum화가 됩니다.

아이도 어른도 '걱정, 신경 쓰는 것'이 하나의 테마입니다. 사소한 것에도 신경을 쓰는 나쁜 버릇이 있습니다. 돈이 없어지는 것, 병, 죽음에 대한 불안이 있는 것이 Arsenicum입니다.

케이스

5살 여자아이 / 천식, 설사, 과잉행동장애, 불안증

까다롭고 쉽게 흥분한다. 흥분하거나 어머니가 집을 비우면 천식을 일으킨다. 고집이 있고, 자꾸 얼굴을 씻거나, 이불의 위치를 몇 번이나 바꾼다. 밤이 되어도 안 잔다. 작고 연약한 느낌이지만 Silicea 정도는 아니다. 옷차림이 깔끔하고 작은 어른 같다.

유이: 뭔가 무서운 게 있어?

아이: 할머니 사진

유이: 왜?

아이: 할머니는 돌아가셨는데 웃고 있으니까.

유이: 그건 사진이잖아.

아이: 사진이어도 무서워. 할머니는 죽기 전에 병원에서 아파했었는데, 죽는 건 아픈데 왜 웃고 있어?

Arsenicum은 죽음에 대한 공포에 가장 좋은 레메디입니다. 이 공포 때문에 안절부절 못하고 걱정하기 때문에 또 안절부절 못하게 됩니다. Arsenicum은 편안함이라는 말을 찾을 수 없습니다. 죽음을 두려워하는 한, 영원히 편안함을 찾을 수 없습니다. 그런 사람들에게 Arsenicum입니다.

Arsenicum 200C x 2일

Baryt-carb(Bar-c.)

바리타 카보니카 / 탄산 바룸 / 광물

● 부끄러움을 잘 타고 겁이 많다, 내성적이고 우유부단, 숨는다
● 편도선의 비대와 경화(감기를 앓은 뒤에 편도선염을 일으키는 경향이 있음)
● 차가운 것에 매우 민감함.
● 남에게 비웃음을 받고 있다거나, 남이 헛소문을 낸다거나, 자기를 관찰하고 있다는 망상
● 발달부전(정신적, 신체적, 특히 생식기)

특징

이해, 행동, 동작이 느리다
정신박약
자신감이 전혀 없다
다운증후군
주유증(신체의 성장이 멎어 작은 병)
남의 말을 쉽게 믿는다
유치하다
얼굴에 거미줄이 걸린 느낌(Alumina)
침

장소

영양, 정신, 뇌, 림프선(편도선, 전립선), 심장, 신경, 혈관, 폐

악화

사람과 같이 있는 것, 차가움, 늪다, 압박

호전

몸을 감싸 따뜻하게 한다, 혼자 있는다

해설

노력을 해서 뭔가를 이루는 것보다 그냥 되는대로 사는 사람들의 레메디입니다. 다른 사람 말을 잘 믿어 쉽게 사기 당하거나, 종교에서 지도자가 말하는 대로 하는 사람입니다. 위내시경이나 대장암 검사 등을 너무 많이 하면 논리적인 생각을 하는 뇌가 망가지고 수학적인 것을 전혀 이해 못하거나 치매가 진행되기도 합니다.

Bryta-carb는 몸의 독을 내보내는 능력이 떨어져 독이 림프절 속에 늘 체류하기 때문에 체액이나 혈액 순환이 나쁩니다.

체구가 작고 림프선의 병을 앓은 아이들을 위한 레메디입니다. 정신적, 육체적 성장이 부족하고, 허약하고, 기억을 하거나 배우는 것을 못합니다. 학습능력 부족, 말이 늦게 트이고, 트이더라도 무엇을 말하고 있었는지 중간에 잊어버립니다.

지적 장애가 있고, 몸의 운동기능이 떨어지고, 키가 작고, 림프의 붓기(목의 편도나 아데노이드), 감기에 걸리기 쉽고, 목이 부으면 붓기가 심해서 아무것도 삼키지 못하고 침이 밖으로 흘러내리는 특징이 있습니다. 늘 병을 달고 살기 때문에 병원을 계속 다닙니다. 항상 입을 벌리고 있고, 콧물이 줄줄 나오는데 가끔 그걸 먹기도 하는 아이입니다.

낯가림이 심하고 부모 뒤에 숨으면서 다른 아이들과 같이 놀지 못합니다. 엄마하고만 놀고 싶은데, 놀이를 가르쳐주어도 이해를 잘 못합니다.

Bryt-carb는 멍하고, 느리고, 학교에서 왕따를 당하는 대표 레메디입니다. 사람한테 비웃음을 사고, 멸시당하는 그들은 정신적으로 상처를 받아 학교에 안 가려고 합니다. 바로 포기하지 않게 어떻게 해서라도 힘을 내어 노력하는 방향으로 가기 위해서는 Bart-carb가 필요합니다.

Silicea도 작고 허약하지만, Silicea의 경우는 머리가 좋습니다.

케이스

5살 여자아이 / 태어날 때부터 사시, 주의력 산만

지능이 조금 떨어진다. 다른 아이들과 놀지 못한다. 자기 틀 속에 박혀 있다. 주의를 해도 같은 것을 반복하고 그만하지 않는다. 가끔 괴성을 지른다. 학교에 들어가기 전에 선생님이나 다른 사람의 말을 잘 듣게 하고 싶어서 부모는 시끄럽게 주의를 주거나 엄하게 한다. 특정한 사람에게만 부끄러워하는데 다른 사람하고는 바로 친해지는 경향이 있다. 자신의 사시 눈을 사람들이 보는 것을 싫어해서 고개를 숙인다. 다른 사람 이야기를 이해하고 있는지 잘 모르겠다. 목의 림프절이 자주 붓는다. 감기에 잘 걸린다.

Baryta-carb의 아이는 이해력이 떨어지고 비웃음을 받거나 엄한 꾸짖음을 받기 때문에 먼저 아이의 굴욕감과 분노에 적합한 Staphysagria를 줍니다.

Staphysagria200C x 2일
그 뒤에 이해 부족의 근본 레메디인,
Baryta-carb 200C x 3일

사시는, 자기를 비하하면 할수록 심해지기 때문에 아이를 있는 그대로 받아들이고 되도록 야단을 치지 말아야 합니다. 또 Baryta-carb는 뇌에 적합하고, 멍한 상태로 아무것도 할 수 없거나 하기 싫은 아이에게 적합합니다.

이 아이는 치료를 하고 나서 이해력도 좋아지고 다른 사람하고 협력할 수 있게 되었습니다. 사시도 점점 좋아지고 있습니다.(사시에는 원인과 함께 다른 레메디도 필요합니다.)

Belladonna(Bell.)

벨라돈나 / 가지과 / 식물

- <u>고열</u>의 No.1 레메디, 열로 인한 환각
- 뇌염, 수막염, 열성경련
- 어떤 증상에도 빨갛고 뜨겁게 파도치는 것 같은 통증이 있다
- 두통
- 일사병
- 울혈
- 글썽글썽한 눈

특징

빨간 발진이 나오는 성홍열처럼 고열이 나고, 동공이 열려 반짝거린다

손발은 차갑다

맥이 크게 뛴다

얼굴만 빨개진다

열이 나는 동안 환각을 본다

화를 잘 내고 누가 만지는 것을 싫어한다

딸기 같은 혀

감귤 계통의 음료를 마시고 싶어 한다

얼굴의 종기, 관절염, 유선염으로 환부에 파도치는 것 같은 통증이 있다

장소

목, 눈, 입 등의 점막, 중추신경, 오른쪽, 피부, 림프절, 뇌

악화

머리가 차가워진다. 오후 3시, 틈새 바람, 진동

호전

얼굴을 뒤로 젖힌다. 상반신을 세운 상태

해설

Belladonna는 이를 악물거나 물고 싶은 충동이 있습니다. 이러한 증상은 고열이 나는 사람들에게 많이 보입니다. 고열이 자주 나는 사람은 열 때문에 세포에서 혼이 빠져나가 본래의 자신과 거리를 두거나 본래의 자기를 잃어버려 겉모습만으로 인생을 살아가려 합니다. 빨갛고 뜨겁고 욱신거리는 게 Belladonna의 3가지 특징입니다.

눈은 동공이 열려 유리같이 글썽글썽합니다. 머리는 욱신욱신 아프고 빛이나 접촉, 소리에 민감해집니다. 그리고 그것들 때문에 악화가 됩니다. 열이 나면 섬망 상태가 되고 귀신이나 도깨비가 보인다며 소리칩니다. 흥분해서 울기도 합니다. 감정 기복이 심해 화를 내거나 울거나 해서 정신이 없습니다. 빨갛게 된 큰 종기, 수두, 홍역, 이하선염 등의 고열이나 백일해의 마른기침과 열에 적합하고 점액이 조금 나올 때까지 사용합니다. 머리는 고열로 뜨거운데도 손발은 차가운 게 특징입니다.

Belladonna는 강한 근본체질을 갖고 있습니다. 그렇지 않으면 이러한 고열을 낼 힘도 없는 것입니다.

케이스

성홍열

얼굴이 빨개지고 빨간 발진이 머리나 얼굴에 난다. 눈은 충혈되고 편도가 부어 있다. 머리가 너무 뜨거운데 땀은 안 난다. 울고 있을 때 안아주어도 더 심하게 운다.

가끔 화를 내거나 물기도 한다.

Belladonna 200C x 2시간마다
한번 복용하고 나서 잠을 조금 잤고,
두 번째 먹이고 나서는 땀이 많이 나와서 레메디를 그만 줬다.

Belladonna는 땀이 나오기 시작하면 치유되고 있다고 보면 됩니다. 머리에 너무 많은
피가 몰리고, 충혈, 심한 염증에 적합합니다. 다시 말해서 일부분에 많은 혈액이 흘러
빨개지고, 충혈이 되고, 맥이 파도치는 감각과 고열을 일으키는 것입니다.

Bismuthum(Bismu)

비스무트 / 창연 / 광물

해설

이 레메디는 카르마적인 요인이 많습니다. 태생적으로 마치 고난스러운 인생이 기다리고 있는 것 같은 사람의 레메디입니다. 늘 혼자 있고, 계속 문제가 생기는 사람에 적합합니다. Bismuthum의 사람은 자살이라는 말을 자주 합니다. 자기가 아닌, 자기와 관계된 사람이 자살했다는 이야기를 반복합니다. 언제 고통을 당할지 몰라서 부들부들 떨고 혼자 있을 수 없습니다. Pulsatilla, Lycpodium, Gelsemium도 겁이 많고 혼자 있을 수 없지만, 그것들보다 더 심하고 가까이에 사람이 없으면 불안해서 어쩔 줄을 모릅니다.

토하는 버릇이 있어 물을 마셔도 바로 토합니다. 그러면서 차가운 물을 찾습니다. 어른이 되면 위암이 되기도 합니다. 마치 이전에 독을 먹고 죽은 적이 있는 것처럼 토합니다.

아이는 말이 거칠고, 사람에게 명령하듯이 시킵니다. 미안하다는 말을 안 하고 계속 요구만 합니다.

떨어지는 것, 높은 곳, 살인, 독을 받는다, 자살에 대한 공포심이 있습니다. 한시도 가만히 있지 못해 공부에 집중을 못합니다.

Bismuthum는 왕이 주권을 빼앗겨 언제 실형을 받을지 모른 채 기다리고 있는 사람의 레메디라고 볼 수 있습니다.

엄마와 떨어져 있지 못하고, 자고 있을 때도 어머니의 귀를 만지거나 손가락을 빨면서 잡니다. 이가 나오는 게 느리고 잇몸의 염증이 생겨서 그것과 같이 구토를 합니다.

케이스

9살 남자아이 / 자폐, 과잉행동장애, 주의력 산만

조금도 가만히 있지 못하고 깝죽거리며 말한다. 엄마가 가까이 있지 않으면 화를 낸다. 태어나자마자 밤에 심하게 울었고, 모유를 전혀 먹지 못하고 토한다. 이 아이를 임신하기 전에 3번이나 유산을 해서 매우 신경을 썼는데도 태어났을 때 울지 않았다. 아이인데도 어른같이 무서운 얼굴을 하고 있어서 엄마도 놀랄 때가 있다. 고기나 유제품, 단 것을 좋아하고 과일, 야채는 전혀 먹지 않는다.

유이: 설탕을 먹으면 과잉행동이 더 심해지기 때문에 되도록 안 먹는 게 좋습니다.

어머니: 단 것을 안 주면 화를 냅니다.

유이: 그러면 흑설탕을 주세요.

아이: (갑자기 저한테)너 잘난 척 하는 거야?

유이: 이런 말을 자주 하나요?

어머니: 전철을 타도 누가 옆에 앉으면 전혀 모르는 사람인데도 '비켜!'라고 말해요.

---

1. Helium 200C x 3일 (자폐증의 No.1 레메디)

2주간 두고

2. Bismuthum 200C x 3일

한달 뒤 다시 상담. 전에는 안절부절 못하고 왔다갔다 했는데, 오늘은 조용히 제 책상 밑에 들어가 있습니다. 가끔 제 치맛속을 들여다보기도 합니다.

1. Hyoscyamus 200C x 3일 (정신이 나간 상태에)

2주간 두고

2. Anacardium 200C x 3일

지금은 아이다운 웃음을 보이고 말도 잘 듣습니다.

Borax(Bor.)

보락스 / 붕사 / 광물

- 떨어지는 동작의 공포와 그것으로 악화
- 소리에 놀란다
- 잠에서 깨면 무서워하고 울며 소리친다. 자다가 비명을 지른다.
- 아프타(Aphtha)성 구내염(점액은 투명하고 진하다)
- 모유를 먹이는 어머니와 모유를 먹는 아이의 질환

특징

신경질적, 불안, 안절부절 못한다.

바깥 공기를 원하지만 차가운 공기로 악화

아프타, 카타루의 경향

점액이 많은 변

눈꺼풀 염증(안검염)

아이가 밥 먹기를 거부, 식욕이 없고 체중도 늘지 않는다.(태어날 때의 외상 후)

상처에 고름이 잘 생긴다

냉(다량, 단백질 같은, 풀 같은)

장소

뒤통수, 영양(신경, 점막), 입, 피부, 신장, 방광, 오른쪽

악화

떨어지는 동작, 갑자기 나는 소리, 한랭, 젖는다, 수면 중, 월경 후, 자동차를 탄다,

유아, 소아, 과일, 흡연, 배변·배뇨 전, 접촉, 오른쪽으로 눕는다.

호전

배변·배뇨 후, 오후 11시, 압박, 손으로 아픈 쪽을 누른다.

해설

차원이 높은 영혼 세계에서 물질 세계인 인체로 떨어져 들어오는 것을 잘 못했던 사람의 레메디입니다. 떨어지는 것을 무서워하는 이유가 여기 있는 듯합니다. 그래서 자기 자신의 주장이 없이 부모가 말하는 대로 따라하고 혼란스러워하는 사람에게 잘 맞습니다.

공포심이 강한 레메디이고, 특히 떨어지는 동작(엘리베이터, 제트코스터, 계단에서 내려갈 때, 비행기가 내려갈 때 등)에 공포를 느낍니다. 이 공포는 태어날 때(자궁에서 내려갈 때)의 트라우마에서 많이 옵니다.

Borax 사람은 난산인 경우가 많습니다. 작은 소리의 자극에도 민감해서 깨는 아이, 구내염이나 아프타성 구내염이 생기기 쉽거나 기저귀 발진이 잘 나는 아이에 적합합니다. 이 아이들은 높은 곳에서 놀면 인상을 쓰고 웁니다. 잠들기를 무서워하기 때문에 잠을 재우느라 고생을 많이 해야 합니다.

Borax는 진균 등의 곰팡이에 적합하기 때문에 여자아이의 질염에는 Pulstilla, Sulphur와 함께 사용해주세요. 피부는 상처가 잘 안 낫고, 건조해지고 궤양이 되기 쉽습니다.

헤르페스에는 Borax, Nat-mur. Rhus-tox가 맞습니다. Borax의 아이는 자기가 뭘 해야 할지 몰라 혼란스러워합니다. 그래서 늦게까지 어린아이처럼 걷거나 말하고, 배변 훈련을 배우는 게 늦습니다. 또 자기를 의심하기 때문에 자기에게 가치가 있다고 생각하지 않습니다. 자기라는 것이 확립되어 있지 않아서 어른이 되면 정신분열을 하는 경향이 있습니다.

케이스

8살 여자아이 / 환청

잠드는 게 힘들고 아침에 잘 일어나지 못한다. 차를 타면 멀미가 난다. 피부질환이 자주 일어난다. "이렇게 하라! 저렇게 하라!"는 여자 목소리가 환청으로 들린다. 환청을 들으면 불안해지는데, 특히 밤에 잠들 때 많이 들린다.

유이: 언제부터 환청을 듣기 시작했어요?

어머니: 6살 때, 자기 방에서 잠을 자면서부터에요. 2층 침대인데, 2살 아래 동생이 아래층에서 자는데도 무서워해요.

유이: 그 전까지는 어머니하고 같이 갔나요?

어머니: 네, 온 식구가 같이 잤어요.

유이: 또 무서워하는 것이 있어요?

어머니: 불꽃놀이할 때 불꽃이 올라가는 소리를 무서워해요.

유이: 출산은 어땠나요?

어머니: 아이가 거꾸로 있다고 해서 여러 가지를 했어요. 어떻게 해서 머리가 아래로 가기는 했는데, 다음은 골반이 아래쪽으로 잘 안 내려가서 어려웠어요. 태어날 때까지 24시간 정도 걸렸어요. 태어났을 때는 손에 힘을 꽉 주고 스트레스가 많아 보였어요.

유이: 밤에도 많이 울었나요?

어머니: 예, 안고 있으면 괜찮은데 이불 위에 내려놓으면 바로 깨서 울었어요.

유이: 어머니, 이 아이는 2층 침대의 아래쪽에 자는 게 좋고요, 아니면 바닥에 재우는 게 좋을 거예요.

Borax 200C x 3일

Calc-carb(Calc.)

칼캐리아 카르보니카 / 굴 껍질 / 광물

- 성장기 아이의 레메디(뼈나 이)
- 출생 체중 3.5kg 이상 아이의 근본 레메디
- 뼈나 이의 문제(이가 나오는 게 느리다, 약한 뼈)
- 림프선의 붓기
- 설사를 자주 한다
- 감기에 자주 걸린다
- 돌을 쉽게 만든다(신장 결석 등)
- 눈물샘이 막힌다(결막염)

특징

통통하게 살이 찐 아기의 근본 레메디

소화흡수가 나쁘고 뼈나 이에 문제를 일으킨다

손발이 차갑고, 미끈거리고 신 내가 나는 땀을 흘린다

몸은 차갑고 축축하다

날마다 정해진 일은 하는데, 일정이 바뀌면 싫어한다

숙제를 끝내지 않으면 놀지 못한다.

얌전하고 소극적인 성격에 부끄러움을 많이 타며 불안증이 있다

텔레비전 프로에서 잔인한 장면이 나오면 못 본다

삶은 계란을 좋아한다

이상한 것(흙이나 유리 등)을 먹는다

장소

뼈, 림프선, 혈액, 폐, 심장, 피부, 점액, 면역, 정맥

악화

젖다, 차갑다, 피로, 이가 나오기 시작, 우유, 성장기, 생리, 불안

호전

변비, 건조하고 따뜻한 곳, 날마다 반복하는 일

해설

　통통하게 살이 찐 아이, 크면서 이나 뼈에 문제가 생기고, 공포심이 강해 개를 무서워하고, 잔인한 장면을 못 봅니다.

　땀도 변도 오줌도 신 내가 나고 림프선이 붓기 쉽고 설사를 많이 합니다. 삶은 계란을 좋아하고 분필이나 생감자 등 못 먹는 것을 먹고 싶어 합니다.

　늘 차갑고 미끈거리는 땀이 나고(머리, 손, 발) 힘이 없어서 혼자 아무것도 안 하고 앉아 있기만 해도 행복합니다. 말하기와 이가 나오기 시작하는 때가 늦습니다. 정해진 것밖에 못합니다. 머리가 나빠서가 아니라, 공포심이 강하기 때문입니다.

　차갑고 습한 기후에 악화가 되고 감기에 걸립니다. 또 태양으로 악화가 되고 우유를 마시면 설사를 합니다. 소화불량이고 늘 설사를 합니다. 편도선이 자주 붓습니다.

　Calc-carb의 아이는 칼슘 대사가 나쁘기 때문에 뼈의 문제나 기형을 일으키기 쉽습니다. 겉으로 보이는 것보다 훨씬 약하고 병에 걸리기 쉬운 게 특징입니다.

　머리가 크고 천문이 잘 안 닫힙니다. 잠을 잘 때 땀을 많이 흘립니다. 설사를 자주 하기 때문에 변비가 되면 건강해졌다고 느끼고 좋아합니다. Calc-carb의 아이는 뉴스나 잔인한 프로를 못 봅니다.

굴 껍질에서 만든 레메디이기 때문에 항상 강한 껍질을 만들어 자기를 방어하려고 합니다. 굴 속은 부드러운데, 그것처럼 사실은 자기가 강하지 않다는 것을 알고 있습니다.

케이스

2살 남자아이 / 기운이 없다

머리의 천문이 안 닫혀서 만져 보면 들어간다. 태어날 때부터 윗니가 2개 나왔는데, 그 뒤로 이가 잘 안 나온다. 우유를 마시면 설사를 한다. 감기에 잘 걸린다. 사람이 다가오면 무서워하고 바로 운다. 이러한 아이는 그대로 두면 앞으로 뼈의 문제나 림프선, 신장에 문제가 생기는 경우가 많다

Calc-carb 200C x 3일

Capsicum(Caps.)

캡시쿰 / 고추 / 식물

- 오한, 손재주가 없음, 불결, 게으름
- 차가운 공기나 틈새 바람으로 악화
- 우울증, 향수병(이사, 고향을 떠난 후의 질환, 불면증 등)
- 기침을 하면 전혀 상관이 없는 부위에 통증
- 화끈하거나 찌르는 것 같은 통증, 열로는 호전되지 않는다.
- 최초의 동작으로 악화, 연속적인 동작으로 호전

특징

일과를 바꾸는 것을 혐오

감정이 쉽게 상한다(밝은 성격이지만 쓸데없는 일에 화를 낸다)

볼이 붉고, 살이 찐 사람

고추 등의 자극물을 요구(커피로 악화)

점막의 화끈한 통증이 함께 오는 질환

빨간 얼굴과 코, 하지만 만지면 차갑다(위성다혈증)

만성적인 중이의 화농(유양돌기와 관계)

유양돌기를 만지면 매우 아프다

장소

점액, 목, 신장, 뼈, 유양돌기, 혈액, 왼쪽

악화

틈새 바람, 차가움(공기, 물), 피부를 노출시킨다, 습기, 목욕, 식사 후, 많은 음주, 저녁, 움직이기 시작, 바깥 공기, 왼쪽

호전

연속적인 동작, 열, 식사 중

해설

고추로 만들어진 레메디입니다. 매운(辛) 것과 괴로운(苦) 것은 관계가 있습니다. 어머니와 어려운 관계였던 아이, 예를 들어 낙태를 할 뻔한 아이, 젖을 충분히 먹지 못한 아이, 그리고 젖을 떼기 위해서 엄마가 젖꼭지에 고추를 바른 아이 등 젖이나 탯줄로 영양을 받을 수 없고 만족할 때까지 젖을 먹지 못한 아이의 레메디입니다. 영양부족이 되지 않을까 하는 위기감 때문에 많이 먹어서 살이 찌고, 현실을 지옥 같이 느끼며 고통과 싸우고 있습니다.

Capsicum은 고향을 그리워하는 레메디입니다. 고추의 원산지는 남미인데 지금은 세계적으로 재배되고 있습니다. 고추는 전 세계에 퍼졌지만, 떠난 고향을 그리워하고 있을 지도 모릅니다.

Capsicum의 아이는 자궁으로 돌아가고 싶어 얼굴이 빨개지도록 웁니다. 이런 아이의 문제점은 지나간 좋은 시간을 그리워하며 과거에 사는 것입니다. 지금 이 순간에도 자기 자신으로 살고 있지 않습니다.

자신을 만족시키기 위해서 먹고 또 먹습니다. 그 결과 계속 살이 찝니다. 크면 매운 것만 먹고 싶어 합니다. 그리고 목에 화끈한 염증이 있는 편도선염을 반복해 걸립니다. 지금 현재를 살고 있지 않기 때문에 쉽게 넘어지고 물건을 망가뜨리거나 합니다. 마음이 들뜬 상태입니다.

이렇게 되는 원인으로는 이사나 해외로 가거나, 태어났을 때 어머니의 보살핌

을 잘 받지 못한 경우가 있습니다. 과식증으로 온 한 여성은 "저는 태어나고 싶지 않았어요. 될 수 있으면 자궁으로 돌아가고 싶어요. 저를 많이 돌봐주지 않았던 엄마한테는 화가 나지만, 엄마도 일 때문에 바쁘다는 걸 알기 때문에 화를 낼수도 없어요. 다른 집 엄마와 아이는 사이좋게 지내는데 저는…"라며 울었습니다. 어머니와 자식의 굴레, 어떻게 해도 잡을 수 없었던 낙원을 찾고 있는 것입니다. Capsicum을 주면 과거를 극복하는 데 도움이 될 것입니다.

Capsicum의 아이는 아토피성 피부염이 되기 쉽고 편도선염을 반복합니다. 여기에도 어머니와 자식의 굴레가 있습니다. 이 아이들의 아토피는 빨갛고 짓무르며 얼얼하고 가렵습니다.

케이스

11살 남자아이 / 향수병

우리 아들은 11년 동안 4번이나 큰 이사를 했습니다. 제일 큰 이사는 영국에 살다가 일본으로 올 때였습니다. 아들은 일본 문화, 일본인이라는 것을 받아들이지 않았습니다. 영어만 말하고 영국은 훌륭하다, 빨리 영국에 돌아가자, 영국에 있는 아빠한테 갈 거야 하면서 웁니다. 1년에 2번 영국에 갔다가 일본에 돌아오면 꼬박 3일을 울면서 먹지도 않습니다. '아이를 아빠한테 두고 와야 했었나?' 후회하기도 했습니다.

그렇지만 이 아이는 제가 돌봐야겠다고 생각하고 슬픔의 레메디인 Nat-m.나 아빠와의 이별 레메디인 Mag-carb. 불안한 마음에 Causticum, 2개의 의지가 있는 Anacardium 등을 줬지만 그래도 영국에 다녀올 때마다 울었습니다.

그러다 한번 Capsicum를 먹였는데 큰 변화가 있었습니다. 지금은 "나는 중학교에 가면 영국으로 돌아간다. 그때까지는 엄마와 여동생이랑 같이 있겠다"라고 마음을 먹었습니다. 그리고 일본인 친구도 하나둘 생기면서 감기도 덜 걸리게 되었습니다.

Causticum(Caust.)

카우스티쿰 / 잿물 수산화칼륨 / 광물

- 어떤 잘못이든 참지 못한다(권력에 반항, 이상주의적, 혁명적)
- 매우 동정적이고 동정심 때문에 운다
- 마비질환(얼굴, 방광, 성대, 근육 등)
- 찬물을 들이마시면 호전
- 훈제요리를 강하게 요구
- 타는 것 같고, 피부가 벗겨지는 듯이 얼얼한 통증

특징

학대 받는 사람이나 가난한 사람을 도와준다

다른 사람의 고민을 함께한다

분노에서 서서히 마비가 진행된다

근육, 힘줄의 경화

말을 더듬는다

건성의 깊은 기침

중도의 화상

마음대로 되지 않는 배뇨

사마귀(손발톱 주변, 눈꺼풀, 얼굴, 코)

단 것을 혐오, 훈제고기를 요구

장소

신경(운동, 감각), 근육(방광, 인두, 사지), 호흡, 피부, 오른쪽

악화

건조하고 차가운 공기, 극단적인 기온, 앞으로 구부린다, 억제, 커피, 저녁, 활동, 맑은 날씨, 타는 것의 움직임, 발한 중, 초승달, 젖다

호전

차가운 음료, 씻는 것, 이불 속 따뜻함, 가벼운 동작, 따뜻한 공기

해설

인생의 고난이나 트라우마 때문에 세포 수준에서 비뚤어진 사람입니다. 이런 경우, 불안이나 공포는 신장으로 가고, 그 다음 방광과 목으로 가서 거기 세포가 굳어지고 배뇨의 문제인 야뇨증이나 실수, 목의 발성 문제 때문에 쉰 목소리가 되거나 실어증이 생깁니다.

인생에서 경험하지 않아도 될 것 같은 역경을 일찍부터 경험한 아이에게 매우 좋습니다. 이 아이들은 충격을 받으면 손발가락에 사마귀를 만들거나, 자다가 오줌을 싸거나, 말을 더듬거나 안면경련증(틱증)이 되거나 합니다. 목소리가 자주 갈라지고 안 나오기도 합니다. 불안한 일이 생기면 비뇨기계 근육이 마비되고, 기침을 할 때 오줌이 새기도 합니다.

아이들의 관절염이나 류마티즘 발병과 함께 다른 트라우마가 있을 때에는 Causticum이 좋습니다. 이 아이들은 근력이 약하고 몸을 옆으로 흔들면서 걷습니다. 동정적이어서 다른 아이들이 울고 있으면 자기도 웁니다. 항상 움찔거리고, 또 다시 같은 고통이 올까봐 겁내고 있습니다. 불안 상태로 잠을 자기 때문에 이불에 오줌을 쌉니다. 개와 함께 있거나 혼자 있는 것을 싫어합니다.

어린 시절부터 고난의 인생을 걸어왔기 때문에 어른이 되면 다른 사람에게 매우 동정적이 됩니다. 특히 소수민족이나 반정부파 등 궁지에 있는 사람을 도와주려고 합니다. 여성해방운동이 여기서 온 겁니다. 늘 인생에서 문제가 생기는 사람은

Causticum입니다. 분비물은 알칼리성이고 타는 듯한 느낌이 있습니다. 심한 화상에도 Causticum입니다.

케이스

8살 남자아이 / 난독증, 말을 더듬는다, 눈을 자꾸 깜박거린다.

5살 때 개의 머리를 만지려다가 개가 으르렁거리는 걸 보고 무서워 도망갔다. 그런데 그날따라 개가 묶여 있지 않아서 아이를 쫓아와 엉덩이를 물었다. 그날 저녁에 입원을 해서 광견병 처치를 했지만, 그때부터 개를 무서워하면서 혼자 잠을 못잔다.

학교에서 낭독을 잘 못해 다른 아이들의 비웃음을 산 뒤로부터 말을 많이 더듬는다. 부모가 다 일하러 나가기 때문에 집에서 혼자 지내는 일이 많다. 타는 것 같은 목의 통증이 있고 자주 목이 쉰다.

유이: 아직도 개가 무서워?

아이: 이제 개는 무섭지 않지만 사람이 무서워요.

유이: 왜?

아이: 내가 말을 더듬으면 웃음을 참는 게 보여요.

유이: 웃어도 되잖아.

아이: 웃는 친구는 내 친한 친구였어요. 그 친구도 웃고 싶은데 지금까지 참았던 거예요.

유이: 긴장하면 더 말을 더듬게 되니까 아줌마가 긴장하지 않는 마법의 레메디를 줄게. 여기에는 마법의 힘이 들어 있어서 먹으면 기분이 좋아지고 말도 잘 할 수 있게 된단다. 그리고 다른 아이들이 너를 보고 웃어도 하나도 부끄럽지 않게 느껴지는 용기가 나오는 레메디야.

Causticum 200C x 1병 필요할 때마다 먹도록 함

Cina(Cina.)

시나 / 구충제로 사용하는 국화과 / 식물

- <u>신경질</u>, 짜증(어린이의 현저한 특징)
- 누가 만지거나, 다정하게 해주거나 자신을 보는 것을 강하게 싫어함
- <u>기생충</u>과 관련된 증상
- 배를 깔고 눕고 싶은 욕구가 있다
- 하얀색 비슷한 변, 허겁지겁 먹는 식욕
- 코를 파거나 만진다, 코딱지를 먹는다.
- 질환과 하품, 몸이 뻣뻣해진다

특징

쉽게 화를 낸다(Chamomilla보다 심하고, Cina 같이 다스리기 어려운 아이는 없다고 알려져 있다.)

항상 짜증을 내는 아이(누가 머리를 만지거나 다정하게 보는 것도 싫어한다.)

밤에 소리치고 이를 간다.

배를 깔고 눕지 않으면 잠을 잘 수 없는 아이

자다가 이유 없이 소리친다, 응시한다, 뻣뻣해진다.

장소

신경(<u>뇌척수, 복부</u>), 소화기관, 눈, 점막, 소아, <u>왼쪽</u>

악화

<u>접촉</u>, 기생충, 짜증, 누가 자기를 본다, <u>수면 중</u>, <u>보름달</u>, 하품, 모르는 사람,

누가 다정하게 한다, 찬 물, 외부의 압박

호전
배를 깔고 눕는다, 눈을 가볍게 비빈다, 동작, 엄마한테 업힌다, 안긴다.

해설
Cina는 몸속 미생물의 균형이 안 좋을 때 좋은 레메디입니다. 뱃속 벌레가 많아지면서 뱃속 벌레의 성격이 나오기 시작합니다. 신경질이 나고, 짜증이 많고, 미친 듯이 굵고 깨물고, 심술궂고, 감당할 수 없습니다. 조화를 싫어하고 불평불만만 말하는 사람이 됩니다. Chamomilla보다 짜증을 많이 내고 화를 내면 감당할 수 없습니다. 뭘 해도 만족하지 않습니다. 이것은 뱃속 기생충과 관계 있는 것이 많습니다.

기생충이 배에 있으면, 항상 코를 파고 항문을 긁는 증상이 두드러집니다. 가끔 그 코딱지를 먹기도 합니다. 그러지 말라고 하면 심하게 화를 내면서 소리칩니다. 예전에는 착한 아이였는데 왜 그렇게 짜증만 부리는 것인지 이해가 안 갈 때에는 뱃속 벌레에 관계되는 Cina를 복용해보세요.

잘 먹는데 몸이 말랐습니다. 신 냄새가 나는 땀이 나고 부드러운 변을 봅니다. 배가 아파서 배를 오므리며 가슴을 무릎에 붙이고 잡니다. 자면서 이를 갈고 잠꼬대를 하거나 갑자기 소리치거나 오줌도 쌉니다. 얼굴은 푸르스름하고 눈 아래에는 다크써클이 있고 입술을 깨무는 버릇이 있어서 더 무서워 보입니다. 손발이나 얼굴을 자주 움직입니다.

케이스
4살 남자아이 / 전신 아토피피부염
온몸에 붕대를 감은 채 엄마에게 업혀 왔다. 말에 탄 것처럼 엄마를 차면서 '앞으로

가! 뒤로 가! 이 방으로 들어가!' 소리 치며 명령을 한다. 상담을 하기 위해 아이를 내렸더니, '바보! 업어줘!'라며 화를 내고, 쉿소리를 내면서 울고 소리친다.

그 자리에서 Cina 200C를 먹였는데 바로 뱉었습니다.
다시 한 번 입에 넣고 나서는 진정되었습니다.

Cina는 피부의 레메디는 아니지만, 이렇게 온몸이 가렵고 아프기 때문에 화가 머리끝까지 났을 때는 필요한 레메디입니다.(엄마는 Chamomilla를 줬었지만 잘 맞지 않았습니다.) 그리고 이 아이의 전신 아토피성 피부염은 근본적인 치료로 눈에 띄게 좋아졌습니다.
※근본적인 치료는 지식과 경험이 필요하기 때문에 전문가에게 상담을 해주세요.

Coffea-cruda(Coff.)

커피아 크루다 / 커피 / 식물

- 통증(통증에 민감하고 약하다, 통증 때문에 절망한다.)
- 지나친 흥분, 정신활동, 지나친 기쁨에서 질환
- 흥분해서 못 자는 아이(특히 기쁜 일이 있으면 흥분해서 못 잔다)
- 치통(얼음 같은 차가운 음료로 호전되는 것이 특징)
- 아이가 밤에 울어서 잠을 못 잔다.(이가 나오기 시작할 때)
- 기쁨으로 악화된다. 소리와 접촉으로 악화
- 짜증
- 끊임없는 기침과 홍역, 혹은 홍역 후

특징

분노, 흥분, 지나친 기쁨, 기뻐서 놀란 데서 오는 질환

너무 생각이 많아 잠을 못 잔다

행동이 빠르다, 재치가 있다

바깥 공기를 싫어함

갱년기 질환

모든 감각에 민감하다(특히 소리)

접촉으로 악화

장소

신경, 순환, 생식기, 정신, 여성, 오른쪽

악화

<u>소리</u>, 접촉, 냄새, 차가운 공기(강한 바람), 정신(감정, 활동), 과식, 와인, 밤, 갑작스러운 감정(지나친 흥분이나 기쁨), 마취약, 수면제, 마약, 미지근한 물을 마신다.

호전

옆으로 눕는다, 휴식, 얼음같이 차가운 물을 마신다.

해설

커피를 마시면 췌장에서 소화효소가 나오는데, 이 효소를 만들려면 3시간이 걸립니다. 식전에 커피를 마시면 이 소화효소가 다시 만들어지기 위해 시간이 필요하므로 식사를 할 때 소화효소 없이 음식이 장으로 가게 됩니다. 그러면서 소화기관이 점점 약해집니다.

커피를 자주 마시면 정신이 예민해지고 약해집니다. 외적 영향(소리, 빛, 진동)에 민감하게 반응합니다. 또 일단 흥분을 하면 진정이 될 때까지 시간이 걸리고, 특히 이야기를 듣는 것으로 악화가 됩니다. 교감신경의 긴장이 높고 부교감신경의 긴장이 약한 게 특징입니다.

커피에는 카페인이 많습니다. 신경이 흥분하는 데 가장 좋은 레메디이고 민감, 불면, 통증에 잘 맞는 레메디입니다. 아이한테는 흥분하기 쉽고 정신적 자극을 받기 쉬울 때 사용합니다. 소리, 빛, 맛, 냄새, 접촉 등 오감이 다 민감하고 잠을 자도 바로 눈을 뜹니다. 통증에 약하고 치통이 있을 때는 라디오 소리나 현관 벨소리에도 민감하게 반응하고 아픕니다. 치통은 차가운 것으로 호전이 됩니다. 그러나 차가운 바람이나 추운 날씨로 악화가 됩니다. 그런 통증으로 신경질이 되고 울고 소리쳐서 치과 치료를 받을 수 없을 정도입니다. 그럴 경우는 Coffea나 Chamomilla를 주세요. 두통으로 머리를 막 긁는 통증에도 맞습니다.

잠자리에 들어가도 흥분이 가라앉지 않아 계속 말하거나 여러 생각이 머릿속에 들어서 잠 들기가 어렵습니다. 이런 아이는 너무 행복하거나 좋은 일이 있을 때는 꼭 잠을 못잡니다. 생각이 머릿속에 빙빙 돌고, 계획을 많이 세우거나 이론을 세우느라 잠을 못잡니다. 스위치를 끊을 수가 없습니다. 웃거나 울거나 감정의 기복이 심한 사람입니다.

Coffea의 사람은 지적이고 기억력이 좋으며 머리가 잘 돌아갑니다. 그러나 그것이 너무 극단적입니다. 모든 것을 예민하게 받아들여서 몸이 좋을 때는 잘 움직이고 공부도 잘하고 수면 부족이 되기 쉽습니다. 그러나 한번 병에 걸리면 이 민감한 정신이 통증을 더 강화시켜서 손도 대지 못하게 합니다. 마약의 금단증상에도 좋습니다.

케이스

4살 여자아이(제 딸) / 잠을 안 잔다, 흥분, 새로운 일에 대한 불안
내일 신칸센을 타고 할머니 댁에 갈 예정이다. 신칸센을 처음 타기 때문에 기차 책을 꺼내서 춤을 추고 소리를 지르며 기뻐서 안 잔다. 밤 11시인데도 눈은 말똥말똥하다. 얼른 자라며 불을 껐지만, 계속 침대 위를 왔다갔다하고 물구나무서기까지 한다. 내일 일찍 일어나야 하니까 빨리 자라고 하니, 어떻게 자야 할 지 모르겠다며 울기 시작한다.

Coffea-cruda 30C
입에 넣자마자 기운이 빠지면서 3분 뒤에 잠들었습니다.

Cuprum(Cupr.)

쿠프룸 / 구리 / 광물

● 경련(감정, 신체적으로 경련이 있는 사람), 마음대로 되지 않는 실룩거리는 동작, 덜컥하는 동작. 손가락이나 발가락에서 경련이 시작
● 열성경련, 간질, 경련
● 어린이의 행동장애(때린다, 침을 뱉는다, 심술부린다, 다른 사람 행동을 따라한다, 순종과 고집이 번갈아 나타난다.)
● 찬 물을 마시거나 땀을 내면 호전된다. 접촉으로 악화된다.
● 얼굴빛이 파랗다, 표면의 차가움, 죽은 사람처럼 보인다.

특징

성실한 사람, 엄격한 정신(자기비판)
경찰에 쫓긴다는 망상
월경 전에 악화

장소

신경(뇌, 척수), 소화기관, 상복부, 복부, 근육, 혈액, 왼쪽

악화

분노, 억제(염증, 분비물, 발한, 발진), 혹사, 동작, 더운 날씨, 구토, 수면 부족, 접촉, 팔을 올린다, 차가운 공기, 차가운 바람, 임신 중, 초승달, 월경 전

호전

차가운 음료(경련, 기침, 멀미, 구토)

심장을 압박한다, 땀이 날 때

해설

척수, 소뇌, 폐에 좋고 그 기관들의 신경이 마비되는 경향에 적합합니다. 자기 자신이 계속 사라지는 것 같은 감각이 있고, 계속 혼잣말을 하거나 화를 막 내서 사회생활에서 조금씩 떨어져 나가는 사람입니다. 감정 조절을 못하고 갑자기 엉엉 울기도 합니다. 사회나 학교에서 문제아가 되기 쉬운 것은 이것 때문입니다.

구리는 금이 되지 못하고 어차피 구리정도라는 인식밖에 없어서, 엄마가 아이에게 공부를 시킬 때나 윗사람이 아랫사람에게 중요한 일을 시킬 때든 자기의 온 힘을 다 하다가 무너집니다. 구리는 전기가 제일 잘 흐르는 금속이고, 방산하는 열이나 전류가 흐르는 것 같은 간질에 잘 맞습니다.

Cuprum는 열성경련 증상에 가장 적합한 레메디로 알려져 있습니다. 고열 때문에 경련을 일으키거나 마비로 질식할 것 같은 증상에 적합합니다. 대체로 새벽 3시에 악화가 됩니다. Belladonna보다 훨씬 고열이어서 좌약을 써야 하는 아이에게 적합합니다. 또 고열로부터 간질을 일으키는 신생아에게도 좋습니다. 흥분해서 못잘 때도 간질을 일으키기 쉽습니다. 고열 때문에 간질이 일어났을 때 Cuprum을 복용하면, 간질로 인한 뇌장애가 되기 어렵다고 알려져 있습니다.

Cuprum의 아이는 다리에 쥐가 잘 나고, 손가락으로 우두둑 소리를 냅니다(특히 엄지손가락). 그리고 손가락 경련을 일으키기 쉽고, 차가운 음료를 마시고 싶어 합니다. 하지만 경련을 일으키고 있을 때는 물을 주면 안 됩니다. 기관에 물이 들어가 호흡곤란을 일으켜 질식하는 경우가 있기 때문입니다.

백일해, 콜레라, 촌충에 적합한 레메디입니다. 불안, 공포에서 오는 무도병(얼굴, 손, 발, 혀 등이 뜻대로 되지 않고 저절로 심하게 움직여 마치 춤을 추는 듯한 모습이 되는 신경병 ―옮간이)에도 적합합니다. 인도에는 구리를 몸에 지니고 있으면 콜레라에 안 걸린다는 전설이 있는데, 콜레라와 구리는 뭔가 관계가 있는 것 같습니다. 미각의 특징으로 금속의 맛이 납니다.

설사하는 아이의 레메디이기도 합니다. 특히 여름에 열과 함께 생깁니다. 정신적인 특징으로는 화를 막 냅니다. 열이 있을 때는 환각을 보고 경련을 일으키는 것 같은 웃음이 나고 안 멈춥니다. 사람이 가까이 오는 것을 싫어합니다. 폭력적이고 가끔 사람을 깨물 때도 있습니다.

케이스

1살 남자아이 / 간질, 고열이 자주 난다

먼저 배가 아프고 그 다음 먹은 것을 토하고 난 뒤 간질을 일으키는 패턴. 간질이 일어나면 이를 악물고 경련을 일으키는데 그러다 혀를 물 것 같아 무섭다. 오줌이 나온다. 소리친다. 출생 체중은 2kg(미숙아), 태반조리박리로 급하게 제왕절개를 했다. 황달과 고열 때문에 집중치료실에 한 달 있었는데, 1년이 지나 간질을 일으키기 시작했다. 지금은 경련을 멈추게 하는 약을 먹고 있다.(이 아이의 근본체질은 Silicea이고, Silicea의 근본체질 위에 Cuprum이 덮어버린 상태)

① Cuprum 200C x 3일
2주 두고
② Silicea 200C x 3일

한달 뒤
Cuprum을 먹고 나서 간질이 1주일 정도 자주 일어나 걱정스럽다는 연락이 왔습니다. 상황을 좀 지켜보기로 하고 약을 늘리지 않았습니다. 간질 횟수가 조금씩 줄어들고, 이가 나오는 게 느렸는데 나오기 시작했습니다. Silicea를 먹일 때쯤은 간질이 거의 없어졌습니다. Silicea 복용이 끝나고서는 잘 먹게 되었고 몸이 좀 큰 것 같았습니다.

이 케이스에서 간질의 원인은 엄마하고 떨어지게 된 것(격리), 주사, 집중치료실에서 느껴진 무서움이 주된 것이라 생각합니다.(물론 약의 부작용도 있는데 이 아이가 받은 약의 부작용에도 Cuprum이 적합했습니다.)

Euphrasia(Euphr.)

유프라시아 / 좁쌀풀 / 식물

- 꽃가루알레르기 때 눈의 증상
- 결막염
- 뜨거운 산성의 눈물이 나와서 안 멈춘다
- 태양의 빛이나 바람으로 악화·혐오
- 홍역이 시작될 때 눈물이 맺힘, 감기 같은 증세
- 가래가 많이 나오는 기침(백일해), 밤에 호전된다

특징

눈의 질환(눈물은 자극성이며, 화끈거리고 아프다)

감기, 기침, 독감

타는 것 같고 찌르는 것처럼 눈이 아프고 빛을 혐오, 계속해서 눈을 깜박거린다.

낮에만 점액이 많은 기침(밤에 호전)

저녁에 악화, 연기로 악화

월경이 없고 눈이나 코의 카타루성 질환(점막의 염증)

환부의 종창(환부를 물로 씻으면 좋아진다)

장소

점막(눈, 코, 가슴), 왼쪽

악화

햇빛, 바람, 따뜻함, 방, 저녁, 아침, 잠자리에서, 습기, 접촉

호전

바깥바람, 깜박거린다, 눈을 닦는다, 어두움, 눕는다.

해설

눈의 점액(결막염, 꽃가루알레르기, 눈물 맺힘, 건조한 눈)에 적절합니다. 바람이 불면 눈물이 맺힙니다. 눈이 나빠지는 원인은 신장에서 옵니다. 동종요법 생리학에서 신장은 바람, 공기입니다.

Euphrasia는 눈, 신장에 효과가 있습니다. 정신적으로는 다른 사람을 받아들이지 못하고 이야기를 나누려 하지 않습니다. 과거의 일에 생각이 빠져 있습니다. 좁쌀풀의 수술에는 2개의 검은 점이 있는데, 마치 두 눈의 동공과 비슷합니다. 옛날 파라소사스가 '상형약리설'에서 모양이 비슷한 물질이 그 모양의 기관을 치유한다는 말을 했습니다. 이 상형약리설은 동종요법의 또 다른 측면이라 생각합니다.

Euphrasia는 그리스어로 기쁨을 말합니다. 눈이 잘 안 보이는 사람이 좁쌀풀 차를 마시고 시력을 되찾았다는 데서 이름이 붙었습니다. 좁쌀풀에 가까이 가면 안경이 망가진다는 전설이 있을 정도로 눈에 좋다고 합니다.

Euphrasia는 꽃가루알레르기 때문에 눈에 증상이 나타나는 사람에게 적합합니다. 눈물이 맺히고 재채기를 하는 게 특징입니다. Allium-cepa(양파)는 콧물과 재채기에 잘 맞습니다. 빨간 눈시울이나 때로는 눈 전체가 빨개지면서 붓습니다. 태양이나 빛이 눈부셔 눈을 뜰 수 없습니다. 결막염으로 새빨갛게 되고, 뜨거운 눈물이 나고, 찬 물을 대고 싶어 하는 사람도 있습니다. 눈 속에 이물질이 있는 느낌이고 늘 짜증을 냅니다. 염증 초기에 사용합니다. Arg-nit는 결막염 중기, 눈이 마치 빨간 생고기처럼 된 증상에 적합합니다. 급성의 세균성 염증에는 Euphrasia가 맞는데, 눈의 부상에는 다른 레메디를 사용해주세요. 간에서 오는 눈의 문제는 동종요법전문가에게 상담을 받으세요. 눈의 염증, 꽃가루알레르기, 결막염, 눈의 모든 문제에 Euphrasia는 적합합니다. 얼굴은 빨갛지만 손은 차갑고 열이 오릅니다. 홍역의 초기에도 Pulsatilla과 함께 사용합니다. 백일해로 깊이 숨을 쉬지 못하고 아침에 가래가 많이 나오는 증상에도 적합합니다.

케이스

18살 여학생 / 꽃가루알레르기

여름이면 Canada goldenrod(기린초의 일종) 꽃가루 때문에 알레르기를 일으킨다. 눈물이 계속 나오고 결막염이 생겨 빨개진다. 흰자위도 탁해지고 흰자위의 껍질이 벗겨진 것 같이 되어 콘택트렌즈를 넣을 수 없어 두꺼운 안경을 쓰고 학교에 간다. 6~7월이면 너무 고통스러워 학교에 가기 싫어한다.

Euphrasia 30C 수시로 (보통은 아침마다, 심할 때는 아침과 밤)

꽃가루알레르기는 몸속에 있는 수은 중독으로 나타나는 경우도 있어서 Mercurius도 필요합니다.

Gelsemium(Gels.)

젤세미움 / 자스민 / 식물

- 독감의 No.1 레메디. 미열이 계속되어 오래된 감기
- 마비, 당기는 느낌, 근무력증, 허약함, 육체피로
- 부들부들 떨리고 등이 쑤시는 감기
- 두통
- 홍역
- 목의 통증, 관절의 통증
- 설사(불안증, 걱정, 공포)

특징

온몸과 근육이 무겁고 자신의 몸무게를 견디지 못함

근육의 마비된 느낌, 파킨슨병

허약하고 기운이 없는데 신경은 긴장하고 있다

감기 걸린 뒤 몸이 약해졌다

긴장, 시련, 혼란을 두려워하고 평안을 추구하여 방해 받기 싫어함

쉽게 긴장하고 무엇을 말했는지 기억을 못한다

불안, 걱정, 두려움, 아래를 본다

물을 안 마시는데도 소변을 많이 본다

어지럼증과 졸림

얼굴이 검붉다

마약과 약의 해

사시, 시각의 문제

장소

뇌-척수(뒷머리), 운동신경(근육), 눈(눈꺼풀, 시각), 점막, 왼쪽

악화

감정이 흔들림, 동요, 긴장, 걱정, 공포, 봄, 습기, 태양, 사람이 가까이 오는 것

호전

배뇨, 발한, 몸을 흔드는 것, 알콜 음료, 배설

해설

이 레메디는 자기 자신의 몸을 버틸 수 없어서 기절하기 쉬운 경향이 있고, 기절하기 직전에 무언가를 잡으면서 자기가 무너지는 것을 거부하는 사람에게 맞습니다. 떨어지는 것이나 넘어지는 것을 무서워하는 사람입니다. 이러한 사람은 긴장을 심하게 하고 근육 파열이 되거나 뼈가 부러지거나 소아마비가 되거나 합니다.

난산으로 태어날 때 시간이 걸린 사람은 모든 것을 무서워합니다. 또 싫은 일이 반복해서 일어나면서 그것을 극복할 수 없고 또 같은 일이 일어나지 않을까 불안해하는 사람입니다. 이 사람들은 다른 사람 앞에서 얘기를 못합니다.

이러한 불안은 신장을 약하게 하고 방광을 마비시켜 오줌이 아무 때나 나올 수 있습니다. Gelsemium는 배뇨가 있으면 호전이 됩니다.

Gelsemium는 근육마비에 적합한 레메디입니다. 그래서 근무력증이나 활력이 없는 아이에게 가장 좋습니다. 쉽게 긴장하거나 긴장 때문에 부들부들 떨고 금방 쓰러질 듯한 아이에게도 좋습니다.

독감이 오래 가고 뼈까지 통증이 있으면서 고열이 나는 아이한테 좋은 레메디입니다. Gelsemium의 아이는 자신의 몸무게를 버티기 어렵고 쓰러질까봐 걱정이 됩니다. 척수에 마비가 있을 수도 있습니다. Gelsemium은 소아마비나 디프테리아에

걸린 뒤 근육마비에 대한 레메디입니다. 어지럼증이 있고, 시력이 흐리고, 특히 열이 날 때 그렇게 되어 몸을 세워 걸어갈 수 없습니다.

　시신경에도 좋고 사시의 레메디이기도 합니다. 덩치가 큰 동물과 눈이 마주친 토끼처럼 몸이 얼어붙어 그 자리에 앉아버리는 것이 Gelsemium입니다.

케이스 1

3살 남자아이(3살인데 1살 정도로 보인다)

조기태반박리로 1.8kg로 태어나 인큐베이터에 들어가 있었다. 성장이 느리고 걸음이 비틀거리고 뛰지 못한다. 조금 밖에 못 먹는다. 등골의 성장이 나쁘고 피곤해하며 잠만 잔다. 1년 내내 감기에 걸린다. 긴장하면 오줌이 많아진다. 상담을 하려고 의자에 앉을 때도 할아버지처럼 천천히 앉는다.

　아침　뼈보조제　x 1병
　밤 1　Gelsemium　30C　x 5일
　밤 2　Gelsemium　200C x 3일
　1주일 쉬고
　밤 3　Gelsemium　200C x 2일

　한 달만에 키가 6cm나 컸습니다. 그리고 걸음도 잘 걷고 뛸 수도 있게 되었습니다. 폴리오 예방접종에 대해 설명을 잘 해주어야 합니다. 폴리오 예방접종을 함으로써 소아마비나 척수염을 일으키기 쉽기 때문입니다.

케이스 2

3살 여자아이 / 의사에 대한 공포증

의사나 주사를 무서워하고 운다. 고열 후에 사시가 된 아이. 고열 때문에 입원을 하고 항생제 링거를 맞은 뒤 계속 졸고 있다. 열이 내리고 나서 사시가 있는 것을 알게 되었다.

Gelsemium   6C x 14일
            200C x 2일

병원의 주사, 의사에 대한 공포 그리고 사시에는 Gelsemium이 좋습니다.

Hyoscyamus(Hyos.)

하이오사이아무스 / 가지과 / 식물

- 형제 간의 질투(동생에 대한 질투심 때문에 성격이 변한 아이)
- 바보같이 웃거나 옷을 벗고 성기를 만지는 아이
- 배신을 당하고 나서 의심이 많아지고 성격 이상을 일으킨다.
- 밤에 계속 기침이 나와서 못 잔다.
- 뇌장애와 간질

특징

말이 많거나 아예 안 한다, 혼잣말

수치심이 없거나(노출을 좋아함), 너무 부끄러워한다

손이나 손가락으로 놀고 옷을 뜯는다

간질(의도하지 않은 경련이 일어난다)

질투와 지나친 의심(독살을 맞을 것이다, 누가 자기를 죽일 것이다, 누가 나를 감시하고 있다, 주변 사람에게 상처받고 있다는 망상)

격한 감정의 폭발, 특히 질투나 의심 때문에, 혹은 실연 뒤

어린이의 자위행위

장소

정신, 뇌, 신경, 근육(얼굴, 눈), 혈액

악화

감정(갑작스럽고 심한 공포, 질투, 불행한 연애), 접촉, 옆으로 눕는다, 한랭, 수면,

월경 시작 때, 월경 중, 마시고 먹는다, 휴식

호전

일어나다가 앞으로 숙인다

해설

　Hyoscyamus는 감정의 문제, 특히 이상하게 질투심이나 의심이 강할 때 사용합니다. 왜 그렇게 되느냐 하면, 동생이 생기면서 엄마한테 버림받고 이제 엄마 사랑은 자기에게는 없다는 배신감이 들기 때문입니다.

　Hyoscyamus 사람은 누가 나에게 독을 준다거나, 나를 감시하고 있다거나, 나에게 사기를 칠 것이라는 망상 때문에 싸움을 걸려고 하고 욕을 합니다. 혼을 내도 장난치면서 웃고, 옷을 벗고 성기를 보여주거나 하는 아이에게 필요합니다. 흥분해서 이불속에 들어가서도 가만히 있지 못합니다. 동공은 열리고 야생적인 얼굴을 하고 있고(=Bell. Stram.), 원숭이나 피에로 같은 행동을 하면서 옷을 벗고 싶어 합니다. 이런 행동을 부끄럽게 여기지 않고 누가 막지도 못합니다. 연애를 하다가 실망을 하거나, 질투, 의심 때문에 이렇게 되기 쉽습니다.

　그리고 매우 난폭하고 사람을 죽이려고도 합니다. 경련을 일으키기 쉽고, 환각이나 망상이 있습니다. 잠이 막 들었다가 갑자기 깰 때도 있습니다. 깊이 잠들었을 때도 무의식적으로 이불을 뜯거나 시트를 긁기도 합니다. 매우 수다스럽다가도 갑자기 말을 하지 않고 가만히 한 곳을 보고 있을 때도 있습니다. 식욕이 강하고 잘 먹는데 실금을 하거나 무의식적으로 변을 보기도 합니다.

케이스

3살 여자아이 / 손가락을 빤다, 성기를 만진다.
5살 언니가 늘 엄마를 차지한다. 자기는 참고 있다. 갑자기 옷을 벗고 엉덩이를 때리면서 춤을 춘다. 혼을 내면 방에 들어가 구석에서 손가락을 빨고 울면서 옆으로 누워 있다. 자주 머리카락을 만지다가 뽑는다. 5살 언니는 가끔 동생을 밀거나 때린다.

언니, 동생에게   Hyoscyamus   200C x 3일

Hyoscyamus는 Stramonium과 함께 과잉행동장애에 적합한 레메디입니다.

Ignatia(Ign.)

이그나시아 / 성 이그나시아의 열매 / 식물

- 갑작스러운 불행과 슬픔
- 사별, 이별, 이혼, 실연의 충격
- 실신, 히스테릭의 NO.1 레메디
- 부정교합, 악관절증
- 얼굴 경련
- 생리통
- 슬픈데 웃는다

특징

이상과 기대감이 크다. 로맨틱, 향수

비관, 실망, 한숨

슬픔 뒤에 두통, 하염없이 운다. 혹은 크게 소리 내서 욺

누가 위로를 하면 마음에 없는 말과 행동을 한다

모순되는 증상, 자꾸 바뀌는 감정

끝없이 먹는 경향이 있다, 거식증, 과식증

경련, 특히 목이 당긴다

PMS(월경전증후군)

장소

감정, 신경

악화

슬픔, 걱정, 위로, 바깥공기, 커피, 담배, 야단을 맞는다, 굴욕

호전

많은 배뇨, 아픈 쪽을 아래로 해서 잔다, 심한 운동, 따뜻한 음료

해설

환자에게 이런 편지가 왔습니다.

저는 중학교 졸업할 때쯤에 엄마한테 '이 동네에서는 좋은 일이 아무것도 없었다. 아버지도 돌아가시고, 동네 사람들도 친절하지 않고 해서 큰 아들네로 이사를 가겠다. 너는 어떻게 하겠느냐?'라는 편지를 받았어요. 저는 당연히 같이 가리라고 생각했는데, 엄마가 어떻게 하겠느냐고 물으니까 좀 어리둥절했죠. '고등학교는 여기에 있으니까 남아 있어도 된다'라고 해서 아무 생각 없이 결정을 했습니다.

그 뒤 엄마가 이사 준비를 하면서 조금씩 집안살림이 없어졌습니다. 그리고 엄마가 이삿짐을 싣고 차를 타고 가면서 계속 손을 흔드는 모습을 잊지 못합니다.

저는 엄마가 없어지고 이불만 남은 집에서 한 달 동안 혼자 지냈습니다. 4월이 되면서 입학하는 고등학교가 있는 동네로 이사 갔습니다.

이 한 달 동안 슬픔으로 온몸이 떨렸습니다. 낮에는 학교에서 친구들과 놀았지만, 저녁에는 혼자 있으면서 외롭고 엄마와 있었을 때를 그리워했습니다. 그런데 엄마가 있는 곳에 가지는 못했습니다. 엄마를 좋아했지만, 엄마와는 같이 살지 못하리라는 마음이 있었기 때문입니다.

셋째는 필요 없다는 듯, 몇 번이나 낙태 시도를 하다가 태어난 나를 엄마가 진심으로 사랑하는지 몰랐습니다.

성인이 되어 일도 열심히 하고 출세도 했지만, 마음속은 항상 불안했습니다. 연애를 하면서도 이런 불안 때문에 고생이 많았습니다.

20년이 지난 지금, 저는 Ignatia가 필요하지 않을까 해서 복용을 했습니다. Ignatia를 복용한 순간, 목과 심장에 막혀 있던 게 뻥 뚫리는 느낌이었습니다. 31년 만에 엄마한테 전화를 했는데, 엄마는 입원을 해서 링거로 살아가고 있는 상태였습니다. 시간을 맞춰 보고 싶다고 전해달라고 얘기를 했습니다. 3일 뒤에 오빠한테 연락이 왔는데, '엄마가 밥을 먹기 시작하고 많이 좋아졌어'라고 했습니다. 그때 처음으로 '엄마가 나를 진실로 사랑하고 있구나'라는 느낌이 들었습니다. 레메디는 훌륭합니다. 동종요법은 대단합니다!

Ignatia는 성 이그네시아 콩에서 만들었습니다. 성 이그네시아는 한 여성의 슬픈 연애 결말, 개개인의 사랑에서 큰 인간애를 깨닫고 '나는 모든 사람한테 사랑 받고 있다'고 깨달았습니다. 만남은 헤어짐의 시작이고 어떤 사랑스러운 친구, 부모, 애완동물도 언젠가는 헤어질 때가 옵니다.

생명은 태어나고 죽는다는 형태를 갖추고 있습니다. 계속 살아갈 수는 없습니다. Ignatia는 죽음의 헤어짐을 이해하기 위한 레메디입니다. Ignatia를 복용하면 슬픔이 줄어드는 게 아니라, 더 울면서 마음에 쌓인 눈물을 다 쏟아냅니다. 그러고 나서 마음이 좋아지고 헤어짐을 받아들일 수 있는 겁니다. 사람은 울고 싶을 때 다 울지 못하는 경우가 많고 그 때문에 계속 그 슬픔을 가져가는 것입니다.

사회에서 '남자는 울면 안 된다'는 말을 듣습니다. 울고 싶을 때는 주위 시선을 신경 쓰지 말고 막 우는 것이 좋습니다. Ignatia는 울고 싶을 때 울 수 있는 레메디입니다.

Ignatia는 기분이 자주 바뀌는 사람의 레메디이기도 합니다. 열심히 최선을 다했는데 이루어지지 않았을 때, 자기는 뭘 해도 안 된다는 실망과 비관에 웁니다. 이상이 높은데 그 이상에 도달하지 못해 모든 것을 포기하고 '되거나 말거나'라고 생각합니다. 손에 잡을 수 없는 것을 찾아다닙니다. Ignatia는 자주 울지만, 울면서 동정을 얻고, 우는 것으로 얻을 수 없는 것을 얻으려는 경향이 강합니다. 그러나

Ignatia의 사람은 얻을 수 없는 것은 필요없는 것임을 알아야 합니다.

또한 Ignatia는 마음속에 항상 모순과 갈등이 있습니다. '이렇게 하고 싶은데 왜 할 수 없지? 왜?'하고 외칩니다. 한숨을 쉬거나, 딸꾹질을 하거나, 웃거나, 울거나, 매우 부산스럽고, 산의 날씨처럼 변덕스럽습니다.

목이 막히고 항상 무언가를 가지고 있습니다. 무엇에도 만족을 못하는 마음이 있습니다. 담배 연기를 매우 싫어하고 냄새를 맡으면 두통, 멀미가 납니다. 실망, 헤어짐, 슬픔, 히스테리, 폭식, 거식이 있으면 바로 Ignatia를 사용해주세요.

케이스

14살 여자아이 / 생리가 안 온다

12살 때 초경을 하고, 13살까지는 생리를 하다가 최근 1년 동안 생리가 없다. 전에는 노력을 열심히 하고 착한 아이였는데 요새는 까다로워져서 쉽게 기분이 안 좋아지고 잘 운다. 학교에서는 친구나 선생님의 말 하나하나에 신경을 쓴다. 전부터 입이 짧았는데 지금은 전혀 안 먹는다.

유이: 어머니, 따님이 생리가 멈추기 전에 뭔가 사건이 있었어요?

어머니: 아니요. 생각이 나는 것은 딸이 4살 때, 키우던 고양이가 죽었어요.

유이: 왜 죽었나요?

어머니: 그것을 알 수가 없는데요. 마당에서 쓰러져 죽어 있는 걸 딸이 발견했죠.

유이: ○○양, 고양이를 예뻐했죠?

아이: (눈물이 고인 얼굴로 고개를 끄덕인다.)

유이: 어머니, 그 죽은 고양이를 어떻게 했어요?

어머니: 딸이 마당에 묻어달라고 해서 마당 구석에 묻었어요. 매년 거기에 하얀 클레마티스가 피는데 그 고양이도 하얀색이었어요.

유이: 따님이 그때 많이 울었나요?

어머니: 저희 집은 교회를 다니는데요, "고양이는 하늘에 가서 예수님과 함께 있을 거야"라고 말해주었더니 끄덕이면서 "그러네"하며 눈물을 닦았어요. 그 뒤로부터는 고양이 이야기를 하지 않으려고 애쓰고 있어요.

유이: 따님은 아직 다 울지 못했어요. 하늘에 갔다고 깨끗하게 말하지 말고 다 같이 엉엉 울어야 했어요. 지금부터 그렇게 합시다.

---

① Ignatia 200C x 3일
② Iganatia 1M x 2일

Lachesis(Lach.)

라케시스 / 남미산 독사 / 동물

- 왼쪽 전체가 나쁘다
- 왼쪽 목의 통증(딱딱한 것만 먹을 수 있음)
- 편두통
- 조울증
- 혈압이 높다
- 출혈(새까맣다)
- 갱년기 장애로 확 열이 오른다
- PMS(월경전증후군)
- 심장이 두근거리고 숨이 막힌다

특징

일을 즐겁게 하지만 의심과 질투가 많다
머리와 말이 빠르고 날카롭다. 수다쟁이
극단적이다. 종교를 쉽게 믿고 광신적이다.
생리통은 생리가 시작하면서 좋아진다
혀를 날름거리는 버릇이 있다
복수심이 강하다(실망, 실의에 대해서)
성관계에 빠지는 경향이 강한데 전혀 관심이 없는 것처럼 거부할 때도 있다

장소

심장, 혈액, 순환기, 여성성기, 신경(피부, 혈관, 위, 폐), 왼쪽(목, 난소), 왼쪽에서 오

른쪽

악화

갱년기, 기상, 술, 더위(태양, 방) 뜨거운 음료, 살짝 만지는 것에 민감하다, 옷의 압박, 목 주변

호전

바깥바람, 차가운 음료, 생리 중, 생리 후, 고형물, 체액의 유출

해설

　불공평이 있어야 이 레메디가 필요한 상태가 됩니다. 이 세상이 사람을 비교하여 위아래를 차별하고 있기 때문에, 위에 있으면 대단한 사람이라고 자만하고 아래에 있는 자는 위를 바라보며 부러워합니다. 이런 상황은 갈수록 심각해지고 있어 개개인의 가치나 개성은 인정받지 못해 사람들은 더욱 폭력적이 되고 다른 사람을 치고 위로 올라가는 것만을 칭찬합니다. 그럴 때 자신이 사랑을 못 받고 있다고 생각하고 질투심이나 자기비하가 강해져 뱀 같은 집착이 생기고 뱀과 같이 머리를 쓰는 게 Lachesis입니다. 불평불만이 많이 쌓여 입이 불퉁하게 나와 늘 불만만 얘기하는 사람입니다.

　또한 자주 자위행위를 하는 젊은이의 레메디입니다. 성적인 것에 눈뜨게 하는 중요한 레메디입니다. 자기가 살기 위해서는 적을 죽여야 하고, 자기를 조절하고 부모로부터 독립을 해야 한다고 속으로 생각하고 있습니다. 이 아이들에게는 심한 질투심과 의심이 있습니다. 전에는 부모 말을 잘 들었는데 갑자기 반항을 하고 이것저것 이유를 따지면서 말로 이기려고 합니다. 계속 욕을 하다가 목이 붓고 열이 나기 시작합니다.

　특히 왼쪽 목이 보라색으로 변하고 염증이 있습니다. 귀까지 통증이 있고 물을

마시기도 어렵습니다. 이 왼쪽 목의 염증은 빵이나 밥 등의 고형물을 씹지 않고 삼키면 호전됩니다. Lachesis는 고열이 나면 환각이 일어나고 동물이나 뱀, 여자나 아기가 보입니다.

가족들과 식사를 할 때도 말을 하고 싶어 음식을 씹을 틈이 없어 보입니다. 젊을 때부터 술을 마시고 싶어 하고 마시면 조금 섹시해 보이기도 합니다. 아침에는 일어나지 못해 '일어나라'고 50번 정도 말해야 겨우 일어나 밖을 보고선 '아, 오늘은 비가 오네. 학교 안 갈래'라고 합니다.

Lachesis은 비가 싫습니다. 열에 약하기 때문에 햇빛이 쨍쨍인 날도 싫습니다. 식사를 할 때도 천천히 먹지 않고 입에 한가득 넣고는 3번 정도 씹다 삼켜버립니다. 밖을 좋아하고 밀폐된 방이나 목이 꽉 낀 옷을 못 입습니다. Lachesis 아이의 특징은 눈이 빛납니다.(= Tarentura)

케이스

11살 남자아이 / 자주 일어나는 목의 통증

기침이 자주 나오고 산소 결핍이 된다(입술은 보라색이 된다). 코피가 나면 잘 안 멈추다가 검은 덩어리가 나오면서 멈춘다. 뭘 하라고 하면 '아, 근데…' 라면서 꼭 말꼬리를 잡고 부모 말을 중간에 끊어 버린다. 선생님이 학생을 차별하는 것을 보면 화가 난다. 엄마가 형을 칭찬하면 삐져서 방에서 나오지 않는다. 꽉 끼는 옷을 싫어하고 큰 옷을 입고 싶어 한다. 신발 끈도 안 묶는다. 계속 뱀이 나오는 꿈을 꾼다.

유이: 엄마 아빠가 말씀하시는데 화를 내요?

아이: (말하기 어려운지 엄마를 살짝 본다.)

유이: 어머니, 아이랑 둘이 이야기할게요. 잠깐 나가 계시겠어요?

아이: 얼마 전에 엄마랑 아빠가 옷을 안 입은 상태로 안고 있었어요.

유이: 그래? 그래서 싫어진 거야? 엄마 아빠가 있어서 네가 있는 건데.

아이: 그때 기분이 나빴어요. 평소의 엄마가 아니었어요.

유이: 그렇구나. 그때 기분 나빴던 일이 잊혀지지 않는 거네?

아이: 네, 내가 계속 나쁜 아이가 되고 있어요. 엄마 아빠도 형을 더 좋아하는 것 같고 나도 엄마 아빠가 싫어졌어요.

---

① Lachesis   200C   x 2일

1주일 두고

② Cenchris (성적인 것을 목격한 아이의 No.1 레메디)

Lycopodium(Lyc.)

라이코포디움 / 석송 / 식물

- 걱정이 많다
- 사람들 앞에 서면 긴장을 많이 한다
- 뭔가를 하기 전에는 불안해하지만 막상 하면 잘한다
- 주눅이 든다(부모의 심한 잔소리 때문에)
- 오른쪽(간이 약하다)
- 소화기관이 약해 설사를 자주 하고 방귀를 뀐다
- 화장실에 자주 간다, 야뇨증
- 학습능력 부족

특징

자신감, 자존감이 약하다

대신에 겁이 많은 자존심과 거만한 수치심, 독재자

겉모습은 밝고 명랑하지만 극단적으로 집에서는 큰 소리를 친다.

처음 접하는 것에 겁을 낸다

혼자 있기 싫어한다

소화기가 약한 지식인 타입

오른쪽이 약하다, 가스가 차고 배가 팽팽해지고 방귀를 뀐다

소화불량 등 산성의 증상

단 것을 좋아한다

쪼이면 배가 몹시 아프다

귀 뒤의 아토피, 피부가 건조하다

장소

소화기계, 비뇨기계, 오른쪽, 오른쪽에서 왼쪽, 뇌, 폐, 간, 신장, 피부

악화

옷의 압박, 열기, 식사, 깨었을 때, 오후 4~6시 사이, 누가 자신을 달래주거나 주의를 준다, 책임, 시험 전, 사람들 앞에서

호전

따뜻한 음료, 방귀, 배뇨, 단 것, 움직인다, 바깥 공기

해설

　Lycopodium의 사람은 자신을 대단한 사람으로 보이게 하고 싶어서 빨리 늙으려고 합니다. 예를 들어, 미간에 주름이 생기게 하고 마치 머리가 좋고 깊은 생각이 있는 톨스토이처럼 보이는데 이것은 겉모습만이고 자기 속의 해결책을 찾지 못하여 고민만 하고 있습니다.

　그리고 Lycopodium의 사람은 일찍부터 흰머리가 나오고 무솔리니 같은 수염이 있기도 합니다. 일부러 수염을 기르는 사람은 뭔가를 숨기는 것입니다. 어떤 사람이 수염을 길게 길렀는데 꽤 멋있어 보였습니다. 그런데 어느 날 갑자기 수염을 깎았는데 놀라운 것은, 길게 늘어진 수염과 같은 긴 턱이 있었습니다. 또 Lycopodium의 사람은 일찍부터 흰 머리가 생깁니다. 이것도 위엄이 있어 보이게 하고 싶어서입니다.

　석송에서 만들어진 레메디이고, 이 석송에는 작지만 삼나무라고 뽐내고 싶어 하는 마음과 이끼같이 작아서 자신 없는 마음이 섞여 있습니다. 힘이 센 부모에게 많이 야단을 맞고 저항도 못하지만, 어린 동생들한테는 잘난 척을 합니다. 강한 자에게는 약하고 약한 자에게는 강한 Lycopodium입니다. 그리고 Lycopodium의 아

이는 유별나게 좁은 시야를 가지고 그 속에서 판단을 합니다. 그래서 심술궂은 사람이 많습니다. 어른이 되면 재판관이나 의사, 경찰관의 직업을 가지고 권력 속에서 강한 사람처럼 행동합니다. 그러나 속으로는 자신이 없고 소심합니다. 긴장을 많이 해서 사람들 앞에서 낭독이나 행동을 할 때는 매우 불안해합니다.

Lycopodium은 난독증의 No.1 레메디입니다. 그리고 Lycopodium의 아이는 모든 것을 스스로 결정하지 못하고 부모의 결정만을 기다립니다. 오른쪽의 레메디이고 간, 신장, 장에 좋습니다. 단 것을 좋아하고 음식을 먹으면 배가 팽창합니다. 먹고 싶은데 조금만 먹어도 멀미가 나고 상태가 안 좋아져서 먹지 못합니다. 배꼽헤르니아, 서혜헤르니아, 정류정소의 아이한테 좋습니다. 신장 부위(요골상방의 등)에 통증이 있고, 혈뇨가 나올 수도 있습니다. 체형은 상반신이 마르고 하반신은 탄탄합니다.

케이스

8살 남자아이 / 귀 뒤에 아토피성 피부염, 잘 낫지 않는 비염

긴장을 많이 하고 잘 운다. 태어나자마자 다리와 팔에 아토피가 있었고 신생아황달이 심했다. 나이보다 어려 보이는데, 행동이 크고 엄마를 자기 마음대로 하려고 한다(Lycopodium는 약한자에게 거만해진다). 아기 때는 모유를 먹고 나서 꼭 딸꾹질을 했다. 신경을 쓰면 먹지를 못한다. 감정이 바로 위장에 온다. 그러나 보통은 많이 먹는다.

Lycopodium 200C x 2일

코가 뚫렸다. 동생을 괴롭히지 않게 되었다. 자립심이 보이기 시작했다.

Nat-mur(Nat-m.)

나트륨 뮤리아티쿰 / 소금 / 광물

- 입술 포진(헤르페스), 열이나 감기 때문에 나오는 발진의 No.1 레메디
- 오랫동안의 깊은 슬픔(실연, 이별 경험, 하지만 울 수 없다.)
- 비염
- 편두통으로 눈 위나 이마가 아프다
- 목(갑상선 이상)

특징

상처 받기 쉽고 슬픔이 쌓여 있다

절대 남의 동정을 구하지 않고 아무한테도 고통을 이야기하지 않는다

남 앞에서 울지 않는다, 슬픔을 마음에 담고 있다

고독하고 과거의 추억에서 사는 것을 좋아한다. 자기한테 불만을 말한다.

쉽게 바람을 피는 사람

병든 사람을 잘 돌봐준다

미숙한 정서

목이 말라서 물을 많이 마신다

마른 느낌이 있는 증상, 입술 건조

분비물은 달걀 흰자 같다

물집, 붓기, 배뇨, 배변 부족

소화기관이 불량이고 영양부족으로 인한 속쓰림

눈물이 고인 상태

성관계 중의 통증, 월경 전의 쇠약, 통증

소금기를 좋아한다
여드름과 아토피

장소

마음, 심장, 영양(뇌, 혈액, 근육)

악화

열, 태양, 동정을 받는 것, 오전 9~11시, 아침, 생리 전, 체력의 소모

호전

바깥 공기, 해변, 발한

해설

아이인데도 햇빛 아래서 놀지 않으려고 하는데, 태양의 빛 때문에 두통이 오고 햇빛알레르기를 일으키기 때문입니다. Nat-mur의 아이는 달한테 끌리고 바다한테 끌려갑니다. 그들에게 신경을 쓰거나 동정을 하면 화를 냅니다. 혼자 있고 싶고 부모한테 지시 받는 것을 싫어합니다.

Nat-mur의 아이는 몸이 가늘고, 신경질을 잘 내고, 인생은 고통이 많다고 얘기합니다. 울고 있는 것처럼 눈이 부어 있지만 아무리 힘들어도 울지 않습니다. 유일하게 울 수 있는 때는 웃고 난 뒤 눈물이 모이면서 그것이 떨어질 때와 방에서 혼자 있을 때뿐입니다. 울고 나면 반드시 편두통이 옵니다. 그리고 목 주변에 뭔가 걸린 것 같은 느낌이 있습니다.

소금을 좋아하고 단 것을 싫어합니다. 매실장아찌나 간장, 소금간이 잘 되어 있는 주먹밥 등을 좋아합니다. 남이 나를 어떻게 말하는지 신경을 쓰면서 나쁜 얘기를 듣지 않도록 착한 아이가 되려고 노력합니다. 시간에 늦는 것을 신경 쓰는 아이

는 Nat-mur과 Arg-nit의 아이만입니다. 실패하는 것은 나쁘다고 생각하면서 부모 말을 잘 듣는 착한 아이로 보이지만, 감정적으로는 막혀 있고 자기를 표현할 수 없습니다. 그래서 Nat-mur는 겉으로는 착한 아이처럼 보이지만 깊은 마음의 문제를 갖고 있는 경우도 있습니다.

왜 Nat-mur의 근본체질이 될까요. 이것은 태아 시절에 부모가 아이를 낙태하려고 생각을 했거나 태어난 다음에 부모 사이가 안 좋거나 이혼을 한 것에 영향을 받습니다. 말이 늦고 못 듣는 척을 합니다. 계속 자기 틀 속에 들어가 버려야 자기를 유지하기 때문입니다.

Nat-mur의 눈은 울기 위해서 있는 것이 아니고, 보기 위해서 있는 것처럼 어른을 뚫어지게 관찰합니다. 변비가 되기 쉽고, 발진이나 재채기에서 시작하는 코감기에도 Nat-mur이 적합합니다.

케이스

5살 여자아이 / 야뇨증

말이 없고 친구들과 어울리지 못한다. 평소에는 감정을 드러내지 않는데, 가끔 심하게 울 때가 있다. 항상 손톱을 씹고, 손가락 끝이 잘게 갈라진다. 부모는 거의 엄마만 있는 것 같은 상태이고, 아침 8시 반부터 저녁 7시까지 탁아시설에 있다. 아빠는 쉽게 화를 내는 사람이고, 술을 마시면 아내에게 싸움을 걸고 가끔 폭력을 쓰기도 한다. 하지만 상담 중에는 바르게 가만히 앉아 있다.

유이: 00양, 가만히 앉아 있고 착하네.
아이: (끄덕거리고는 손을 입에 가져가 갈라진 손가락을 뜯기 시작한다.)
유이: 엄마가 일하러 나가니까 쓸쓸하죠?
아이: (걱정스러운 얼굴로 엄마를 보더니) 아니요, 쓸쓸하지 않아요.
엄마: 애는 쓸쓸하다거나 슬프다는 말을 안 해요.

유이: 참을성이 많군요.

엄마: 애 아빠가 저한테 화를 내거나 때려도 울지 않고 가만히 쳐다보기만 해요.

유이: 아빠가 없어서 쓸쓸할 때도 있어요?

아이: (단호하게) 전혀!

의지가 강해 보였다. 항상 엄마를 감싸려고 한다.

Nat-mur   200C x 2일

보육원 원장선생님한테 "OO양이 밝아져서 다른 아이들하고도 잘 놀아요." 라는 말을 들었습니다. 감정을 표현하는 동시에 야뇨증 횟수가 줄어들었습니다. 예전에는 말을 잘 듣는 이이였는데, 일시적으로 화를 내면서 울고 다루기가 힘들 때가 있었지만 치료를 한 뒤로 어린아이처럼 웃을 수 있게 되었습니다.

Opium(Op.)

오피움 / 양귀비 / 식물

● 몸이 얼어버릴 것 같은 공포로 무감각, 무감정

  *공포의 레메디에는 단계가 있습니다.

  1. Aconite → 2. Stramonium → 3. Opium

  1. 마음이나 몸으로 느낄 수 있는 공포 → Aconite

  2. 공포가 너무 심해서 환각, 환청, 망상이 생긴다 → Stramonium

  3. 공포가 한계를 넘어 모든 것을 잊어버리고

     아무것도 없었던 것처럼 행동한다 → Opium

● 변비(무감각으로 인한 변비로 10일 정도 변이 안 나와도 아무렇지도 않는 아이
에 적합하다.)

● 몸 전체에 뜨거운 땀이 나는 게 특징

● 혼수상태처럼 잠만 자는 아이, 코골이

● 반대로 전혀 잠을 안 자는 아이

● 강간이나 폭력 등 학대에 의한 충격에

특징

감정적, 신체적인 충격 이후에 틀어박힌다

(갑작스러운 심한 공포, 치욕, 사고 목격, 비난, 머리 외상, 수술)

외적 자극에 영양을 받지 않는다. 대담하고 두려움을 모른다.(마비)

열로 인해 악화, 차가운 것으로 호전

발한을 제외한 분비물, 배설물이 억제된다

통증이 없다

기쁜 것에 무관심

장소

<u>정신</u>, <u>감각</u>, <u>신경</u>(뇌, 뇌척추, 교감), 폐, 호흡, 소화기관

악화

<u>감정</u>, <u>공포</u>, 갑작스럽고 심한 공포, 기쁨, <u>알콜</u>, 수면, 억제된 분비물, 가라앉는 발진, 열이 많은 곳, <u>열</u>, 뜨거운 욕탕, 잠자는 중·후, 자극, 한랭, 피부를 노출한다, 발한 중

호전

한랭, 계속 걷는다, 바깥 공기

해설

Opium에는 뇌 속의 모르핀 물질인 쾌락호르몬(엔도르핀)과 비슷한 작용이 있습니다. 이 호르몬은 아이를 낳거나 젖을 물리면서 인간애를 깨닫게 될 때 넘칠 듯이 나옵니다. 자신에게는 신의 은총이 없다고 느낄 때 이 레메디가 좋습니다.

케이스

"저는 이국에서 억울하게 1년 동안 감옥에 있었습니다. 그 뒤 어디를 가도 범죄자라는 꼬리표에서 벗어나지 못했습니다. 그래서 직업을 계속 바꿨습니다. 저는 항상 운이 안 좋고 Opium을 먹을 때까지는 힘들었습니다. 돈도 없고 지위도 없고 지옥 같은 생활을 할 수밖에 없는 상황에서 저를 고소한 사람들을 많이 증오했습니다.

Opium을 먹고 나서 다시 재판이 있었는데, 거기에서 저의 무죄가 증명되었습니다. 눈물이 나왔습니다. 선생님은 사람은 평등하다고 했지만, 그것을 온몸으로 느낀 적은 없었습니다. 신기하게도 그렇게까지 사람들을 미워했던 제가 이제는 아무도 나쁜 사람은 없다고 진심으로 느꼈습니다.

저의 인생은 이제부터 시작입니다. 지금에서야 1년 동안의 감옥생활이 제게 매우 큰 도움이 된 시간이었음을 깨달았습니다. 감사합니다."

Opium은 자식을 만드는 여신으로 여겨지고, 수확의 상징입니다. 양귀비는 어떤 땅에서도 꼭 싹을 틔우고 열매에는 씨앗을 많이 갖고 있습니다. 동종요법에서 Opium은 두 가지 특징이 있습니다. 조울증과 비슷하게 두 개의 특징은 극단적입니다. 모든 일에 과민하고 공포심을 가집니다. 그리고 공포에서 모든 게 악화됩니다. 과거의 공포가 되살아나 얼음처럼 되어 버립니다.

예를 들어, 과거에 나무를 올라타다가 떨어져서 팔뼈가 부러진 적이 있는 아이가 또 나무에 올라타면 몇 년이 자나도 갑자기 그 기억이 떠올라 공포로 인해 내려가지 못하게 됩니다. 그리고 그런 공포 때문에 간질을 일으키기도 합니다. 그런 공포를 느꼈을 때는 눈을 동그랗게 뜨고 동공은 작아져 점처럼 됩니다. 그리고 그 공포는 사람을 흥분시켜 불면이나 과민증을 더욱 악화시킵니다. 그래서 Aconite나 Coffea의 레메디와 많이 비슷합니다. 귀에는 모든 소리가 다 들리고 벌레가 넘어지는 소리까지 들리는 듯합니다. 잠자리에서 몇 번이나 자세를 바꾸고, 바꾸면 열이 나고, 또 자세를 바꾸고 합니다.

공포, 지나친 흥분이나 기쁨으로 이렇게 됩니다. 통증이 심해 참을 수 없는 반면, 통증을 전혀 못 느끼기도 합니다. 지각이 마비되어 궤양 때문에 출혈을 하는데도 통증이 없거나, 고열(40도)인데도 아무렇지 않게 놀고 있는 아이에게는 Opium이 필요합니다. 얼굴색이 보라빛이 되고 붓는 일이 많습니다. 지각마비는 장에도 영향이 주어 변비를 일으키고, 변이 나와도 새까만 염소 똥 같은 것이 조금 나옵니다. 약을 많이 복용했을 때, 모르핀을 투여했을 때, 화학요법으로 인한 멀미가 있을 때는 Opium 혹은 Ipecac입니다. 열이 나면 바로 혼수상태가 되는 아이에게도 필요합니다.

공포를 지나 아무 감정도 없어지고, 통증도 없이 죽은 사람처럼 멍하게 있는 것은 마지막의 Opium 상태입니다.

케이스

3개월 / 유아급사증후군(SIDS) *엎드리면 숨을 안 쉰다.

지금은 숨을 안 쉬면 신호를 보내주는 침대에서 자고 있다. 모유도 거의 못 먹고 잠만 자고 있다.(힘이 없다) 임신 9개월째에 자동차 사고가 나서 양수가 터져 전신 마취로 긴급 제왕절개를 했다. 출생체중 2.2kg

---

여기에는 Opium이 되는 두 가지 요소가 있습니다.
먼저 자동차 사고와 그 다음은 전신마취
Opium 200C (양귀비 씨앗 정도로 작게 해서) x 3일

한 달 뒤, 잘 울고 폐활량도 늘고 모유도 먹을 수 있게 되었는데 먹으면 토합니다.
엄마가 "역시 이 아이는 허약한 것인가요?" 라고 물었습니다. 이 때 이 아이의 근본체
질인 Silicea를 주었습니다.

Silicea   200C x 2일

지금 8개월이 되었는데, 이유식도 시작하고 전보다 매우 건강해졌습니다.

Pulsatilla(Puls.)

펄사틸라 / 할미꽃 / 식물

- 아이의 귀의 염증 No.1 레메디
- 아이들이 걸리는 병의 No.1 레메디 (홍역, 풍진, 수두, 예방접종의 해)
- 사춘기의 레메디
- 성격이나 병의 증상이 자꾸 바뀐다
- 소화기계 장애
- 울보 아이의 근본 레메디
- 거꾸로 앉은 태아

특징

감정적으로 눈물이 잘 흘린다, 기분이 쉽게 바뀌고 울보

훌쩍훌쩍 울면서 부모 곁을 못 떠나는 아이

독립적이지 않고 종속적, 버려졌다고 생각한다

사람을 기쁘게 하려고 한다, 사람의 관심을 끌고 싶다, 친구를 갖고 싶다.

목이 안 마르다(젖이나 젖병으로는 먹는다)

돌봄을 받고 싶다

분비물이 무색이거나 연두색 비슷함

천식

관절염

생리 불순

정소염

아토피성 피부염

장소

정신, 감정, 정맥, 점막(혀, 위, 장, 여성생식기, 비뇨기), 호흡기, 오른쪽, 오른쪽의
심장

악화

따뜻함(공기, 방, 음식, 음료, 침대), 참는다, 밤, 휴식, 움직이기 시작, 지방(돼지),
바람, 습한 공기, 바람이 안 통하는 곳, 푸짐한 식사, 사춘기, 임신, 혼자 있는 것

호전

추위, 신선한 공기, 차가운 음료·음식, 운다, 목욕, 자기를 지켜주는 사람과 같이
있다

해설

　엄마와 탯줄이 안 끊겨져 있습니다. 엄마가 없어지면 인생이 사라진다고 생각하
는 게 Pulsatilla의 아이입니다. 모유만 찾고 다른 것은 싫어합니다. 엄마 품에서 젖
을 먹으면서 편하게 살고 싶어 합니다. Pulsatilla는 거꾸로 태어난 아이의 레메디
이기도 합니다. 그들은 자궁 속에서 계속 엄마랑 같이 있고 싶어 합니다. 유치원
에 들어가거나 엄마가 일을 하게 되어 떨어지는 상황이 되면, 귀가 아프거나 천식
에 걸리거나 편도가 붓거나 감기에 걸리거나 해서 계속 병을 만들어내고 어떻게 해
서든지 집에서 엄마랑 있으려고 합니다. 버림을 받는 것이 Pulsatilla의 테마입니다.
"이제 젖은 그만 먹는 거야", "이제 다 컸으니까 혼자 자라", "학교에 가라" 등 어리
광부리고 싶은데 못하는 일이 많아지면서 병에 걸리기 시작합니다.

　또 Pulsatilla는 억제된 레메디라고도 말합니다. 약으로 병을 억제한 경우나 예방

접종을 받았을 때 해독시키는 레메디입니다.

의존만 하는 게 아니라, 혼자 살아가게 해주는 레메디입니다. 혼자 떠나는 것은 쓸쓸하지만 이 과정을 거쳐야 독립심이 강해지고 사소한 일에도 흔들리지 않는 아이로 키울 수 있습니다. 마치 엄마 호랑이가 새끼 호랑이를 계곡에 떨어뜨리는 것과 비슷합니다. 이런 과정을 거치지 않고 언제까지나 엄마가 아이를 보호하고 있으면, 초등학교에 들어가서 아이 스스로 해야 하는 학교생활을 따라가지 못하고 심지어는 등교 거부까지 하게 됩니다. 다 커서도 손가락을 빨거나 부끄럼을 많이 타고 바로 웁니다. 늘 다른 사람의 사랑을 받고 싶어 합니다.

아이가 병에 걸렸을 때, 그것이 어떤 병이든 먼저 주는 레메디가 Pulsatilla입니다. 어떤 아이라도 병에 걸리면 일단 '엄마!'하면서 엄마한테 매달립니다.

Pulsatilla는 아이의 분비물에도 좋습니다. 그리고 사춘기 때 어른이 되기 어려워하는 젊은이에게도 좋습니다. 그리고 Pulsatilla는 홍역의 NO.1 레메디입니다.

케이스

4살 여자아이 / 젖을 떼지 못한다.

동생에게 한쪽 젖을 먹이는데, 이 아이가 다른 한쪽 젖을 먹고 있어서 곤란하다.

엄마: 요즘 보육원에 가기 시작했는데 익숙해질 때까지 힘들었습니다. 떨어지기 싫어서 매일 우는데도 저는 강하게 마음을 먹고 보육원에 놔두고 옵니다. 젖을 안 먹이는 게 이 아이한테 상처로 오래 남을까요?

유이: 어머니, 그렇게 죄책감을 가지고 있으면 젖을 끊을 수 없습니다. 언제까지나 젖을 먹을 수는 없다는 걸 알아차리게 해주는 게 중요합니다.

엄마: 아이가 곰돌이 인형을 좋아하는데, 엄마하고 아기 인형이예요. 두 인형은 끈으로 묶여 있고요. 얼마 전에 그 끈이 끊어져서 아기 곰이 떨어졌을 때 "아기곰이 버려졌어"라면서 엉엉 울었어요. 제가 억지로 보육원에 데리고 가고 있어서 그 곰이

자기 자신이라고 생각하는 것 같아요. 불쌍해요. (눈물을 흘린다.)

이 어머니는 자기가 어렸을 때 어머니가 돌아가셔서 그런지, 슬픔이 많이 쌓여 있고 매우 감정적입니다.

아이에게 Pulsatilla 200C x 3일
엄마에게 Pulsatilla 200C x 3일

젖을 끊지 못하는 이유는 아이한테만 있지 않습니다. 엄마가 젖을 먹이고 싶다는 마음을 갖고 있으면 젖을 잘 끊을 수 없습니다. 이 어머니 자신이 만족을 하지 못했던, 자기 어머니와의 깊은 상처 때문에 아이를 떼어내지 못하고 있습니다.

Pyrogen(Pyrog.)

파이로젠 / 쇠고기 썩은 물 / 노조드

- 타박상을 당한 것 같은 화끈한 통증(완화시키려면 움직여야 한다.)
- 악취가 나는 배설물, 분비물
- 쇠약한데 안절부절 못한다
- 패혈증성 질환에서 오는 만성질환
- 고열

특징

차가운 것으로 악화

안절부절 못한다

뜨거운 욕탕을 좋아한다

장소

혈액, 심장, 순환, 근육

악화

차가운 습기, 방귀, 밤

호전

동작(자세를 바꾼다, 강하게 흔들린다), 열, 뜨거운 욕탕, 압박

해설

이것은 쇠고기의 썩은 물에서 만든 레메디입니다. 해외에서는 동종요법의 항생제, 소독제, 살균제로 알려져 있습니다. 이것은 항생제 같이 정말 균을 죽이는 게 아니고, 세균이 증식하는 원인인 생명력의 막힌 부분에 작용해서 부패를 막는 것입니다. 세균을 죽이는 것은 대처요법이고, 세균이 번식하는 원인을 밀어내는 방법이 동종요법입니다.

Pyrogen은 패혈증, 부패되어 가는 증상에 좋고 고열이 지속되면서 혈액에 독을 만들고 부패하는 것에 사용합니다. 열이 오르내리기를 반복하는 상태에도 적합합니다. 상처가 쉽게 곪아 염증을 일으키고 거기서부터 부패하는 경우에도 사용합니다. 산욕열에 적합하고 태반의 일부가 남아 있어서 고열이 나고 몸이 부패하기 시작할 때 사용합니다.

특히 포도상구균 감염에 사용합니다. 생명력이 떨어져 목소리가 모기 소리만한 사람, 이상한 불안감, 욕창, 가느다란 맥박, 매우 안절부절 못하고 망상, 끊임없이 땀이 나는 사람에게 씁니다.

케이스

8살 남자아이/ 상처가 괴사

황색포도균 때문에 발에 난 상처에 고름이 나오고 낫지 않는다. 항생제, 스테로이드도 사용했지만 악화만 된다. 지금은 서혜부 림프절이 부어 걷지 못한다. 악취가 나는 땀을 흘려도 미열 상태에서 안 내려가고 조금씩 올라가는 경향이 있다. 오늘은 39도라고 한다. 어떻게 해야 할지 모른다면서 어머니한테 전화가 왔다.

급한 상황입니다! 괴사에는 Scale 등이 있지만, 고열이 나거나 염증이 오래 된 경우는 백혈구가 줄어들어서 패혈증이 될 수도 있습니다.

Pyrogen   30C x 1 하루에 3번(아침, 점심, 저녁)
동종요법 C크림   (상처부위에)

이틀째, 열이 내려가고 고름이 나왔던 상처가 건조해지면서 얇은 피부가 나오기 시작했습니다.

Rhus-tox(Rhus-t.)

러스 톡시코덴드론 / 덩굴 옻나무 / 식물

- 염좌와 접질림의 No.1 레메디
- 근육 통증과 뻐근함, 굳어짐, 류머티즘
- 큰 관절(허리, 어깨, 목)
- 수두, 대상포진(헤르페스), 홍역, 독감
- 아토피(빨간 두드러기와 가려움증)

특징

매우 불안해하고 온 몸이 굳어 있다

너무 불안해서 들에서 큰소리로 외치고 싶다

불안해지면 누가 자기를 죽이지 않을까 잠을 못 잔다

움직이기 시작하면 쥐가 나는 것처럼 아프지만 계속 하면 좋아진다

가만히 있지 못하고 밤이 되면 불안해진다

많이 가렵고 긁으면 진물이 나오는 발진

몸을 쭉 펴고 싶다

발열과 감기

우유를 좋아한다

항상 운동을 하고 싶다

두통, 어깨 뻐근함, 목이 굽은 사람, 타박

쉬면 병이 난다

장소

피부, 분비계, 신경, 척추, 오른쪽, 왼쪽 상부, 오른쪽 하부, 림프선, 골막, 뼈

악화

습기, 추운 날씨, 설거지, 처음의 동작, 휴식, 염좌, 한밤중 이후, 과로

호전

격하고 연속적인 운동, 열, 따뜻한 음료, 환부를 계속 움직인다, 위치를 바꾼다.

해설

　발진이 함께 오는 열병(성홍열, 수두, 홍역 등), 열로 인한 관절 통증에 적합합니다. 또 대상포진이나 태양발진, 수포 같은 아토피성 피부염으로 가려워하는 아이에게 좋습니다. 이러한 증상은 습한 기후에 악화되고 운동을 하고 나면 변화됩니다. 수두의 레메디이기도 하고(Pulsatilla, Sulphur, Ant-c.), 정소염의 레메디(Pulsatilla)이기도 합니다. 아이의 예방접종 후 관절염에도 좋습니다.

　격한 운동을 좋아해서 운동으로 에너지를 다 쓰려고 하지만, 밤이면 불안이 밀려와 깊은 잠을 못잡니다. 불 타는 꿈, 중노동이나 강제노동을 하는 꿈을 꾸어 근육이 쉴 새 없이 이불 속에서 뒹굴뒹굴 움직입니다. 그래서 일어나도 기분이 안 좋고 피곤합니다. 그러나 몸을 움직이면 조금씩 피로감이 사라집니다.

　Rhus-tox의 아이들은 겨울의 습한 기후, 태풍 오기 전, 과로, 몸을 푹 쉬게 하면 악화가 되고 따뜻함, 근육을 움직이고 바쁘게 하면 호전됩니다.

　부상이나 사고로 인한 골절, 염좌, 타박, 요통의 레메디이기도 합니다. 운동 후 목의 통증, 발열에도 좋습니다.

　목이 쉬어서(Causticum, Capsicum) 목소리가 안 나올 때 사용하면 조금씩 목소리가 나오기 시작합니다. 목이 마를 때는 우유를 마시고 싶어 합니다.

케이스

12살 여자아이 / 관절염

성장통이라 생각해서 뼈 보호제를 복용하고 있었는데 좋아지지 않는다. 10살 때 스키를 시작했다. 원래 운동을 잘해서 바로 잘 탔는데 어느 날, 스키를 타다가 넘어져서 오른발목 염좌로 깁스를 했다. 지금은 통증은 덜 하지만 오른쪽 무릎이 많이 아프다. 육상경기도 있어서 빨리 나아지고 싶다. 어깨도 쉽게 뻐근해진다. 운동을 하고 나면 온몸이 가려워져 긁으면 작은 발진이 선 같이 부어오른다. 어렸을 때는 무릎과 팔꿈치 뒤쪽에 아토피가 있었다. 몸이 굳어 있어서 준비운동을 할 때면 관절에서 우두둑 소리가 난다.

유이: 운동을 좋아해?

아이: 운동을 안 하면 졸려요.

유이: 밤에는 잘 자니?

아이: 밤에는 묶인 것 같고, 근육이 딱딱해져서 자고 싶지 않아요.

유이: 언제부터 그렇게 된 것 같니?

아이: 불이 난 꿈을 꾸고 나서부터요. 몸이 딱딱해지고 도망을 못 쳤을 때부터요.

유이: 이도 갈아?

엄마: 예, 끙끙거리면서 힘들어 할 때도 있어서 깨워줄 때도 있어요.

---

① Rhus-tox 200C x 3일

2주일 뒤

② Hepar-sulph 200C x 3일

 (이 레메디도 관절, 불이 난 꿈, 피부염에 적합합니다.)

Silicea(Sil.)

실리카 / 수정 / 광물

● 몸속의 이물질(바늘, 가시)을 내보내는 No.1 레메디

  (Sil.는 원심력이 있어 생명력을 강화시키고 자기 자신이 아닌 것을 밀어내기 때문에 몸 안에 심장박동기나 코일을 넣은 사람은 주의해야 함)

● 몸이 작은아이(미숙아)의 근본 레메디

● 예방접종의 해

● 허약한 사람

특징

자신감이 없고, 걱정이 많은 아이

몸보다 머리 쓰는 것을 좋아한다

마음으로는 반항해도 다른 사람에게 바로 동조한다. 사람에게 의존적이다

추위를 많이 탄다. 뼛속부터 춥다.

땀이 많이 나고 냄새가 난다(특히 손발)

몇 번이나 같은 병을 반복하고 고치기 어렵다

소리에 민감하다

소화흡수가 나쁘다, 변비

목이 쉽게 마른다

농이 쉽게 난다

귀가 아프다

모든 것이 느리다

장소

신경, 분비계, 영양계, 뼈, 피부, 왼쪽, 오른쪽, 손발톱, 머리카락, 귀

악화

차가운 바람, 틈새 바람, 습기, 우유, 예방접종, 약

호전

몸을 따뜻하게 하고 덮는다, 뜨거운 욕탕, 휴식

해설

뒤에서 밀어주는 레메디입니다. 머릿속에서만 생각을 하다가 행동에 옮기기가 어렵습니다. 50%의 에너지만 사용하면서 몸 상태를 봐가며 힘든 일에는 도전하지 않고 살아가려고 합니다. 허약하고 쉽게 포기합니다. 추위를 많이 타서 옷을 많이 입고 모자를 쓰고 장갑도 낍니다. 이 아이들에게는 열을 빼앗으면 치명적입니다. 밖에서 오는 영향(사람, 격한 운동, 통증, 소리 등)에 민감하게 반응합니다. 아이인데도 뜨거운 차를 마시고 싶어 하거나 뜨거운 욕탕에 들어가고 싶어 합니다. Silica의 아이는 자궁과 같은 체온을 요구합니다. 저체중으로 태어난 아이에게 필요한 것은 따뜻한 열이기 때문에 목욕은 시키지 마세요. 태어났을 때 양막을 묻힌 채 다 마르기 전까지는 목욕을 시키지 않는 게 좋습니다. 그리고 솜으로 감싸주거나 알루미늄호일로 싸주면 인큐베이터에 안 넣어도 됩니다. 그리고 자연의 햇빛을 쬐어주세요. 인큐베이터는 아무리 성능이 좋아도 인공적인 열과 빛을 공급하기 때문에 좋은 결과를 얻을 수 없습니다.

소화부족으로 흡수를 하기 어렵기 때문에 항상 작고 유리처럼 약한 아이입니다. 상처가 잘 아물지 않고 고름이 많습니다. 손발톱도 약해서 쉽게 휘거나 금이 갑니다. 운동을 잘 못하고 혼자 책을 읽는 쪽에 힘을 씁니다. 자신이 없고 겁이 많고 어

떤 일에도 도전하려고 하지 않습니다. 겨울이면 감기에 쉽게 걸리고 중이염, 편도염, 아데노이드에 염증이 생깁니다. 이것들을 수술해서 잘라내기 전에 Silica를 사용해보세요.

Silicea는 Sulphur와 많이 비슷합니다. 만능 레메디라고 볼 수 있습니다. 이 레메디로 많은 사람들이 생명력에 영향을 받고 있습니다. Silicea를 먹으면서 진실의 자신감이 살아나고 모든 일에 책임과 용기를 가지고 활동할 수 있게 됩니다. 그러나 체독이 많이 쌓여 있는 사람은 먼저 '간, 신장, 췌장세트'를 먹고, 해독을 천천히 시키면서 사용해보세요.

케이스

4살 남자아이/ 중이염

미숙아(2kg)로 태어났다. 반복되는 감기와 중이염. 이관이 항상 막혀 있어서 귀가 잘 안 들린다. 이관에 튜브를 넣었지만 그래도 농이 막힌다. 코가 막히고 녹색 고름이 나온다. 잘 때 입을 벌리고 자서 편도도 부어 있다. 아데노이드는 2살 때 수술해서 잘라냈다. 허약하고 체구도 작다.

Silicea   200C x 3일

먹고 나서 바로 고열이 나고 코, 눈, 입에서 노란 고름이 계속 나온다.

아버지: 병원에 가봐야 되는 게 아닐까요?
유이: 지금은 Silicea 때문에 자기치유력이 활발하게 움직이면서 증상을 밀어내고 있어요. 조금 더 상태를 보시는 게 좋을 것 같습니다.

이틀이 지나 열은 내렸지만, 일주일 동안 고름이 계속 나왔습니다. 하지만 그 뒤부터 잘 먹고 몸도 많이 커진 것 같습니다. 감기에도 잘 안 걸리게 되었습니다.

동종요법에서는 레메디로 생명력이 활성화되면서 불필요한 것이 빠져나가면서 일시적으로 악화가 나타날 수 있습니다.

Staphysagria(Staph.)

스타피사그리아 / 참제비고깔꽃 / 식물

- 굴욕을 당하거나, 자존심이 상했을 때 No.1 레메디
- 분개, 분노나 상처를 참고 있다
- 성폭력

특징

억압당한 감정, 겉으로는 평안하고 상냥해 보이지만 내면에서는 깊은 상처를 입은
사람

누가 만지는 것에 민감함

다른 사람의 무례에 민감함

성적으로 지배당하기 쉽고 자위에 푹 빠진다(마조히즘적인 생각)

회음수술 등 수술 후, 출산(제왕절개)

자살의 실패 후(특히 칼로 자른 사람)

다른 사람이 경계를 넘어 자신의 마음속으로 밟고 들어와서 당한 느낌

누군가의 지배를 받고 있는데 그것을 그만 두지 못할 때

"왜 나만? 내가 뭘 했다고?"라고 생각한다

머리에 이가 있다

전립선염, 정소염, 방광염

분노를 참고 있다

배앓이, 멀미

몸이나 마음에 칼로 자른 것 같은 상처

장소

신경, 이, 생식기, 비뇨기계, 선유조직(눈꺼풀, 피부), 분비계, 오른쪽

악화

감정(굴욕, 모욕, 슬픔, 싸움, 억압 등), 차가운 음료, 과도한 성관계, 낮잠 후, 폭력, 수술, 사람 취급을 못 받았을 때

호전

아침식사, 따뜻한 것, 편하게 함, 분노를 표현한다.

해설

　'왜 화를 안 냅니까?'라고 물으면 '화를 내는 게 무슨 의미가 있습니까?'라면서 화를 안 냅니다. 하지만 치밀어 온 분노는 어디로 가면 좋을까요. 그것은 세포에 들어가 굴욕감이 가득해져 곧 폭발하려고 합니다. 그런 세포를 수술로 자르면 주눅이 들어 재생하려고 하지 않고 켈로이드(화상의 흔적)를 만들기도 합니다. 항상 불공평하고 부당한 취급을 받고 희생이 되는 레메디입니다. 굴욕에 가득 차고 분노를 가슴에 담고 있습니다. 세상은 자기에게 너무 엄격하다고 느끼지만, 거기서 해방이 되어야 한다고는 생각하지 않고 포기하는 레메디입니다. 부모가 자기를 혼내는 이유는 자기가 나쁘기 때문이라고 끝까지 자기를 비하합니다.

　마지막에는 자학행위를 합니다. 머리를 쿵쿵 벽에 부딪치거나, 아토피성 피부염을 막 긁거나, 자위행위에 빠지기도 합니다.

　Staphysagria의 아이에게 가르쳐야 하는 것은, 늘 피해자로 있으면 결코 행복할 수 없다는 것입니다. 가끔은 화를 내고 반격을 해야 한다고 일러주어야 합니다.

　Staphysagria를 복용하면 이때까지 쌓였던 분노나 굴욕감이 나옵니다. 어떤 사람은 강간을 당했는데, 자기가 나빠서 그런 일을 당한 것이라고 스스로를 공격하

고 있었습니다. 30년 지나도 20살 때 있었던 강간 사건에 대해 아무것도 못하고 있었습니다. 몸(마음 깊숙이)에서는 굴욕을 느끼고 있는데, 마음으로는 자기를 공격하고 있기 때문입니다. 20살 때 만족하지 못했던 자신이 울고 있는 것입니다. 과거의 사건을 해결하지 못하고 지금까지 왔기 때문에 50살이 되어도 그것에 얽매어 있습니다. 이러한 불행에서 빠져나가기 위해서는 분노, 특히 미운 감정을 마음속에 두지 않고 드러내야 합니다.

Staphysagria는 그런 감정을 가지고 있다는 것을 알아차리게 해주는 레메디입니다. 인생에는 여러 가지 고난이 일어나는 것입니다. 그때그때 고난 속에서 나오는 감정을 내보내고 해결하는 것이 집착하지 않는 마음을 지니는 비결입니다. 집착하면 거기에 상념이 남습니다. 우리의 본래 모습은 병도 없고 고통도 슬픔도 없는 것입니다.

케이스
어머니 27살, 아이 5살

어머니: 저는 나쁜 엄마입니다. 짜증이 나면 아이를 때립니다. 저희 엄마도 아빠한테 폭력을 당하고 그 스트레스를 저한테 풀었습니다. 저는 항상 맞고 자랐습니다. 그래서 집에 있기가 싫어서 일찍부터 집을 떠나 바로 결혼을 했습니다. 남편은 친절한 사람이라고 생각했는데, 전혀 그렇지 않고 말이 없다가 화가 나면 저를 때렸습니다. 이제 이혼을 하고 2년이 되는데 이혼을 했던 때에는 스토커처럼 저를 찾아다녀서 여러 번 이사를 갔습니다. 지금은 낮에는 일을 하고 저녁이면 피곤한 상태로 집에 들어갑니다. 아이가 책을 읽어 달라, 밥을 달라고 하면 짜증이 납니다. 아이가 집안을 어지럽히면 화가 나서 때립니다. 저 같은 나쁜 엄마는 아이를 가지면 안 되었나 봐요.

유아: 어머니, 자기 자신을 매우 나쁘게 이야기하시는데요, 이 아이는 이런 것을 다

알고 어머니한테 온 것입니다. 이 아이가 없었다면 벌써 이 세상을 떠날 생각을 했을 것 같은데요.

어머니: 맞습니다. 저는 부모도 형제도 도와줄 사람이 없습니다. 이 아이가 있어서 못 죽을 때가 많았죠.

유이: 저기, OO양, 엄마를 제일 좋아하지요?

아이: 응! 좋아해요!

유이: 그것 보세요. 어떤 인연으로 어머니와 자식 사이가 되었기 때문에 화를 내고 때려도 두 사람 사이에는 강한 끈이 있으니까 걱정하지 마세요. 맞고 자란 사람은 자기가 크면 아이를 때리고, 그 아이도 자기 아이를 때립니다. 인과의 흐름을 끊기 위해서는 쌓인 분노를 다 뱉어내 버려야 합니다. Staphysagria는 그런 레메디입니다. 두 사람 다 먹어요.

어머니 Staphysagria 200C x 3일
아이　 Staphysagria 200C x 2일

Stramonium(Stram.)

스트라모니움 / 흰 독말풀 / 식물

- 심한 폭력
- 심한 공포
- 어두움에서 악화, 빛으로 호전
- 억압된 분비물, 배설물
- 경련성 질환(자주 일어난다)
- 혼자 있으면 악화, 누군가 함께 있으면 호전

특징

폭력, 공포, 화남, 파괴적, 협박적, 경련

공포(어두움, 터널), 갑작스럽고 심한 공포

밤에 놀라고 몽유병이 있는 아이

말더듬과 경련

분비물, 배설물이 감소

경련성 질환(마음대로 되지 않는 경련성 움직임)

심한 갈증, 특히 신 것을 마시려고 한다

빨간 얼굴

장소

뇌, 정신, 순환(목, 피부), 척추신경, 근육, 생식기

악화

빛나는 것, 갑작스럽고 심한 공포, 수면 후, 어두움, 약한 어두움, 흐린 날씨, 억압, 혼자 있을 때, 마시려고 할 때, 특히 액체. 누가 만진다

호전

빛, 사람과 같이 있는 것, 따뜻함, 냉수

해설

　고열로 인한 환각, 환청이 특징입니다. 이 아이는 한밤중에 소리 지르고 공포 때문에 미친 듯이 웁니다. 그래서 불을 켜고 잠자고 싶습니다. 뭔가 온몸이 얼어붙는 듯한 공포를 느끼고 있을 수 있고, 또 그런 경험을 하고 나서 고열이 나고 환각이나 환청을 경험하게 됩니다. Stramonium의 열은 손발이 얼음처럼 차갑고, 확실히 40도를 넘는 열이 납니다(이것은 Cuprum과 같습니다).

　그리고 뇌염이 될까봐 두려워합니다. 그래서 항상 엄마와 붙어 있으려 하고, 어두움을 무서워합니다. 유령이나 개의 환각을 보고 흥분해서 잘 수 없기 때문에 계속 말합니다. 어른이 되도 어두움을 싫어하고 터널에 못 들어갑니다. 광적으로 환상, 환각, 환청의 레메디이고 종교에 대해서도 광신적이 되기 쉽습니다. 밤에 울고, 악몽을 꾸고 울면서 일어나는 아이, 그리고 잘 잠들지 못하는 아이에게 사용합니다.

　Stramonium의 아이는 사람이 가까이에 있기를 원합니다. 공포 때문에 말을 더듬기도 합니다. 제 케이스는 담력 시험으로 무덤을 갔다 오고 나서 말더듬이가 된 아이에게 잘 적용되었습니다.

케이스

5살 여자아이 / 독감으로 인한 고열(40.5도)

뇌염이 아닐까 해서 급하게 업혀 왔다. 망상 상태이고 가끔 눈을 뜨면 '무서워, 무

서워'하며 외친다. 무엇이 무섭냐고 물으면 '곰이 쫓아온다! 곰에게 잡아먹히려고 해!'라며 운다.

Belladonna도 Gelsemium도 효과가 없다고 엄마는 한탄한다.

그 자리에서 Stramonium 200C

공포감이 덜해졌는지 더 이상 외치지는 않았습니다.

5분 뒤 다시 복용.
입에 넣자마자 푹 잠들었습니다.

Sulphur(Sulph.)

설퍼 / 유황 / 광물

- 피부질환(아토피, 습진, 건선, 여드름)
- 새벽에 설사, 치질
- 천식, 목의 통증
- 염증, 몸속의 독(Nux-v.와 함께)
- 장난꾸러기 아이들의 근본 레메디(Sulph.의 아이는 지저분해 보인다)

특징

철학적, 위대한 사상, 상상력이 풍부하다

자기중심적(에고이스트), 규칙에 따르지 않는다, 고집이 세다.

성격이 밝다, 현학적, 게을러서 정리를 잘 못한다.

고소공포증

바깥 공기를 좋아한다, 덥고 숨 막히는 방은 참을 수 없다.

오전 11시에 배가 고프다, 분비물에서 냄새가 나고 상처가 빨리 안 낫는다.

몸이 뜨겁다

단 것과 매운 것을 매우 좋아한다. 배가 고프면 기력이 약해진다.

쉽게 잊어버린다

병을 밖으로 내는(습진) 경향이 있다

밤에 질식할 것 같다

입술, 귓속, 항문이 빨갛다

계란이 썩은 것 같은 트림이나 입내

즐거운 꿈을 꾸다가 웃는다, 여러 이미지가 떠오른다, 창작을 잘한다.

장소

피부, 소화기계, 순환기계(정맥, 문맥, 복부), 점막, 직장, 두정, 발바닥, 왼쪽

악화

뜨거운 방, 따뜻한 잠자리, 목욕, 오전 11시, 새벽, 휴식, 대화, 환경의 변화, 과로, 우유, 발진을 억제한다(약이나 온천으로)

호전

바깥 바람, 발한, 동작, 건조한 기후

해설

　자아(自我)가 진아(眞我)로 바뀌는 레메디입니다. Sulphur는 자신이 바르고 훌륭하다고 생각해 자기 자신을 열심히 칭찬하고, 다른 사람들과 어울려서 뭔가를 하지 못합니다. 컴퓨터 프로그램을 만드는 사람처럼 자기가 개발하는 데 빠져버리고, 그 대가를 많이 받고 싶어 합니다. 윗사람 말을 듣지 않고 자유롭게 자기가 만든 규칙에 따릅니다. 이러한 사람은 큰 병에 걸리지 않고, 신기하게도 레메디를 복용하면 할수록 Sulphur의 경향이 나옵니다.

　자기중심적인 Sulphur는 피부질환이나 설사는 있어도 암에 걸린 사람은 없습니다. 피부의 문제에 적합한 레메디입니다. Sulphur는 생명력의 회전력을 높여 줍니다. 그래서 몸속의 독이 쌓여 있는 사람은 원심력으로 인해 밖의 피부로 뛰어 나갑니다. 그래서 피부가 가렵고 따끔하고 빨개집니다. 입술과 항문, 콧속, 귓속이 빨갛습니다.

　Sulphur의 아이의 몸은 뜨거워서 항상 발을 이불 밖으로 내밀고 있으며, 높은 온도로 상태가 나빠집니다. 깔끔한 옷차림을 싫어하고 겨울에도 옷을 입기 싫어합니다. 방 정리를 못하는데도 필요 없는 것을 많이 모으는데다가 소유욕도 강해서 아

무 것도 버리지 못해 방이 매우 지저분합니다.

자기중심적이고, 게으르고, 아무데서나 앉으려고 합니다. 호기심이 강해 모든 것을 알고 싶어 합니다. 재미있는 것에만 흥미를 느낍니다.

Sulphur는 염증에 적합하기 때문에 많은 증상에 사용합니다. 하네만이 발견했을 때 Sulphur는 매우 빈도가 높은 레메디였습니다.

또 Sulphur는 영적인 문제에도 적합하고 생명력의 정체와 나쁜 에너지를 해방시킵니다. Sulphur를 복용하면 자기답게 살 수 있게 됩니다. Sulphur는 내적인 틀을 최대한 넓혀 주고 동심으로 돌려주는 레메디이기도 합니다. 그리고 예방접종의 해에도 적합합니다.

케이스

10살 남자아이 / 반복되는 피부질환

단것을 끊지 못한다. 항상 늘어져 있고, 코피가 자주 나온다. 단것을 먹으면 배에 두드러기가 난다. 그 두드러기가 터지면 계란 썩는 악취가 난다. 땀이 많이 흘린다. 수다를 많이 떠는데 내용이 없고 앞뒤가 바뀌어서 이야기가 잘 안 된다. 방을 정리하라고 몇 번 말해도 듣지 않아서 발 디딜 공간도 없다. 물건을 버리지 않는다. 자세가 나빠 선생님한테 자주 혼난다.

Sulphur 200C x 3일

피부는 많이 좋아졌다. 초콜릿을 먹어도 괜찮아졌는데, 예전보다 안 먹게 되었다. 학교에서 늘어져 있는 일도 줄어 선생님한테 칭찬을 받았다. 여전히 방을 치우지 않고 쓸데없는 것을 자꾸 주어온다.

Sulphur를 복용하면서 아이의 본래 모습이 드러나기 때문에 여러 가지 흥미를 갖게 되고 물건을 더욱 모으려는 경우도 있습니다.

Tarentula hispana(Tarent.)

타렌툴라 / 스페인 거미 / 동물

- 주의가 매우 산만하고, 한시도 가만히 있지 않는다
- 무도병, 틱 장애
- 음악이나 리듬(춤을 추는 것)으로 호전
- 과잉행동장애(계속 손발을 움직인다)
- 바깥 공기를 쐬려고 한다.
- 고통을 줄이기 위해 좌우로 뒹군다
- 이상한 성적 흥분
- 향신료가 많이 들어간 음식을 찾는다

특징

성미가 급하다

지나친 흥분을 참지 못한다

약삭빠르다, 교활

돌발적인 충동

아주 빠르다

움직이면 호전되고 바깥 공기를 쐬면 호전된다

누가 만지는 것을 혐오

근육이 마음대로 움직임

찬 물을 많이 마신다

장소

신경, 심장, 척추, 호흡, 여성생식기, 오른쪽

악화

접촉(환부에), 한랭, 소리, 주기적(같은 시간, 매년), 월경 후, 저녁, 날씨 변화, 계속
걸어 다녀야 하지만 걸으면 악화

호전

긴장을 완화하는 것(쓰다듬다, 발한, 흡연) 바깥공기, 음악, 말을 타다

해설

 약삭빠르고 사람을 잘 조절합니다. 험한 농담을 하면서 많이 웃습니다. 모든 사
람에게 공격적이고, 야단을 맞거나 잔소리를 들어도 실실 웃고 있습니다. 사람을
따르기 싫어하고 야성적인 사람입니다.
 Tarentula의 마음속에는 이루어지지 않는 사랑이 있고, 그것에 상처를 받아서 세
상을 비웃게 되는 것 같습니다.

케이스 1

15살 반항기 / 모든 것을 망가트리는 아이, 학교에 안 간다.
어머니가 집을 나가고, 아버지와 둘만 남았다. 사춘기에 들어서서 불량해지고 아버
지한테 욕을 한다. 이전에 담배 자판기를 망가트려서 잡혔다. 어머니에 대한 그리
운 마음은 어머니가 전화를 해서 새로운 생활을 하고 있다는 것을 알고 난 후, 두
번 다시 입 밖에 내지 않았다. 그때부터 반항이 심해지고 빗나가기 시작했다.

 Tarentula를 먹이고 아버지한테 어머니가 없는 슬픈 감정을 이야기했다. 그리고

나서 안정이 되고 조용해져 예전과 달리 거짓말도 안 하게 되었다.

타렌툴라로 만든 레메디이고 헌팅턴무도병, 과잉행동장애, 틱 장애에 적합한 레메디입니다. 1초도 가만히 있지 못합니다. 유일하게 음악을 듣고 있을 때 리듬에 맞춰 움직이고 춤을 춥니다. 항상 흥분하고 물건을 망가트리는 것에 의미를 두는 아이들을 진정시키려면 쿵덕거리는 음악을 듣게 해야 합니다. 충동적이고, 하고 싶은 것이 있으면 앞뒤 생각하지 않고 행동하기 때문에 물건을 망가트리거나 뒹굴거리거나 합니다. 걷는 것도 폴짝폴짝 마치 등에 실을 달고 조정하는 것 같습니다. 약삭빠르고, 거짓말을 하고, 자기만족만을 추구하고, 꾀병을 부려 어른을 속이려고 합니다. 그러나 자기가 다른 사람한테 통제당하는 것은 참을 수 없습니다. 갑자기 사람을 때리기도 합니다. 물건을 훔치고 숨기는 버릇이 있습니다. 원색을 좋아하고 특히 줄무늬를 좋아합니다.(녹색, 검정색, 노란색, 빨간색의 줄무늬). 신경에 천개의 침으로 찌르는 것 같은 통증이 있습니다. 패혈증 같이 병이 부패하는 (Pyrogen) 방향으로 갈 때 사용합니다.

케이스 2

7살 여자아이 / 등에 자주 종기가 생긴다.

더위를 타는데도 밤에는 발이 차가워서 잠을 잘 수가 없다. 학교에서는 주의가 산만하고 생각을 잘 못하기 때문에 간단한 맞춤법도 잘못할 때가 있다. 시험 볼 때 답을 써야 할 곳에 답을 안 쓴다. 답안용지에 이름을 안 쓴다. 눈은 빛나고 있다. 빨간색에 노란 꽃무늬 옷을 입고 있다. '앉아 봐'라고 하면 '싫어'라면서 안 앉는다. 상담실에 있는 화분의 잎을 아무생각 없이 뜯는다. 마침 비발디의 〈사계〉의 '여름' (박자가 빠른)이 흘러나왔는데, 갑자기 머리를 흔들고 리듬감 있게 발을 움직인다. 어머니가 아이 방을 청소했더니, 빵이나 과자 부스러기가 말라서 책상 서랍에 들어 있었다. 거미를 무서워하고 밤에 어머니 이불 속으로 들어온다.

Tarentula 200C x 3일

2알 복용하고 나서 고열이 나왔다. 많은 동물들이 침대 위에서 깡충깡충 뛰는 환각이 나타났다. 다음 날에는 열이 내려가고 편해졌다. 지금은 많이 안정되었고 학교도 즐겁게 다니고 있다. 악몽을 꾸지도 않고 어머니도 푹 잘 수 있게 되었다.

Thuja(Thuj.)

투자 / 측백나무 / 식물

- 예방접종의 해(특히 천연두), 약 부작용
- 자기는 미운 사람이고 사랑 받을 수 없다고 자기비하를 하고 있다
- 춥고 습한 날씨로 악화
- 연두색, 혹은 녹색의 분비물
- 기름이 많은 피부, 손발톱의 문제
- 양파를 먹을 수 없거나 또는 생 양파를 먹고 싶어 한다
- 사마귀, 항문이나 성기에 생기는 종양, 폴립

특징

고정관념, 광신, 몸이 약한 느낌

폐쇄적이지만 예의 바르고 친절함

영유아기 때부터 면밀하게 만들어낸 가짜의 모습으로 사회에서 살아간다

억압된 임질

떨어지는 꿈(예방접종 후)

만성비뇨기 혹은 난소(특히 왼쪽 난소)질환

장소

점막(비뇨생식기: 장), 정신, 신경, 후두부, 림프선, 피부, 왼쪽 난소, 왼쪽

악화

차가운 습기, 잠자리에서 나오는 열, 배뇨, 임병, 예방접종, 홍차, 양파, 동작, 이야

기하다, 담배, 마취약, 수면제, 마약

호전

따뜻함(바람, 공기, 머리를 감싼다.) 대량의 분비물, 재채기, 동작, 다리를 꼰다, 접
촉, 손발을 몸으로 끌어당긴다, 바깥바람

해설

Thuja.는 생명의 나무라고 불리는 노송나무 계통에서 만들어진 레메디입니다. 이
나무는 묘지에 심으면 정화시켜 준다고 합니다.

Thuja.는 몸속의 부정, 혈액의 부정에 적합하고 약의 부작용에 적절한 레메디로
알려져 있습니다. 예방접종이나 임질 치료로 약제를 써서, 중핵이 되는 자기를 잃어
버리고 다면성이 있는 사람의 레메디입니다. 자기를 여러 사람으로 표현할 수 있고
유명한 사람이 되고 싶거나 신 내린 사람 같은 종교가가 되고 싶어 합니다. 한 가
지 일에 열정을 쏟는 스타일이고 살이 찌는 것을 참지 못합니다. 예방접종을 한 아
이에는 Vaccinium와 함께 꼭 필요한 레메디입니다.

Thuja.의 아이는 사마귀를 쉽게 만들고 피부에 사마귀를 증식하는 경향이 있습
니다. 그리고 양파 냄새가 나는 땀을 흘리는 특징이 있습니다. 코, 목, 귀에 질환이
있고 비염은 콧물이 목으로 내려오는 증상을 가지는 특징이 있습니다. 만성기관지
염 등의 병에 걸리기 쉽고 손발톱이 쉽게 갈라지고 변형되어 파고 들어갑니다.

숨기거나 거짓말을 하는 경향이 있습니다. 진실된 자신을 보여주기 싫은 경향이
있습니다.

예방접종을 하면 임질 마이아즘이 일어나는데 Thuja.도 임질 마이아즘의 연장선
에 있습니다. 사마귀는 피부에 나오는 것만이 아닙니다. 몸속에 있는 폴립도 사마
귀의 일종이고 이런 경우에도 Thuja.를 사용합니다. Thuja.로 대표되는 임질 마이
아즘 계통의 레메디는 증식한다는 특징을 보입니다. Thuja.는 옛날에 임질 치료에

썼습니다. 습한 날씨에 악화됩니다.

아이들의 특징에는 아래와 같은 것이 있습니다.
-말을 할 때 마지막까지 말을 안 한다.
-몸에서 혼이 빠진 것 같고, 뱃속에 무언가가 살고 있는 것 같이 멍한 상태
-비뇨기계의 병이나 천식
-출생반점이 손이나 팔에 있다
-어린애 같은 밝음이 없고 사소한 것에 신경을 쓴다.
-결벽증

  땀이 자주 난다고 했지만, 땀이 나는 곳은 옷으로 덮인 부분이 아니라 노출된 부분입니다.

케이스

5살 / 만성중이염

반복되는 감기. 가끔 이불에 실수를 한다. 중이염이 될 때마다 약을 먹고 있었다. 귀에 진물이 항상 나오고 있다. 감기에 걸리면 기관지염이 되기 쉽다. 녹색의 콧물도 나온다. 항상 킁킁 콧소리를 낸다. 예방접종 후 꼭 발열이나 습진 등 반응을 한다.(※예방접종의 부작용에는 Thuja, Silicea, Sulpher 등을 사용합니다.) 집중력이 없어지고 멍하다. 사소한 일에 화를 내거나 운다. 두려운 것을 참을 수 없다.(Thuja의 사람은 자신이 더럽다고 생각하는데, 이것은 임질 마이아즘에서 오는 것입니다.)

Thuja 200C x 3일

한 달 뒤, 중이염의 진물이 몰라보게 줄었다. 코를 파는 버릇이 줄었고,
무엇보다 활발해져서 친구들과 노는 것을 많이 좋아한다.

Veratrum-album(Verat.)

베라트룸 알붐 / 흰 박새 / 식물

- 지나친 정신적 흥분
- 과잉행동, 가만히 있지 못함
- 야심가, 수단을 가리지 않고 일을 해낸다
- 심한 오한, 일부 혹은 온몸이 차가움
- 물 같은 대량의 배설물, 차가운 땀(특히 이마)
- 설사와 구토가 동시에 일어난다
- 산미가 있는 과일, 짜고 매운 것, 차가운 것을 찾는다
- 종교적인 망상(과대망상, 자기동일성의 혼란)

특징

조숙한 아이

지적이고 성실한 아이, 철학적인 질문을 많이 한다

자랑한다

치켜세워지다

동정을 얻기 위해 꾀병을 부린다

열심히 일한다

사회적 지위에 대한 공포

거만, 매우 수다스럽다, 고결

정신이상, 때린다, 말이 많다

경련

장소

신경(복부, 심장, 혈관), 정수리, 혈액, 호흡기계, 소화기계, 왼쪽

악화

활동, 마시다, 차가운 음료, 통증과 통증의 사이, 갑작스럽고 심한 공포, 습하고 차갑다, 최소한의 동작, 월경 전, 월경 중, 배변할 때, 땀을 흘릴 때, 날씨 변화, 흐린 날씨, 마시고 나서

호전

뜨거운 음료, 걸어다닌다, 덮다, 옆으로 눕다, 정수리의 압박, 따뜻한 음식, 흥분성 음식물

해설

자기를 특별하게 여겨 자신은 신과 대화를 할 수 있다, 천국에 있다거나 힘이 많다고 말하는 사람은 Veratrum-album의 과대망상인 사람입니다. 아이인데 기도를 하거나 어른이어도 무엇인가 있으면 바로 기도를 합니다. 허영심이 강하고 의심이 많지만 똑똑해서 상대하기가 매우 어렵습니다.

가끔은 눈이 안 보이거나 말을 못하게 된다고 생각하고 자기는 헬렌 켈러처럼 살아야 하냐고 한탄합니다. 사실은 눈도 보이고 말도 잘하고 거짓말도 잘합니다.

식중독의 Ars.과 비슷하지만 Ars.보다 심한 설사와 구토를 반복합니다. 감정도 Ars.보다 걱정이 많고 Ars.보다 더 빨리 걷고 이쪽저쪽으로 돌아다닙니다. 움직이지 않으면 안 됩니다. 차가운 땀이 나고 푸르스름한 얼굴빛에 눈 밑에 다크써클을 만듭니다. 천식도 심장이 멈출 정도로 기침을 하고 고열이 나면서 환각을 봅니다. '신을 봤다'거나 '자신은 위대한 사람이다'라고 수다스럽게 말합니다.

Veratrum-album은 자신이 높은 곳에 있지 않으면 악화됩니다. 예를 들어, 오빠

가 시험에서 좋은 점수를 받고 와서 칭찬을 받았는데, 여동생이 오빠보다 좋은 점수를 받고 와서 입장이 바뀌면 여동생한테 욕을 하고 여동생한테 거짓말을 해 함락시키려고 합니다. 그리고 성적이 떨어진 것은 선생님이 안 좋아서, 친구가 나빠서라며 남의 탓을 합니다. 그렇게 할 수 있는 것도 지적으로 다른 아이보다 발달하고 있기 때문입니다.

Veratrum- album은 신경의 긴장에 맞는 레메디입니다. 그 외로 편두통, 머리의 상처, 일사병, 적리(이질 종류), 역리(이질 종류), 백일해 등에 적합합니다.

케이스

15살 여자아이 / 결벽증, 과식

피곤하면 뇌진탕을 일으키고 쓰러진다. 장딴지가 당기고, 손발이 차갑다. 자기 마음대로 안 되면 과식을 하고 토한다. 몸 상태가 좋을 때는 '엄마 사랑해!'하면서 얼굴을 뺨에 비비는데 마음에 안 드는 일이 생기면 책 같은 것을 찢는다. 이전에도 여동생과 싸우고 자기 뜻이 안 통하니까 식구들 앞에서 앞머리를 가위로 잘랐다. 다들 놀라서 보고 있으니까 크게 웃기 시작하고 그대로 쓰러졌다. 자기 방에는 아무도 들어오지 못하도록 열쇠로 잠귀 놓는다. 과식증이 된 것은 좋아하는 담임선생님(남자)한테 주의를 받고 변명를 하려고 했더니 '00는 항상 변명를 하거나 거짓말을 한다. 빨리 그 버릇을 고쳐라'라고 선생님이 말해서 반 친구들이 웃었다고 하는데, 그 일이 계기가 되었다고 한다. 그때까지 자기는 여왕 같은 존재였다.만화 주인공 같은 옷차림과 머리를 붉게 물들였다.

어머니: 어렸을 때부터 설사와 구토를 반복하고 성장이 느렸어요. 그래서 지나치게 보호하면서 키운 것 같아요.

유이: 여동생이 생기면서 자기 자리를 잃었다고 느낀 것 같아요. 그리고 학교에서의 실패가 더해져서 과식증이 된 것 같아요.

Veratrum- album   200C x 3일

O TS-21

성장통, 관절통, 뼈가 S자로 되어 있다거나 이가 잘 안 나온다거나 하는 뼈 문제에 전반적으로 적합한 영양보호 레메디입니다. 쉽게 피로를 느끼거나, 감기에 걸리기 쉽거나, 모유의 영양이 나쁘거나, 모유를 먹이는 동안 이가 많이 약해지는 증상에 적합합니다.

O TS-01

질이 나쁜 혈액에 적합한 영양보호 레메디입니다. 빈혈에도 적합합니다.

O보호제 (Hai)

폐가 약한 사람에게 적합한 혼합레메디입니다. 독감이나 감기에 걸리고 나서 천식 등 기침이 멈추지 않을 때 반복해서 사용해주세요. 신생아의 코 막힘에도 적합합니다.

그 외에 아이들을 위한 영양 보충으로 '36바이탈 기본키트'도 사용해보세요.

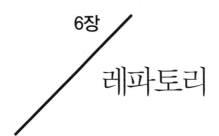

6장

레파토리

눈의 문제

눈의 염증

Acon.	눈 수술 뒤 이물에 의한 염증, 눈꺼풀이 붓고 붉어짐, 건조해지면서 열이 남, 눈내리는 날 눈부심
Arg-n.	(흰자위가) 붉고, 황색의 냄새 나는 눈꼽, 결막염
Apis	눈꺼풀이 붓고, 눈 가장자리가 붉으며 타는 듯한 아픔, 알레르기 때문에 눈 가려움
Bell.	눈물이 고여 글썽글썽해진다, 가려워서 타는 듯한 기분, 욱신욱신 맥박이 뛰는 듯한 아픔, 결막염에서부터 감기가 걸렸을 때, 충혈되고 염증이 있어 열이 난다
Merc.	각막의 염증
Puls.	노랗고 녹색의 눈꼽이 생긴다, 감기를 앓은 뒤, 아이 눈의 염증
Ferr-p.	눈의 염증
Sulph.	각막 염증으로 눈 가장자리가 붉어짐, 투명해져 안 보임, 분비물이 불투명
Euphr	눈의 염증
Sil	눈물샘이 막혀 아픔, 이물질에 의한 염증

눈의 피로

Euphr	눈의 피로
Nat-m.	두통(전두엽)이 있는 눈의 피로
Ruta	눈을 혹사시켜서 오는 충혈, 열, 통증, 피로, 시야가 어둡다
Phos.	컴퓨터나 텔레비전을 많이 봐서 피로한 눈

눈의 부상(타박)

Arn.	눈 주위 타박 등으로 파랗게 멍이 들었을 때
Calen.	각막을 비벼서 난 상처
Hyper.	눈의 신경을 다쳤을 때

Led.	눈 주위의 타박으로 검푸르게 된 내출혈
Staph.	분노나 굴욕감을 느낄 때 같이 씀

다래끼

Apis	눈꺼풀이 빨갛게 붓고 얼얼하게 아프다
Hep.	손을 대면 많이 아프고 곪았다
Nat-m.	눈 꼬리의 안쪽에 있다
Puls.	윗 눈꺼풀에 염증이 있는데 많이 아프지는 않다
Rhus-t.	아래 눈꺼풀에 염증이 있다
Sil.	곪고 있지만 고름은 나오지 않는다
Sulph.	반복적으로 생기고 타는 듯이 아픔

근시

Phos.	눈의 과한 사용으로, 성장기의 가성 근시
Puls.	사춘기의 근시
Ruta.	피로한 눈으로 인한
Gels.	영양 부족으로 인한
Chin.	간질환으로 인한
Lyc.	소화기관의 문제로 인한

사시

Gels.	후천성 사시

입의 문제

입술 포진(습진, 단순포진, 대상포진 항을 참고)

Nat-m.	햇빛을 쬐면 생김, 수포가 생김, 입가에 생김, 구강염, 생리중에 생김, 아랫입술에 생김
Phos.	윗입술에 생긴다
Rhus-t.	입술과 입가에 물집이 생기고 타는 듯한 통증
Sep.	입술에 생긴다

구내염

Ant-t.	입술에 생긴다, 독감을 앓은 뒤에
Ars.	따끔거리고 타는 듯한 통증, 몸은 차갑다
Bor	입 안의 궤양
Kali-bi.	궤양 (입천장이 뚫린 것처럼 보인다)
Merc.	따끔거리고 입냄새가 남, 침이 많이 나온다
Nat-m.	입냄새가 나고, 입술 포진이 생겼을 때
Phos.	입 천장에 생기는 것 (=Hep)
Staph.	노란색의 구내염

이의 문제

이가 날 때나 이가 늦게 날 때

Acon.	아이의 이가 날 때, 열이 나고 무서워할 때
Ars	이가 나기 시작할 때 불안해한다
Bell.	이가 날 것 같으면서 나지 않고, 잇몸이 붉게 부을 때
Calc.	발육이 늦은 아이, 유치가 날 때 임파선이나 전립선이 부어 감기 증상이 있을 때. 이가 너무 빨리 또는 늦게 나는 문제(설사, 기관지염을 수반)
Calc-p	치아의 보호제와 치아 발달을 앞당긴다
Cham.	이가 나는 게 아파 안절부절 못하는 아이, 안아 달라고 조르지만 쉽게 안정되지 않는 신경질적인 아이
Cina	이갈이
Coff	이가 아픔(차가운 것으로 호전되는 아픔), 이갈이
Dros	이가 나올 때 설사
Hyos	이가 나올 때 경련성 기침
Merc.	검은 치아가 나오면서 치아의 상태가 안 좋아지면 설사를 한다. 잇몸이 약하거나 잇몸에서 고름이 난다
Puls.	유치가 좀처럼 나지 않고, 징징거리면서 응석을 부리는 아이
Rhus-t	이빨이 났을 때 병이 든다
Sil.	유치가 늦게 나고, 몸이 작고, 림프선이 붓는, 사랑니가 나오기 어려울 때
Staph	굴욕적인 아픔
Sulph.	나오기 어렵고, 잇몸이 빨갛게 붓는 것, 염증이 있다
TS-21	뼈와 치아의 영양 공급과 보호(생명 조직염)
TS-22	유아 치아의 영양 공급과 보호(생명 조직염)

이 치료에 대한 공포

Acon.	죽는 게 아닐까 불안해한다
Arg-n.	공황 상태, 손에 땀이 나고 안절부절 못한다
Gels.	치과에 가기 전 공포감으로 부들부들 떤다, 정신을 잃을 것 같게 된다
Op	지나친 공포로 멍해진다
Stram	충격으로 이상한 표정이나 행동을 한다

이 치료

Arn.	이를 뽑았을 때, 잇몸이 다쳤을 때, 피가 멈추지 않을 때, 상처를 빨리 낫게 할 때
Bell.	욱신욱신 맥박치는 치통, 잇몸 아픔
Calen.	잇몸을 손상시켰을 때 소독
Hyper.	마취 주사나 신경치료 뒤
Hep.	충치의 응급 레메디, 잇몸에 고름이 생긴다
Mag-p.	치통, 이에 날카로운 아픔, 차가운 음료로 악화
Merc.	이 치료 뒤에 감기에 걸린 기분이 들고 침이 많이 나온다
Phos.	마취의 해독
Staph.	이 수술로 난폭하게 다루어져 분개하고 있을 때

코의 문제

부비강염

Bry.	코 건조, 두통(앞머리)
Hep.	코 뿌리 쪽에 염증이 있고 노랗고 진한 콧물이 나온다. 두통이 심하다.
Kali-bi.	축농증에 가장 많이 사용된다. 노랗고 끈적거리는 점액이 나온다. 코 뿌리 쪽에 압박감이나 막힌 것 같은 느낌이 있다. 머리 앞부분(눈썹 위) 두통, 눈 위의 통증, 만성축농증, 콧물이 목으로 넘어간다.
Merc.	부비강염 때문에 두통이 있고 귀도 아프다. 눈 위도 아프다.
Nat-m.	코에서 담백하고 물 같은 분비물이 나온다. 재채기, 눈물이 나온다.
Puls.	콧물이 연두색, 밤에 코가 막힌다. 귀에 염증이 잘 생긴다.

꽃가루 알레르기(비염) : 체질 개선이 필요하다

Apis.	붓기가 있는 꽃가루 알레르기
Ars.	콧물이 화끈거리고 윗입술이 얼얼하다. 눈물 등의 분비물도 화끈거리는 느낌이다. 천식과 함께, 만성 비염, 재채기
Carb-v.	산소결핍으로 혈액이 탁해진다. 쉽게 피곤해 함.
Hep.	노란색 콧물이 나오고 치즈 같은 냄새, 목과 귀의 통증이 함께 온다
Merc.	치과 치료 등 수은 중독으로 인한 꽃가루 알레르기, 재채기가 끝없이 나오고, 목이나 림프선이 붓는다.
Nat-m.	콧물이 담백하다. 따뜻함으로 악화, 콧물이 짜다. 태양을 보면 재채기를 한다.
TS18	꽃가루 알레르기의 영양 공급 보호 레메디(생명 조직염)
서포트 Kafu	꽃가루 알레르기의 혼합제

코의 가려움

Cina	항문의 가려움

코피

Arn.	사고나 상처로 충격을 받았을 때, 세수를 할 때 나오는 코피, 기침과 함께 나오는 코피, 피곤해서 나오는 코피, 코를 풀 때 나오는 코피
Bry.	생리 대신에 나오는 코피, 약으로 코피를 막았을 때, 아침에 일어나자마자 나오는 코피
Carb-v.	새까만 코피, 밤에 나오는 코피
Chin.	주기적으로 코피가 나온다, 빈혈과 함께, 핏덩어리가 있다
Dros.	백일해 때 나오는 코피
Hyos.	맑은 피, 질투, 분노에서 코피
Ip.	기침도 나오고 코피도 나올 때, 월경 전의 코피
Lach.	생리 대신에 나오는 코피, 월경 전에 나오는 코피, 피가 검다, 코를 파서 나오는 코피, 갱년기 여성의 코피
Merc.	잠자는 동안 나오는 코피
Phos.	코피가 잘 멈추지 않는다(혈액을 응고시킨다), 기침과 함께 나오는 코피, 아이의 코피, 쉽게 코피가 나온다, 습관성 코피, 코를 풀어서 나오는 코피, 감정적인 문제로 나오는 코피, 젊은 여성의 코피
Sep.	두통 후에 나오는 코피, 치질의 출혈과 함께 나오는 코피
TS-01	피의 영양 공급 보호 레메디(생명 조직염)

귀의 문제

귀앓이, 이염

Acon.	차가운 바람을 맞거나 갑작스런 충격에서 오는 귀의 통증, 감기 초기의 통증
Arg-n.	오른쪽에서 왼쪽으로 옮겨가는 통증
Bell.	욱신거리는 통증과 함께 빨갛게 되는 이염, 열이 나는 오른쪽 귀, 얼굴까지 아프다.
Cham.	유치가 나올 때 귀앓이, 앞으로 구부리면 통증이 심해진다. 통증 때문에 짜증스럽고 화가 날 때
Hep.	노란 농이 나온다, 림프절이 붓고 목이 아프다, 중이염
Kali-bi.	왼쪽 귀앓이(=Sulph)
Puls.	아이가 이염일 때 대표 레메디, 노란 농이 나온다, 잘 울고 엄마에게서 안 떨어지는 아이, 감기에서 오는 이염, 아데노이드를 제거한 후의 이염
Merc.	약을 먹어서 오는 귀의 문제, 이 치료 뒤의 염증, 밤에 이불 속 따뜻함으로 악화, 기압 변화에서 생기는 이염(비행기), 코를 풀면 나아진다.
Sil.	귀가 울린다, 노란 농, 고막이 찢어짐.

고막이 찢어짐

Calen.	고막이 찢어졌을 때 최고 레메디, 고막의 상처
Sil.	고막의 찢어짐, 귀의 대청소

비뇨기계의 문제

방광염

Apis.	소변을 볼 때 타는 듯한 아픔
Calen.	임병 치료를 위해 관을 넣은 뒤에
Canth.	방광염에 최고 레메디, 출혈이 있고 소변을 볼 때 얼얼한 아픔
Puls.	아이의 방광염
Staph.	성교 후 걸리는 방광염, 만성 방광염, 감기 초기

치질

Arn.	지나친 힘 때문에출산할 때도 포함)
Ars.	안쪽의 치질 출혈, 타는 듯한 아픔
Carb-v.	거무스름한 출혈
Nux-v.	가려움, 술이 원인, 만성적인 아픔으로 쉽게 초조해진다(지나친 자극물 섭취)
Sep.	임신 중의 치질, 출혈이 있다
Sil.	허약 체질인 사람의 항문 열상과 치질, 탈항이 되기 쉽다
Sulph.	얼얼하고 타는 듯이 아프고 굉장히 가렵다, 출혈이 있다

생리의 문제

월경전증후군(PMS)

Calc.	생리 전후에 악화된다. 가슴이 붓는다. 림프선이 붓는다.
Ign.	생리 전 쉽게 싸운다. 한숨을 쉰다.
Lach.	생리 전 짜증이 많이 나다가 생리를 시작하면 나아진다(출혈로 인해 편안해진다). 생리 주기가 긴 편이다. 생리혈이 검다(혈액이 탁함)
Nat-m.	생리 전에 우울해지고 짜증이 난다. 붓는다. 물이 찬 느낌. 생리 전 보름달이 뜨면 최악. 유방, 자궁의 붓기
Puls.	생리 전 감상적이 되어 눈물이 쉽게 나온다.
Sep.	여성호르몬의 혼란. 식구들을 멀리 하고 싶은 생각. 몹시 피곤함. 남편이 만지는 것을 싫어함.
Staph.	성기가 예민해지고 아프다. 강간을 당하거나 만성적인 학대를 받은 사람

갱년기장애(불규칙적인 생리, 얼굴이 뜨거워지는 것이 특징)

Bell.	갑자기 얼굴이 뜨거워진다. 생리혈이 많다. 질이 건조한 느낌이 있다.
Lach.	검은 출혈. 따뜻함으로 악화. 위쪽으로 피가 오른다(특히 머리, 목, 얼굴). 두통
Puls.	쉽게 눈물이 나오거나 짜증이 나고 기분이 자꾸 바뀐다.
Sep.	성관계가 싫어지고 관계를 하면 질이 아프다. 복부가 무거운 느낌
Sulph.	대음순이 타는 듯이 아프고 가렵다. 땀을 많이 흘린다. 항상 앉아 있고 싶다.

생리에 관한 것

Acon.	정신적인 쇼크나 공포를 느끼고 나서 생리가 불순. 차가워지면서 생리가 불순. 생리통이 오면 공포심이 생기고 안절부절 못한다.
Apis.	생리 중이나 전후에 손발이 부을 때(목은 안 마름), 타는 듯한 아픔, 오른쪽 난소의 통증, 독혈증
Bell.	두근거리는 통증, 열이 있고 무거운 느낌, 생리가 일찍 온다. 생리 때 냄새가 난다.

Ign.	실연 등 큰 충격이나 공포 때문에 생리를 걸렸다. 생리가 오면 불만이 많아지고 쉽게 짜증이 난다.
Ip.	생리 전이나 생리 중에 토하고 싶음, 배꼽에서 자궁까지 통증이 있다
Mag–p.	생리통이 매우 심할 때, 따뜻하게 하면 나아지는 생리통
Nat–m.	생리 전과 생리 중에 우울해지고 짜증이 난다. 편두통이 있다. 사람을 만나고 싶지 않다. 생리가 불규칙적이다. 피가 연하고 양이 너무 적거나 많다. 마음에 심한 상처를 받은 뒤 생리가 안 온다
Puls.	생리 전 유방이 붓는다. 생리가 불규칙적, 늦은 초경, 생리 전에 냉이 많이 나온다. 아랫배와 등에 통증이 있다
Sep.	자궁이 무겁게 늘어지는 느낌, 짜증이 나서 아무하고도 말하고 싶지 않다. 생리 기간이 길다

출산에 관한 문제

출산

Acon.	죽을 것 같은 공포심에 분만실에 못 들어간다.
Arn.	출혈과 심신의 충격을 완화시켜 준다, 출산 후에도 같이 사용(회복을 도와준다)
Calen.	회음열상, 회음절개, 제왕절개
Cham.	출산 때 통증으로 분노, 짜증을 부린다
Gels.	허리가 아프고 공포심에 덜덜 떨릴 때, 수분을 섭취하기 싫어한다
Hyper.	마취, 제왕절개에
Puls.	거꾸로 선 태아의 레메디, 출산을 빨리 진행시키는 레메디
Sep.	임신우울증, 출산 후 우울증, 자궁 탈출

출산 후

Acon.	난산 후 충격 상태, 산후에 오줌이 남아있는 느낌이 있을 때에도 좋다
Arn.	산후의 피로감과 출혈을 멈추게 해준다
Carb-v.	산후의 피로감, 아이가 숨을 안 쉴 때
Hyper.	산후에 꼬리뼈가 아플 때

모유 수유

Bell.	유방이 돌 같이 딱딱하고 열이 난다(유선염), 빨갛다
Bry.	유방이 돌 같이 딱딱하고 열이 나는데 빨갛지 않을 때
Chin.	수유(체액 상실)를 해서 체력이 떨어졌을 때
Merc.	유두가 건조하고 냄새 나는 농이 있을 때
Puls.	모유가 안 나올 때
Sil.	모유가 잘 안 나오고 유두가 갈라질 때

모유를 소화시키지 못하는 아이

Bismu.	모유 상태가 안 좋아 먹으면 토한다
Bor.	출산의 트라우마가 있을 때
Calc.	모유가 물 같고 영양이 없어서
Calc-p.	모유의 질의 문제
Cham.	분노 때문에
Cina.	심한 분노 때문에
Merc.	중금속 중독 때문에
Nyx-v.	모유를 토한다
Sil.	모유의 질이 나쁘다(아이가 토한다), 너무 약해서 모유를 거부하는 아이

감기와 독감, 열

열

Acon.	감기 초기 증상(재채기, 목아픔, 두통 등), 찬바람을 쐰 뒤, 정신적인 충격을 받았을 때, 목이 마르다, 땀이 안 나는 고열
Ars.	강한 몸살(불안감, 안절부절 못함), 찬 것을 마시면 나빠지고 따뜻한 것으로 나아진다, 설사를 한다, 콧물이 따갑다, 한밤중에 나빠진다, 고열이 계속되는 패혈증, 몸이 매우 차갑고 물을 조금씩 먹고 싶어한다.
Bar-c.	감기에 쉽게 걸린다.
Bell.	아이의 고열에 최고 레메디(단, 고열이 난다고 무조건 Bell.은 아니기 때문에 다른 레메디도 찾아보자), 목은 많이 마르지 않지만 귤 종류의 음료를 마시고 싶어한다, 얼굴이 빨갛고 눈이 글썽글썽한 감기, 머리는 뜨겁고 손발은 차갑다, 고열 때문에 짜증을 낸다, 누가 건드리는 것을 아주 싫어한다.
Bry.	감기 증세가 정체되어 있을 때, 목이나 가슴이 아프다, 마른기침이 나온다(몸이 건조하다), 관절이 아프다, 피부가 건조하다, 맥이 강하게 뛴다, 조금이라도 움직이는 것을 싫어한다.
Chin.	주기적으로 나오는 열, 말라리아 같은 증세(고열, 통증, 오한, 탈수 상태, 무기력감 등), 춥거나 덥거나 오락가락하고 땀을 내도 좋아지지 않는다, 특히 밤에 폭포 같이 땀을 흘린다, 여러 생각이 떠올라 잠을 못 잔다.
Cupr.	열 때문에 경련이나 간질을 일으킨다
Eup-per.	뼈와 근육의 통증이 있는 독감, 열 나기 전에 목이 많이 마르다, 뼈가 부서질 것처럼 아프다, 땀을 안 흘린다
Gels.	떨리고 오한(등이 으슬으슬 춥다)이 있는 독감, 피로감, 무기력감, 목이 마르지 않다, 목이 아프고 콧물이 나온다, 독감 후에 만성피로
Ip.	토하고 싶다, 소화기관계에 오는 감기나 독감, 손발에 찬 땀이 난다, 선명한 코피가 나오기도 한다
Merc.	잘 때 땀이 많이 나고 땀에서 냄새가 난다, 목이 마르다, 냉기가 아래에서 올라온다

Nat-m.	재채기와 콧물이 계속 나오는 감기와 독감, 따뜻하게 하면 나빠진다, 열꽃이 핀다(헤르페스), 몸은 추운데 햇볕을 쬐면 더 안 좋아진다.
Puls.	아이의 고열(열은 있는데 목이 마르지 않은 게 특징), 열이 나지 않을 때에도 엄마를 찾으며 잘 운다, 열이 나오면 많이 운다, 따뜻하게 하면 나빠진다, 바깥 공기를 원한다, 수두, 한 군데만 땀과 열이 난다
Rhus-t.	안절부절 못하고 근육이나 관절에 통증이 함께 온다, 열이 날 때의 좌골신경통, 움직이면 좋아진다, 오한, 목이 마르다, 목이 쉰다, 기지개를 켜고 싶다, 허리가 아프다
Stram.	Bell.이 맞지 않을 때, 환각이나 환청이 있고 헛소리(잠꼬대)를 할 때
Verat.	몸은 매우 차가운데 고열이 있다, 설사를 한다, 환각이나 환청이 있다, 찬 것을 마시고 싶어한다

배의 문제

설사

Acon.	공포 때문에
Arg-n.	시험이나 발표를 앞두고 불안과 걱정, 흥분에서 오는 설사
Ars.	식중독으로 인한 설사에 최고 레메디(멀미도 함께), 화끈한 느낌이 있는 설사, 불안해서 안절부절 못하고 몸이 춥다, 걱정이 생기면 꼭 설사를 한다, 노인과 아이의 설사, 물을 마시면 설사를 한다
Bismu.	갈증이 있는 설사
Bry.	설사가 너무 심해 움직일 수가 없다(움직이면 나빠지고, 엎드리면 나아짐), 멀미와 함께, 너무 목이 마르다, 한꺼번에 물을 많이 마신다
Calc.	습관적인 설사
Calc-p.	성장기 칼슘 부족 때문에
Cham.	젖니가 나올 때 짜증을 부리면서 설사
Chin.	식중독으로 인한 설사, 물 같고 통증은 없다, 설사(체액 상실) 때문에 쇠약해짐, 먹으면 바로 설사, 만성 설사, 과일을 먹으면 설사, 간장 주변이 아프다, 혈변
Cina.	심한 분노 때문에(원인은 요충)
Cupr.	만성적인 설사, 콜레라 같은 설사
Ip.	멀미, 구토와 함께
Merc.	불쾌한 냄새, 저녁에 찬바람을 쐬면 나빠짐, 설사를 해도 다 나온 것 같지 않고 피가 섞여 나옴, 만성적인 설사
Nat-m.	염분을 많이 섭취해서 설사와 변비를 반복
Nux-v.	자극물 때문에, 배가 차가우면 설사와 변비를 반복, 분노 때문에, 과식, 과음 때문에
Phos	변이 가늘다, 만성 변비
Puls.	기름기 많은 음식을 먹고 물 같이 노란 설사, 목이 안 마르다, 밤에 따뜻한 방에서 나빠짐, 신선한 공기를 원한다
Stram.	통증이 없다, 자연스럽게 나와 버린다

Sulph.	새벽에 하는 설사, 물 같고 통증이 없는 설사, 맥주를 마신 뒤 설사, 과식 때문에
Verat.	과격한 설사와 발한, 혈리(이질의 하나)

소화불량(장내발효, 복부팽만감, 복통, 트림, 방구)

Ant-c.	소화기관 문제
Ars.	구토와 함께 오는 위장염, 위가 따끔하고 타는 듯한 통증, 찬 물을 마시면 나빠짐
Arg-n.	트림이 잘 안 나옴
Bismu.	소화기관 문제
Carb-v.	배가 쓰리고 가스가 참, 방귀가 많이 나온다, 위가 무겁고 소화가 느리다
Chin.	가스 찬 느낌, 방귀가 나와도 좋아지지 않는다
Kali-bi.	위의 문제와 함께 오는 신장의 염증, 위궤양, 편도선궤양
Lyc.	당분이나 전분이 많은 음식을 먹으면 나빠짐, 위에 가스가 차고 아프다
Nux-v.	자극물(매운 것, 커피 등)을 좋아하는데 먹으면 나빠짐
Phos.	냄새가 심한 변, 가스가 나온다, 변이 희고 연필처럼 가늘다
Puls.	기름기 있는 식사를 하면 나빠짐
Sil.	식욕이 없다
Staph.	과식하는 경향이 있다
Sulph.	장의 독을 위한 약, 만성 소화불량, 위산 때문에 신 냄새가 난다, 맥주로 악화
Verat.	위장염
Ferr-p.	속쓰림, 트림

배앓이(심한 발작성의 간헐적 복통)

Bell.	몸을 구부리거나 아픈 부위를 누르고 있으면 좋아지는 복통, 욱씬거리는 위통이 어깨와 목까지 올라온다.(열도 있음)
Bry.	조금이라도 움직이면 아프지만 가만히 있으면 나아지는 복통, 위가 돌처럼 딱딱한 느낌이고, 기침이나 숨을 쉬면 아프다.
Nux-v.	열과 경련이 함께 오는 복통, 딸꾹질과 함께, 아이의 배앓이, 복막의 통증, 장의 통증
Carb-v.	하복부가 무겁고 당기는 느낌, 아래로 처지는 느낌, 트림이 나오면 나아짐, 소화가 느리다, 먹으면 바로 잠이 온다(혈액이 탁함)
Chin.	위에 가스가 차고 팽팽해진 느낌이 있는 복통(트림을 해도 좋아지지 않는다), 조금만 먹어도 딸꾹질, 과일을 먹은 뒤 복통
Cupr.	만성적인 설사와 함께
Lyc.	가스가 차서 부글부글 소리가 남, 큰 방귀, 아이의 배앓이, 오른쪽의 탈장
Mag-p.	복통을 완화시키고 싶을 때, 복통 전반
Staph.	굴욕을 당한 뒤 복통, 수술 뒤 복통, 과식 때문에

배 속 벌레

Calc.	만성 설사, 소화불량 때문에
Cina.	코를 파고 엉덩이를 긁는다
Lyc.	가스 찬 배
Sil.	일반적인 이물(벌레) 제거
Sulph.	새벽에 설사

변비

Anac.	항문이 막힌 느낌, 변의를 못 느낀다
Ant-c.	설사와 변비를 반복한다, 과식 때문에
Alum.	만성 변비, 변이 딱딱하고 건조하다, 변을 볼 때 아픔, 아침에 배변이 어렵다
Bry.	변의가 없다, 변은 크고 건조하고 딱딱하다, 변이 검고 피가 섞여 있을 때가 있다
Calc.	평소에는 설사를 하고 아플 때 변비가 된다
Nat-m.	양의 똥 같이 동글동글한 변(장의 수분 부족), 이틀에 한 번 배변, 항문이 당기는 느낌, 슬플 때, 소금을 많이 먹어서, 반짝거리는 점액이 묻은 변(설사 약도 됨)
Nux-v.	신생아의 변비, 변의는 느끼는데 화장실에 가면 안 나온다, 다 안 나온 느낌, 항문이 가렵다, 소화불량 때문에, 간 장애 때문에(설사 약도 됨)
Op.	신생아, 어린이의 변비, 설사와 변비를 반복한다(설사의 약도 됨)
Sep.	변의는 있는데 뱃속에 공이 있는 것 처럼 막혀서 안 나오는 느낌, 변을 봐도 남아 있는 것 같음, 항문에서 찌르는 것 같은 통증, 산후나 임신 중의 변비
Sil.	나올 것 같은데 안 나오는 변(부끄러움을 타는 변), 생리 전이나 생리 중의 변비, 항문 경련, 치루가 있어서 힘을 주지 못함, 허약해서 힘을 주지 못함, 작고 부드러운 변인데도 출혈이 있다
Sanic.	흰 변
Sulph.	과식 때문에(설사의 약도 됨)
Verat.	계속 설사를 하다가 갑자기 변비가 됨(설사의 약도 됨)

멀미

Ant-t.	기침과 함께
Ars.	설사와 함께, 불안해서 안절부절 못함, 따뜻한 것을 조금씩 마시고 싶어한다, 새벽 3시나 오후 3시에 나빠진다
Bry.	먹고 나서 바로, 마실 것으로 호전
Ip.	누가 죽이는 것 같이 심한 멀미, 목이 마르지 않다, 기침과 함께, 두통과 함께
Lyc.	바깥공기를 쐬면 나아짐
Nux-v.	소화불량 때문에, 과식과 과음 때문에, 짜증을 낸다
Puls.	기름기 많은 식사 때문에, 목이 마르지 않다, 마시면 나빠짐
Sep.	식사를 하면 나아지는 멀미, 임신 중
Sulph.	자기의 체취 때문에
Phos.	따뜻한 음식으로 멀미, 수술 후의 멀미(마취)
Ant-t., Phos. Staph.	수술의 마취로 인한 멀미

차멀미

Ars.	기름기 있는 음식을 먹은 뒤, 찬물을 마시고 싶어한다.
Nux-v.	과식,과음 때문에 위나 간이 약해져 있을 때 차멀미
Ip.	강한 멀미가 있는 전반적인 차멀미

숙취

Nux-v.	멀미와 두통이 있다
Ign.	담배를 많이 피워서
Ars.	멀미와 설사가 함께 온다

호흡기의 문제

기침·천식·기관지염

Acon.	찬바람을 쐰 뒤 나오는 기침, 염증의 초기증상(기침이나 열이 나오기 시작할 때)
Ant-t.	점착성의 가래가 있는 기침(노인의 가래가 있는 기침), 백일해, 폐에 점액이 많이 생겨서 쇳소리가 나는 기침, 차가운 땀을 흘림
Ars.	불안, 공포와 함께 가슴이 답답하거나 숨이 막히는 것 같은 느낌(따뜻한 음료를 원한다)
Bry	마른기침, 가슴의 통증과 함께 두통이 있는 기침(수분이 부족함)
Dros.	가래 끓는 소리가 나고 심한 기침(밤에 누우면 심해짐), 백일해
Hep.	목이 쉬고 기침이 나옴, 목의 통증
Ip.	가래가 있고 발작적인 기침, 구토와 함께 오는 기침, 아이나 여성의 기침
Puls.	아침에는 가래 섞인 축축한 기침, 저녁에는 마른기침(분비물은 노란색)
Thuj.	예방접종 후의 기침, 천식

급성 폐쇄성 후두염(크루프)

Acon.	공포심이 강하면 바로 사용, 밤에 심해짐, 증세가 갑자기 나타나면 바로 사용
Ars.	한밤중에 심해짐, 냄새로 악화, 폐에 타는 것 같은 통증, 발진과 함께
Dros.	기침이 안 멈추고 계속 나온다
Lach.	목에 뭐가 걸린 것 같은 느낌, 잠 잘 때 심해짐
Hep.	한밤중에서 새벽에 나타난다
Kali-bi	약해나 새 건물에서 나오는 화학물질 때문에 기침
Phos.	기관지염이나 후두염이 될 정도의 기침

목의 통증

Acon.	목이 마르고 타는 듯한 통증, 감기의 초기 증상
Apis.	타는 듯한 느낌이 있고 빨갛게 부을 때
Bell.	목이 건조하고 빨갛고 타는 느낌이 있는 통증, 얼굴과 목이 빨갛고 열이 있다
Bry.	갈증이 심해 물을 원할 때
Gels.	체력 소모가 심한 독감 증상이 있을 때
Hep.	목에 고름이 있는 염증 때문에 통증이 있을 때
Lach.	왼쪽에 통증이 있거나 왼쪽에서 오른쪽으로 통증이 옮겨갈 때, 삼키면 심해진다, 목에 뭔가 걸린 느낌
Merc.	침이 많이 나와 입내가 있고 통증이 있다, 땀을 많이 흘린다
Phos.	인후염이나 후두염이 오래 돼서 통증이 있다
Sil.	목에 털이 있는 처럼 간질거리는 통증

기관지염

Acon.	초기 단계(목의 통증, 기침이 나오기 시작, 발열 초기)
Ant-t.	가래 끓는 소리가 나는 기침, 쇠약해져 있다, 차가운 땀이 난다

피부의 문제

두드러기·알레르기

Apis	열이 나면서 빨갛게 붓는다(타는 듯한 통증) 더위, 추위, 과로, 감정적인 것에서 나타난다
Ars.	매우 가렵고 따갑다, 따뜻한 물에 담그면 나아짐
Merc.	찐득한 농이 나올 때
Nat-m.	햇빛 알레르기 때문에
Puls.	기름기 많은 음식 때문에
Rhus-t.	짜증이 나고 안절부절 못한다, 따갑고 가렵다(허리나 어깨가 뻐근함), 추위 때문에 (한랭 두드러기), 매년 같은 계절에(겨울), 열이 날 때, 류머티즘과 같이, 긁어서
Sulph.	매우 가렵다, 목욕을 하거나 이불에 들어가면 심해짐

종기·뾰루지·부스럼

Arn.	통증이 있고 작은 종기가 모여 난다(코에)
Apis.	빨갛고 볼록하게 부어 오른다
Ars.	빨갛고 따가운데 온찜질을 하면 나아진다, 화끈한 분비물이 나온다
Bell.	욱신욱신 맥이 뛰는 듯한 통증, 열이 난다(눈과 코 주위에 생긴 뾰루지)
Hep.	곪은 데에 적절한 레메디, 찌르는 듯한 통증이 있고 차가우면 심해짐, 노란 연두빛 고름
Led.	검푸른 종기, 엉덩이에 반복해서 나오는 종기
Sil.	곪은 데가 터지지 않아 아플 때 사용, 증상을 진행하기 위해서 사용

습진·단순포진·대상포진(헤르페스)

Apis.	심한 수종, 화끈거리는 통증
Ars.	매우 불안하고 안절부절 못함, 몸이 차다, 따뜻한 데 들어가면 나아짐

Nat-m.	입 주변의 헤르페스, 열꽃, 성기의 대상포진, 물집이 있는 헤르페스, 축축한 습진, 아랫입술 가운데가 세로로 갈라짐, 손이나 입 끝에 나온다.
Hep.	노랗게 곪는다
Merc.	노란 고름, 구내염, 대상포진
Rhus-t.	습진은 빨갛고 매우 가렵다, 신경에 따라서 나오는 헤르페스이고 매우 아픔, 성기의 대상포진, 폐의 문제와 교대해서 나온다, 빨갛고 작은 두드러기, 수포가 나온다, 피부는 건조하다
Sep.	매년 봄에 고름이 나오고 찌르는 것 같은 통증, 성기 헤르페스, 대음순 헤르페스, 입술 헤르페스
Sulph.	습진은 건조하고 매우 가렵다, 목욕을 하거나 이불에 들어가면 심해짐
Thuj.	성기에 나온다, 약으로 억제해 본 적이 있을 때

여드름

Bell.	붉은 얼굴과 여드름
Hep.	이마와 어깨에 많다, 만지면 아픔, 모르는 사이에 종기가 된다, 임파선이 붓는다
Puls.	사춘기의 여드름, 월경 전에 심해짐, 기름기 많은 음식을 먹으면 심해짐
Rhus-t.	많이 가렵다, 헤르페스와 함께
Sep.	여성호르몬 균형이 깨져서 나오는 여드름
Sil.	흉터가 남은 여드름, 고치기 어려운 것
Sulph.	가려움증과 함께 오는 여드름, 더우면 심해짐, 코 주변의 여드름이고 파랗다

그을림

Apis.	햇볕에 타서 빨갛게 붓는다
Bell.	열이 있고 건조하고 화끈거린다
Canth.	화상을 입은 것처럼
Nat-m.	햇볕에 타서 물집이 생긴 것

전염성농가진

Ars.	타는 듯이 아프고 피가 섞인 짓물이 나온다, 괴서가 되기 쉽다, 입술에 나온다
Hep.	화농성, 누가 만지는 것을 싫어한다, 몸이 너무 차갑다, 큰 전염성농가진 주변에 작은 것들이 나온다, 고치기 어렵다
Kali-bi.	궤양이 되기 쉬운 전염성농가진, 진노란 즙이 나온다, 뜨거워서 식히고 싶다
Rhus-t.	머리나 얼굴에 나오는 빨갛고 작은 발진, 매우 가렵다, 즙은 우유색
Merc.	머리나 귀에 전염되서 즙이 많이 나온다, 땀이 나면 심해지고 매우 가렵다

부종·수종

Apis.	물을 마시기 싫어한다, 알레르기 때문에 붓는다(찬바람을 쐬면 나아짐)
Nat-m.	신장이 약하고 몸 전체가 붓는다, 복수, 무릎의 물 등, 생리 전이나 생리 중에 붓는다, 햇빛 알레르기

벌레에 물림

Apis.	벌이나 쇠파리에게 쏘였을 때, 부종 상태의 붓기, 따갑다
Bell.	벌레 물린 데가 열이 나고 빨갛다
Hyper.	따갑고 타는 듯한 통증이 올라올 때
Led.	말벌이나 쇠파리에게 쏘였을 때에 가장 적절함, 부종 상태의 붓기
Lach.	벌레 물린 데가 보라색이 된다(독거미, 독뱀)

물림

Arn.	동물에게 물린 상처, 피가 나온다
Hyper.	신경까지 아플 경우
Led.	개한테 물렸을 때

사고, 부상, 화상 등의 문제

사고가 일어나면

Acon.	사고로 인한 충격, 공포, 불안에 Arn.과 같이 쓴다
Arn.	사고로 몸을 다쳤을 때 반드시 쓴다, 머리를 부딪히면 바로 사용한다
Hyper.	신경까지 아플 정도의 사고, 꼬리뼈를 세게 부딪쳤을 때

타박

Arn.	계속 Arn.를 준다
Led.	검푸르게 부은 타박, 눈의 타박
Hyper.	꼬리뼈의 타박
Ruta	뼈의 타박

부상

Arn.	계속 Arn.를 준다
Calen.	상처 소독에 가장 좋은 긴급 레메디
Hyper.	신경까지 간 상처, 신경을 자른 상처나 통증, 파상풍의 레메디, 못에 찔렸을 때
Led.	상처가 파래지고 차가워질 때, 손발톱 부상, 파상풍의 레메디, 바늘에 찔렸을 때
Rhus-t.	건이나 관절의 상처(염좌, 좌상, 접질림, 근육통)
Ruta	인대나 건의 상처에 가장 적절한 레메디(타박, 염좌) 연골 부상에도 적절하다(뼈의 타박)

염좌

Arn.	부상이나 심한 운동으로 붓고 뭉쳤을 때는 계속 Arn.를 준다.
Bry.	조금만 움직여도 심할 때 (몸의 건조), 격한 통증
Rhus-t.	근육 통증이 있고 열이 나면서 붓는다

Ruta	염좌의 최고 레메디(Rhus-t.과 겸용)

접질림

Hyper.	신경을 따라 통증이 있을 때, 근육이나 힘줄과 신경도 당기고 늘어날 때
Ruta	접질림, 건을 다쳤을 때

골절

Arn.	골절의 통증과 충격, 내출혈의 악화 예방
Bry.	바늘로 꿰매는 듯한 통증
Calc.	Phos.과 함께
Hyper.	골절로 건과 인대, 근육을 다쳤을 때
Mag-p.	골절로 신경을 다쳤을 때
Ruta	골절로 참을 수 없는 통증

화상

Acon.	화상으로 신경에 충격이 있을 때
Arn.	화상으로 인한 몸과 마음의 충격을 완화시킨다
Ars.	화끈거리고 문드러진 화상
Calen.	화상의 일반적인 레메디, 상처 소독과 치유를 촉진한다
Canth.	화상에 적합한 최고 레메디, 물집이 생기는 2도 화상
Caust.	화끈거리고 문드러진 화상
Lach.	화상 입은 데가 보라색으로 변한 경우

이물질에 찔렸을 때(가시)

Sil.	이물질을 내보내는데 최고 레메디(반복에서 복용해야 함)

통증의 문제

통증

Mag-p.	통증에 대한 기본 레메디

두통

Acon.	찬 바람을 쐰 뒤의 두통, 충격 후의 두통, 급격한 변화 뒤의 두통
Ars.	과로로 인한 두통, 흥분했을 때 오는 두통, 오른쪽, 불안해서
Bell	두근두근 맥박이 뛰는 듯한 두통, 얼굴이 뜨거워진다, 열로 인한 두통, 눈부신 빛, 진동, 접촉, 어두운 방에 누우면 심해짐
Bry.	무거운 것으로 누르는 듯한 두통이 앞머리 부분에 있다, 눈이나 머리를 움직이면 심해짐, 가만히 누우면 나아짐, 깨질 것 같은 두통, 변비 때문에 몸속의 독이 있어서 오는 두통
Gels.	둔하고 무거운 두통, 멍하고 권태롭다
Lach.	왼쪽의 두통, 아침에 일어날 때 두통(머리 뒷부분이 무겁다), 무겁고 쪼는 듯한 두통, 햇볕을 쬐면 심해짐
Sil.	인공적인 빛, 틈새 바람에서 오는 두통
Nat-m.	눈 위의 통증과 함께 오는 두통, 앞머리 부분의 두통
Phos.	인공적인 빛으로 인한 두통, 번개가 친 후에 오는 두통
Puls.	감정, 생리, 소화불량 등에서 오는 두통
Ferr-p.	찢어지는 것 같은 통증(Lyc., Nat-m., Sulph.)

신경통

Hyper.	저림, 마비, 통증, 부상에서 오는 신경통
Kali-bi.	좌골신경통, 무릎 통증
Mag-p.	경련성 신경통, 냉기로 악화, 온기나 뜨거운 욕탕으로 호전
Phos.	과민증인 사람에게, 만성관절염에, 척추의 통증

| Rhus-t. | 신경통, 좌골신경통, 움직이기 시작할 때는 아프지만 일단 움직이면 나아짐 |

요통

Arn.	사고 후나 허리를 많이 써서
Hyper.	출산 후, 척추를 다친 후, 디스크
Rhus-t.	허리를 많이 써서, 격한 운동을 많이 해서, 목이 뻐근해서
Ruta	반듯이 자면 통증이 나아짐

정신의 문제, 어린이의 버릇·행동의 문제

시험 전의 불안

Arg-n.	불안해서 설사를 할 때
Gels.	공포심에 부들부들 떨며 설사를 할 때
Lyc.	자신이 없어 처음에는 긴장하지만 조금씩 좋아진다

불안증

Acon.	사고나 충격으로부터 불안, 밤에 심해짐
Arg-n.	패닉, 강박관념, 숨을 쉬기 어렵다, 앞으로 일어날 일에 대한 불안으로 설사를 하거나 배가 불편해진다
Ars.	건강에 대한 불안이나 죽음에 대한 공포가 강하다
Bar-c.	사람에 대한 불안, 무시당하고 있다는 느낌
Bor.	하강하는 움직임에 대하여, 태어날 때의 트라우마
Cina.	안절부절 못함
Gels.	치과 치료, 출산, 발표 전
Ign.	사별, 이혼, 실연 등을 겪은 뒤의 불안
Kali-c.	모든 일이 자기 생각대로 안 된다
Lyc.	자신을 평가절하한다, 시험이나 발표를 앞두고 불안해하지만 막상 하면 잘 한다
Op.	불안감 때문에 멍하다, 현실을 바로 볼 수 없다
Phos.	어두운 곳, 벼락, 불을 켜놓고 자고 싶다
Puls.	버림 받은 느낌, 혼자 있지 못한다
Stram.	바다, 터널, 유령, 무덤, 밤

굴욕감

Ign.	실연, 실망, 슬픔

Nat-m.	반복된 실연과 고통
Staph.	굴욕감의 대표 레메디, 말이나 육체의 폭력, 강간

정신적인 충격

Acon.	정신적인 충격을 받았을 때 기본 레메디
Ign.	이별, 사별, 실연 등 갑작스러운 충격, 실망으로 인한 히스테릭
Nat-m.	오랜 기간 비관이나 고통
Staph.	분노를 누르고 있다
Bar-c.	늘 주변 사람들이 자기를 비웃는다고 느낀다, 부모 뒤에 숨는 아이
Calc.	불안과 걱정 때문에 행동을 못한다
Nat-m.	자기 틀 속에 갇혀 사람들과 어울리지 않는다
Sil.*	자신감이 없어 늘 뒤에 있으려 한다

질투

Apis.	여성의 문제(자궁, 난소)와 함께, 의심이 많다, '난 여왕벌이야!' 라는 생각
Ars.	누군가 자신을 도와주길 바란다
Hyos.	아이들의 질투심, 동생이 생겼을 때(나쁜 짓을 해서 부모의 관심을 끈다)
Ign.	엄마와 이별(다른 아이에게 엄마를 뺏겼다)
Lach.	최고가 되고 싶다, 자기중심적, 술을 마시면, 복수심과 함께 질투와 미움, '나를 뭘로 보는 거야? 두고보자!' 하는 생각
Nat-m.	바람을 피운 상대에 대한 질투, 아무도 자신을 좋아하지 않는다
Nux-v.	자기가 최고라는 생각
Phos.	이것저것 다 갖고 싶다
Puls.	아이들 사이에서 질투, 자기만 사랑해달라 한다
Sep.	호르몬 균형이 깨지고 여성성을 부정하지만 여성다운 사람을 보면 질투를 한다
Verat.	동생에 대해 질투(자기가 있는 자리나 지위를 늘 걱정한다)

아이의 우울증

Ant-c.	엄마와 함께하는 시간이 적어서
Ars.	안절부절 못하고 아플까 걱정
Calc.	자신이 없고 늘 불안하다
Caust.	인생의 고통에서
Ign.	좋아하는 사람과의 이별, 떨어뜨려서
Lach.	원하는 것을 가질 수 없을 때
Lyc.	자신이 없다
Nat-m.	자기비하, 비관에서
Rhus-t.	불안하고 안절부절 못한다
Staph.	자학
Sulph.	하고 싶은 것을 할 수 없다

고집

Anac.	두 개의 자기가 있다
Ant-c.	다른 사람에게 의지하지 않는다
Calc.	살이 쪄서 움직이기 싫다, 자기 방식대로만 행동한다
Caps.	과거의 기억 속에서 산다
Cina.	계속 고집을 부리고 주장한다
Sil.	고집이 센데 상냥하게 대하면 운다
Tarent.	고집이 센대다가 거짓말도 한다
Thuj.	자신의 진실한 모습을 몰라서

기절

Acon.	공포 등 정신적인 충격에서
Arn.	사고나 부상 등 육체적인 충격에서

Cham.	통증 때문에 때문에 히스테릭(Cham.는 통증에 약하다)
Chin.	체액이 빠져나가서(발한, 출혈, 설사 등)
Ign.	이별, 사별, 실연 등 정신적인 충격으로, 여성의 히스테릭
Nat-m.	혼잡한 방이나 더운 방 때문에
Puls.	덥고 바람이 잘 안 통하는 환경 때문에

불면증

Acon.	공포 때문에
Arn.	너무 피곤해서
Bor.	(더우면)숙면을 못한다
Cham.	짜증과 화를 내는 아이
Coff.	기쁨이나 슬픔으로 흥분해서
Mag-p.	과민증 때문에
Nux-v.	너무 일을 많이 해서
Stram.	불을 끄고 못 잔다, 한밤중에 소리를 지르면서 깬다

야뇨증

Apis.	날아가는 꿈을 꾸어서, 수종 때문에, 신장 기능 부전, 붓기와 함께
Arg-n.	쉽게 패닉 상태에 빠진다
Arn.	피곤해서
Ars.	걱정이 많아서
Bell.	열 때문에, 너무 깊이 잠들어 일어날 수가 없다
Calc.	성장이 느려서
Caust.	불안하고 고통스러워서, 잠들고 몇 시간 안에
Cham.	통증, 분노에서
Chin.	허약한 아이

Hyos.	부모가 신경을 안 쓴다
Lyc.	또 오줌을 싸지 않을까 위축되어서, 늘 사람들 앞에서 부끄러워한다
Mag-p.	통증이 심할 때나 근육의 긴장 때문에
Nat-m.	몸에 수분이 쌓여서(감정도 쌓인다)
Opium	공포 때문에
Puls.	혼자서 잘 수 없는 불안감 때문에
Rhus-t.	안절부절 못하고 긴장한 상태로 자서
Sep.	너무 피곤함, 오줌을 눈 꿈을 꾼다
Sil.	허약해서, 방광이 약해서
Stram.	환각에서
Sulph.	게을러서(화장실에 안 간다)

코를 파거나 입술의 껍질을 벗겨낸다

Bry.	입술이 건조해서 버석버석거린다
Cina	요충 때문에
Hyos.	질투심이나 제정신이 아님
Lach.	질투나 무념
Nat-m.	비관이나 비참
Nux-v.	너무 짜증이 나서
Stram.	불안, 공포 때문에

손톱을 물어뜯는다

Acon.	공포 때문에
Bar-c.	지능이 낮아서
Cina	요충이 있어서
Hyos.	제정신이 아니어서

Lyc.	소심해서, 긴장을 많이 해서
Nat-m.	사람에게 마음을 못 열어서
Sil.	손톱이 너무 부드럽고 약해서
Sulph.	배가 고파서

욕을 한다

Anac.	폭력적, 말을 안 듣는다
Bell.	폭력적, 쉽게 화를 낸다
Lach.	질투심
Lyc.	집에서 식구들한테만 큰소리를 친다
Stram.	폭력적, 위협을 느껴 다급해짐
Tarent.	거짓말을 한다, 꾀바르다
Verat.	거짓말을 한다, 자기를 보호한다

집중력이 떨어진다

Apis.	책읽기나 공부에 집중을 못한다
Arg-n.	불안이나 패닉 때문에
Bar-c.	거의 늘 산만하다
Kali-p.	피곤해서
Nux-v.	과식을 하거나 짜증이 나서
Phos.	여러 가지 영향이 많아서
Sil.	체력이 딸려서
Staph.	자가비하나 마스터베이션 때문에
Sulph.	흥미가 많아서, 관심이 쏠림

울며 외친다

Apis.	쇳소리를 낸다
Bor.	피부질환 때문에
Calc-p.	피로, 이나 뼈의 문제 때문에
Cham.	통증 때문에, 마음에 안 들어서
Cina	굉장히 화가 나서, 혼이 나면
Ign.	엄마와 헤어지거나 애완동물과 헤어져서
Kali-p.	피로 때문에
Nux-v.	짜증 때문에

부모에게서 떨어지지 않는다

Apis.	공포 때문에
Ars.	걱정 때문에
Bar-c.	지혜가 없다
Bismu.	누구라도 상관이 없으니까 같이 있고 싶다, 혼자 있는 것을 참지 못한다
Bor.	출산의 트라우마에서
Caust.	불안하고 고통스러워서 안절부절 못함
Gels.	불안해서
Op.	자기에게 다가온다고 느끼는 공포 때문에
Phos.	작은 것에도 쉽게 영향을 받아서
Puls.	늘 엄마하고 같이 있고 싶다
Stram.	환각에서

보기에 지저분하다, 불결하다

Bor.	피부질환이 심하고, 치료를 해도 보기에 안 예쁘다
Caps.	과거를 살고 있어서 자기를 신경 쓰지 않는다

Nat-m.	자기에게 신경을 쓰는 것보다 다른 사람을 돌보고 싶다
Nux-v.	간질환이 있어서 까맣다
Staph.	자기비하를 하며 자기를 신경 쓰지 않는다
Suiph.	피부질환이 심하고 씻으면 더 심해진다

성기를 가지고 논다

Hyos.	질투심 때문에 자기 만족을 위해서
Staph.	자학적으로 만진다
Thuj.	숨어서 마스터베이션을 한다, 약의 부작용으로 림프절이 부어서

밤에 운다

Bell.	열이 나고 화를 내면서 운다
Bismu.	혼자 있기를 싫어한다
Bor.	출산의 불안이 없어지지 않는다
Cina.	크게 화를 내면서 운다
Coff.	긴장이나 흥분을 해서
Hyos.	뇌의 통증과 질투에서
Ign.	하염없이 운다, 슬픔에서
Lyc.	걱정꾸러기어서
Puls.	동정을 얻기 위해 엄마를 찾는다
Sil.	허약하고 병에 걸린 것에 늘 신경을 쓴다
Stram.	공포나 뇌염 때문에

접촉 거부

Cina.	누가 만지거나 상냥히 대하는 것을 싫어한다
Ant-c.	접촉을 참지 못한다

Ant-t.	접촉 거부

과잉행동장애

Anac.	폭력적, 남의 이야기에 귀기울이지 못한다
Ars.	강박관념이 강하다, 더러운 것을 싫어한다
Cina.	분노, 코를 판다
Hyos.	질투 때문에, 바보 같은 행동, 성기를 만진다
Rhus-t.	아무튼 움직이면 좋아서
Stram	공포심, 밤에 운다, 외치는 소리
Tarent.	깡충깡충 뛴다, 음악을 좋아한다

학습능력 부족

Apis.	독서나 공부에 집중을 못한다
Arg-n.	패닉이 된다
Ars.	불안해서, 설사
Bar-c.	지적 발달이 늦음
Calc.	성장기, 설사
Calc-p.	성장기 문제, 나른하다
Lyc.	난독증
Nat-m.	말을 배우는 것이 늦다
Phos.	여러 가지 신경이 쓰여서 집중을 못한다
Sil.	체력이 약해서

거식증, 과식증

Anac.	두 가지 의지가 갈등하고 있다
Ars.	강박관념 때문에

Ant-c.	먹는 것으로 만족하려고 한다
Caps.	집 생각이 나서 과식한다
Chin.	간장, 비장이 나쁘다, 사람을 싫어한다
Ign.	실연이나 사별 때문에, 자기의 희망이 이루어지지 않아서
Nat-m.	다른 사람으로부터 깊은 상처를 받아서, 오랫동안 꽁하게 생각해서
Staph.	자기학대나 분노, 굴욕 때문에, 감정의 억압으로, 말하고 싶은 것을 말할 수 없다
Sulph.	먹는 것에 관심이 없어진다

머릿니

Lyc.	바보 취급을 당한다, 욕을 먹어서
Merc.	대사 부족에서
Staph.	자기는 쓰레기 같다, 못났다라고 생각해서
Sulph.	옷이나 치장이 맘에 들지 않아서

성장 과잉

Calc.	성장기, 림프절 붓기, 뚱뚱한 아이
Calc-p.	성장이 너무 빨라 관절이 아프다, 마른 아이
Phos.	뼈의 성장도를 조절한다, 키가 큰 아이

성장 부족

Bar-c.	작다, 림프절 붓기, 머리가 나쁘다
Calc.	림프절 붓기, 설사만 한다, 걷기 시작하는 게 늦다
Calc-p.	말랐다, 쉽게 피곤해 한다
Caust.	걷기 시작하는 게 늦다
Phos.	가늘다
Sil.	작다, 허약하다, 머리가 좋다

마르다

Ars.	신경질
Calc.	어렸을 때는 뚱뚱했는데 점점 마른다.
Calc–p.	칼슘 대사가 나빠서
Caust.	허약
Cina.	분노와 짜증 때문에
Lyc.	상반신은 마르고 하반신은 뚱뚱하다
Nat–m.	슬픔 때문에
Op.	태어날 때부터 체중이 안 늘어난다
Sil.	작다, 살이 안 찐다, 식욕이 없다, 허약하다
Sulph.	잘 먹는데도 살이 안 찐다, 새벽에 설사
Verat.	설사와 차가운 땀

아이의 병

아데노이드나 림프절의 문제

Bar-c.	목의 림프절(편도선) 붓기, 비대한 아데노이드나 편도선
Calc.	몸 전체 림프절의 붓기(대사 부족 때문에)
Thuj.	서혜부나 겨드랑이 아래 림프절 붓기(예방접종 때문에)

경련

Apis.	뇌염 때문에
Bell.	고열 때문에
Calc.	영양 부족 때문에
Cham.	짜증을 내서
Cina.	너무 화가 나서
Coff.	통증이나 기쁜 것 때문에
Cupr.	열성경련 때문에
Hyos.	히스테리에서
Ign.	히스테리에서
Op.	공포 때문에
Stram.	고열 때문에

손·발톱의 문제

Caust.	손발톱이 빨리 자란다
Sep.	하얀 반점
Sil.	살로 파들어간다

신생아 황달

Acon.	공포 때문에
Chin.	빈혈 때문에
Merc.	중금속 중독 때문에
Nux-v.	몸속의 독 때문에

청색증

Ars.	순환이 나빠서, 불안해서
Bor.	산소 결핍, 불안해서
Carb-v.	산소 결핍 때문에
Chin.	빈혈 때문에
Lach.	보라색, 신부전 때문에
Phos.	마취 때문에
Sulph.	염증 때문에
TS01	혈액의 정화

천문이 안 닫힌다

Apis.	머리가 부드럽고 수종이 있다
Calc.	머리의 천문을 누르면 들어간다
Calc-p.	(TS21 속에)머리뼈의 성장을 돕는다
Merc.	림프종 때문에
Sep.	호르몬 이상 때문에
Sil.	뼈 발달이 안 되어서
Sulph.	염증 때문에

딸꾹질

Acon.	공포 때문에
Bell.	열이 나서
Bismu.	구토와 함께
Hyos.	질투심 때문에
Ign.	슬픔 때문에
Nux-v.	매운 음식을 많이 먹어서
Puls.	기름기 많은 음식을 먹어서

서혜부 탈장

Acon. Ant-c. Bor. Calc. Cham. Cina. Lyc. Nat-m. Nux-v. Op. Sil. Thuj.

말더듬

Acon. Bell. Caust. Ign. Merc. Nux-v. Op. Phos. Stram.

설소대 단축증

Rhus-t. Lach. Nux-v. Merc. Calc.

기타

시차 적응이 안 될 때

Arn.

목 · 어깨 뻐근함

Arn.	피가 뭉쳐서
Rhus-t.	피곤할 때, 근육통, 목이나 어깨가 뻐근해서 눈물이 나올 정도로 아플 때

과로 · 피로

Arn.	몸의 피로
Chin.	발한, 수유, 설사 등 체액을 많이 내보내서
Carb-v.	만성피로, 산소 결핍
Nux-v.	지나치게 일해서 오는 피로
Rhus-t.	육체 피로로 근육이 아플 때, 매일 몸을 단련시키는 사람

몸 속의 이물질

Sil.	바늘이나 가시 같은 이물질이 들어갔을 때(실리콘 같은 인공물질이 몸에 있는 사람은 주의해야 함)

일사병

Bell.	얼굴이 빨개지고 열이나 두통이 함께 올 때, 귤 종류의 음료만 마실 수 있다
Bry.	점막이 너무 건조해짐, 찌르거나 터질 것 같은 두통, 움직이면 심해짐, 물을 원한다

물에 빠졌을 때

Ant-t.	물에 빠져서 숨을 안 쉰다

Carb-v.	소생의 레메디

류머티즘

Arn.	지나치게 일을 많이 해서, 사고나 부상 때문에
Bry.	관절에 염증이 있어 빨갛게 부어 오른다, 움직이면 심해짐
Rhus-t.	과로 때문에, 관절과 근육이 부어 있다, 움직이기 시작할 때는 뻣뻣한데 움직이면 편해진다
Kali-bi.	코 질환과 함께 관절염이 있는 경우, 만성 류머티즘

중독

Nux-v.	술, 담배, 커피 중독

수술

Ant-t.	마취로 인한 멀미
Arn.	회복을 촉진, 수술 전후의 출혈 예방
Calen.	수술 전후의 소독, 상처의 치유
Hyper.	주사나 메스로 깊이 자를 때
Mag-p.	통증
Op.	혼수 상태가 계속 되면 통증을 못 느끼거나 통증이 이상하게 심할 때
Phos.	마취의 독, 마취로 인한 멀미
Staph.	메스로 인한 상처의 회복 촉진, 굴욕감, 마취로 인한 멀미
Bismu.	쉽게 수술을 결정해버리는 경우

악몽

Acon. Bry. Caps. Lach. Rhus-t. Sil.	과거에 있었던 일

Anac. Ars. Cupr. Hep. Nat–m. Phos. Rhus–t. Sulph.	불의 꿈
Arg–n. Carb–v. Sil. Sulph.	유령
Calc. Lach. Sulph. Thuj.	죽는다
Bell. Hep. Merc. Nat–m. Sulph. Thuj.	떨어진다

몽유병

Acon. Anac. Bry. Nat–m. Op. Phos. Sil. Stram. Sulph. Tarent.

질염

Bor. Merc. Nat–m. Sulph. Thuj.

배뇨통

Acon.	오줌이 안 나와서
Apis.	오줌이 안 나와서
Bor.	오줌을 눌 때 아픈 질염, 요도염
Canth.	방광염 때문에
Lyc.	가고 싶은데 가면 안 나온다, 불안해서

땀

Bar–c.	발에 불쾌한 냄새가 나면서 나는 땀
Sil.	발에 불쾌한 냄새가 나면서 나는 땀
Phos.	잠을 자면서 많이 흘린다
Merc.	식은땀이 많이 난다
Cham.	머리에 쉰내가 나는 땀
Thuj.	겨드랑이의 땀, 옷을 벗으면 땀이 나온다

야뇨증

Apis.	신장 기능 부전, 붓기와 함께
Lyc.	늘 사람들 앞에서 부끄럼을 타는 아이
Bell.	깊이 잠들어 일어나지 못함
Sep.	오줌 누는 꿈을 꾼다
Chin.	허약한 아이
Sil.	방광이 약해서
Sanic.	야뇨증

7장

아이들이
걸리는 병

아이들이 걸리는 병은 급성소아병을 포함해 유아기서부터 영아기, 소년기에 걸리는 경우가 많은 홍역, 이하선염, 수두 등을 말합니다. 이 장에서는 이에 더해 열성경련에 대한 이야기도 하겠습니다.

3장 예방접종의 부작용에서 말씀드렸듯이, 소아병은 예방접종을 안 하는 것이 현명합니다. 지금 유행하는 B형간염, 독감, 결핵, 수막염 등의 백신도 맞지 않는 게 좋습니다. 예방접종을 이미 했다면 Thuj. Sil. Sulph. 등 예방접종의 부작용에 적합한 레메디를 복용해 주세요. 근본 치료를 위해서는 가까운 동종요법전문가의 상담을 받기를 권합니다.

소아병은 자연의 흐름에 맞게 걸려야 할 아이는 걸리는 것이 좋고, 소아병에 걸리면서 반대로 생명력의 균형을 바로잡아 준다고 동종요법에서는 생각합니다. 소아병은 태어났을 때부터 가지고 있던 부자연스러움을 밀어내면서 대청소를 하고 있다고 생각하면 됩니다. 그래서 소아병에 걸렸을 때 나오는 증상은 자연체로 돌아가기 위해 필요한 것입니다. 소아병에 걸려서 죽는 아이는 드뭅니다. 반대로 예방접종을 함으로써 어린 시절에 걸리지 못하고 어른이 되어 걸려 증상이 심해지거나 생명의 위험성이 높아지는 것입니다.

원래 소아병은 말그대로 아이들이 걸리도록 되어 있습니다. 그것이 자연스럽고 옳은 것이라서 그렇게 하면 되는 것입니다. 다만, 부모가 받은 예방접종 때문에 생명력이 약한 아이가 태어나지만, 동종요법에서는 이러한 아이들에게도 증상을 밀어낼 수 있는 자연치유력을 유발할 수 있습니다. 증상이란 치유하려고 하는 모습 자체입니다. 그 증상을 억제해서는 안 됩니다. 증상을 밀어낼 수 있도록 뒤에서 받쳐 주는 동종의 레메디가 필요합니다.

저는 면역시스템이란, 자기와 비자기를 인식하는 시스템이라고 생각합니다. 또 생명력이 많이 약해져 있는 상태가 아니라면, 기본적으로 자기 내부에 없는 패턴은 그에 대응하는 병원체에 감염되지 않는다고 생각합니다. 자기 내부에 있는 부자연스러운 패턴이 생명력을 약하게 하는 원인이고, 병원체와 공명하는 부분이기도 합니다. 비자기를 자기로 인정하면 생명 기구가 변화되면서 마이아즘이 됩니다.

그것은 부자연스러움이 전체 흐름에 포함되어 생명에너지의 흐름이 복잡하게 변화하는 과정이라고도 말할 수 있습니다. 증상을 억압하는 것은 부자연스러움을 고정화하는 것이고, 생명에너지의 흐름을 복잡하게 만들어 마이아즘을 촉진하는 것입니다.

증상은 자연스러워지는 과정, 정화의 과정이라고 말할 수 있습니다. 병이란 그것이 눈에 안 보여도 있는 것이고, 증상으로 나오면서 병이 있음을 알 수 있습니다. 소아병의 소인도 마찬가지입니다.

병원체는 마음의 부자연스러운 패턴의 생물화(현실화)라고 생각할 수 있습니다. 병원체가 출현하고 그것이 몸속에 들어가면서 부자연스런 패턴을 자기로 인정하는 심신에 자극을 주고 '자기는 아니야'하고 깨우치게 해줍니다. 어려운 이야기지만, 이것이 자연이 하는 동종요법이라고 생각합니다.

생명력의 일부로 들어가 버린 부자연스러움을 흔드는 것은 같은 패턴의 공명뿐입니다. 패턴이 공명하면서 증폭되고, 처음으로 자기라고 생각했던 비자기를 자기가 아닌 것으로 알아차릴 수 있습니다. 그렇게 자기와 비자기를 인식하고 자연치유력으로 그 비자기라고 하는 부자연스러운 패턴을 밀어낼 의지가 생깁니다.

소아병은 생명력이 강한 어린 시절에 카르마라고 말할 수 있는 선천적인 비자기 (마이아즘)를 내보내기 위한 하늘의 뜻이라고 말할 수 있습니다.

예방접종은 현대의학의 승리의 상징으로 이용되어 그것의 유효성이 신화처럼 만들어져 있지만, 이는 의도적으로 계획된 것이고 통계적으로 속은 것입니다. 유감스럽지만 진실은 그 반대입니다.

동종요법은 병원체를 사용해서 항체를 만들어 내는 방법이 아닙니다. 동종요법에서 말하는 예방이란, 그 원인에서 해방되는 것입니다. 다시 말해서 본래의 생명력을 되돌리는 것입니다.

동종요법은 레메디를, 예방접종은 항원을 사용하는 것을 보고 동종요법과 예방접종이 비슷하다고 지적하는 사람들이 있는데, 동종요법과 예방접종은 정반대라고 생각합니다. 예방접종은 피하주사로 이물질을 직접 주입해서 강제로 항체를 만들기만 하는 것입니다. 병에 걸리는 원인을 가지고 있으면서 병에 걸리지 못하는 것이라면, 그것은 증상에 뚜껑을 닫아서 억제하는 것과 다름이 없습니다.

예방접종은 비자기의 자기화를 진행시키는 것이고, 원래 소아병의 원인을 안 가지고 있던 아이들에게 세균과 바이러스를 몸속에 직접 주입함으로써 없었던 병의 패턴을 일부로 심어주고 그 악영향이 나중에 나타날 가능성이 있습니다. 사실은 생백신을 사용하는 디프테리아 예방접종에서는, 예방접종하고 나서 걸리는 사람이 증가하고 있다는 통계가 널리 알려져 있습니다.

또한 동종요법에서는 수혈 때문에 마이아즘을 이어 받는다고 생각합니다. 무엇인가가 몸에 주입되고 그것을 배설하지 못하면, 그 비자기를 자기로 인정하는 방향으로 균형을 잡을 수밖에 없습니다. 본래 어떤 병원체나 독소도 입이나 상처, 림프시스템 등으로 들어가지 직접 체내조직이나 혈액으로 들어가지는 않습니다. 현대의학에서 필요 없다고 생각하는 편도선, 아데노이드, 흉선, 맹장이 바로 자기와 비자기를 인식하는 최전선의 방어기관입니다. 이런 기관들을 없애면 염증은 확실히 없어질 것입니다. 그러나 이물질을 자기로 인정하고 결국 생명력이 약해집니다.

이러한 자기와 비자기를 인식하는 기구가 자연적으로 우리 몸에 있습니다. 예방접종뿐만 아니라 주사로 뭔가를 몸에 넣는 일은 무언가 부자연스러운 결과를 일으킵니다. 게다가 인공적인 음식이나 식품첨가물을 계속 먹으면 서서히 몸의 자연스러운 시스템을 바꾸어 육체의 변조, 더 나아가 정신의 부자연스러움까지 나타날 가능성이 있습니다. 마음과 몸은 상관관계를 가지고 있습니다. 부자연스러운 물질을 섭취하면, 나중에 그 반영으로 부자연스러운 마음을 형성할 것입니다.

마이아즘의 정체는 생명기구의 변화이고, 그것은 부자연스러운 환경에서 옵니다. 이렇게 예방접종으로 인한 부자연스러움이 계속 쌓이면 나중에는 그 책임을 져야만 하는 상황이 옵니다. (그래도 증상이 나온다는 것은 자연체로 돌아가려는 힘입니다.)

만약, 소아병에 걸리지 못하면 나중에 암에 걸릴 가능성이 높아진다고 동종요법에서는 경고하고 있습니다. 그래서 우리 전문가들은 상담자에게 "소아병에 걸린 적이 있습니까?"라는 질문을 자주 합니다. 만약에 안 걸렸으면 Carcinosin(암세포) 레메디가 필요합니다.

예방접종을 함으로써 생명력이 정체되고, 심신에 장애가 생기는 경우가 훨씬 많습니다. 그 증거로, 예방접종을 한 아이에게 Vaccininum(모든 예방접종으로 만든 레메디)을 주면 심하게 발열을 하거나, 설사를 하거나, 발진이 나면서 몸의 독을 내보냅니다. 예방접종을 한 아이들은 대체로 이런 경과를 거쳐 건강해집니다.

저 자신도 수많은 예방접종과 약의 부작용으로 왼쪽 편도선이나 목의 림프절이 계속 부어 있었습니다. 그러나 예방접종의 해에 적합한 레메디를 먹으면서 림프절의 붓기나 편도선염은 없어졌습니다.

소아병은 동종요법을 통해 그 병에 걸리는 원인을 줄이거나, 걸려도 가볍게 지날 수가 있습니다. 저의 둘째아이는 예방접종을 하지 않았지만, 첫째 때는 의무라고 생각해서 MMR(홍역, 이하선염, 풍진) 예방접종을 했습니다. 조사를 해봤더니 영국에서는 의무가 아니었습니다.

아이는 하늘에서 온 선물입니다. 어른들이 잘 키워야 할 책임이 있습니다. 이 아이들에게 무엇이 필요하고 무엇이 필요하지 않은지 잘 지켜봐야 합니다. 지금까지

도 데구찌 나오(出口直) 나 데구치오니자부로 (出口王仁三郎) 등 수많은 종교가
나 진리에 눈뜬 사람들이 예방접종의 위험성을 경고해 왔습니다. 병이 걸리지 않
도록 미리 예방하는 것보다 자연스러운 마음가짐으로 자연에 가까운 생활을 해야
한다고 생각합니다. 다시 말해서 병의 토양을 만들지 않는 게 중요하다는 것입니
다. 자기 생활을 바르게 하고 마음을 바르게 가지는 것이 매우 중요합니다.

그리고 생명력을 높이기 위해서는 자기 인생에서 영혼이 하고 싶은 것을 즐겁게
하면서 살아가야 합니다.

1. 풍진

풍진은 가벼운 병이어서 임산부 외에는 걸려도 상관이 없습니다. 어릴 때 풍진 예방접종을 해도 결국 어른이 되어 풍진에 걸려 증상이 심해지는 경우가 있습니다. 예방접종을 하지 않고 자연에 맡겼다면, 제대로 잘 걸리는 것이 중요합니다.

풍진의 초기는 감기 같은 두통과 콧물, 근육의 뻐근함이 있고 3일 정도 지나면 상반신에 분홍색의 납작한 발진이 나옵니다. 눈도 빨개지고 목 뒤의 림프절이 붓기도 합니다.

적합한 레메디

● Aconite

풍진 초기 감기 비슷한 증세

● Rubella 30C

Rubella는 풍진 바이러스에서 만들어진 레메디(가까운 전문가에게 상담해주세요). MMR(홍역, 이하선염, 풍진) 백신의 해독제로 사용한다. 풍진에 걸리지 않고 임신한 사람은 그전에 Rubella 30C × 1주일(하루에 4번) 정도 복용할 수 있다. (Rubella는 임신하면 복용하지 마세요.)

● Pulsatilla

발진이 나와 가려워하고 부모에게서 안 떨어진다. 귀의 염증도 같이 올 수 있다.

● Mercurius

림프선이 부었을 때 사용. 풍진 때문에 불안해하거나 짜증을 내면서 잠을 못 잘 때에는 Arsenicum, Chamomilla, Coffea 등을 상황에 맞게 복용.

2. 홍역(생백신)

홍역은 바이러스성 전염병입니다. 처음에는 감기 같은 증상이 있고 입 속에 작은 분홍색 발진이 생깁니다. 그리고 고열, 기침, 콧물, 눈의 충혈 등의 증상이 나와 몸 전체에 분홍색 발진이 생깁니다.

홍역은 많은 사람들이 한꺼번에 걸리면 그 증세가 확실히 가벼워지는 경향이 있다는 재미있는 보고가 있습니다. 홍역은 잠재의식 혹은 집단의식 수준에서 부자연스러움을 밀어내는 시련이라는 것을 알 수 있습니다. '다같이 걸리면 무섭지 않다'는 것입니다.

홍역 예방접종을 해도 10년 뒤에 걸리는 사람이 많고, 예방접종으로는 막을 수 없음이 분명합니다. 그리고 커서 걸리면 증상이 매우 심각해집니다.

예방접종이 도입되고 홍역에 걸려 사망하는 확률이 줄어든 게 아니라, 예방접종 도입 이전에 이미 예방접종과 상관 없이 사망률이 낮아지고 있다는 조사 결과를 N. Miller(미국)가 했습니다. 예방접종을 도입하지 않아도 홍역에 걸려 사망하는 사람의 감소율은 현재 이상 정도가 되는 흐름 속에서 예방접종이 도입된 것입니다. 홍역뿐만 아니라 대부분의 예방접종은 자연스럽게 사망률이 줄어드는 시기에 시작되었습니다. N. Miller의 조사에 따르면, 최근에 생후 1년 안에 홍역에 걸리는 경우가 많다고 합니다. 이것은 부모들이 예방접종을 하기 시작한 때와 부합됩니다.

항체만 증가시키는 가짜 면역이 아니라, 실제로 걸리고 나서 동종요법으로 대처하면 진짜 면역을 갖고 증상도 가벼워진다고 알려져 있습니다.

홍역의 레메디는 Pulsatilla입니다. 그 외에도 제1, 제2, 제3단계에 걸쳐 레메디가 있는데 먼저 홍역에는 Pulsatilla라고 기억해주세요. 진행이 잘 안 될 때는 Bryonia, Sulphur가 적합합니다. 이 2개의 레메디는 자연치유력이 약해서 불균형을 잘 밀어내지 못할 때(예를 들어 약제로 인해 증상이 억제되어 병이 잘 진행되지 않을 경우),

뒤에서 밀어 주는 역할을 하는 레메디입니다. 마이아즘적으로 봐서는 임질 마이아
즘입니다. 마이아즘 치료는 깊은 지식과 경험이 필요합니다.(가까운 전문가에게 상
담을 받으세요.)

적합한 레메디

[가장 중요한 레메디] ACON. APIS. BRY. PULS. SULPH
[그 다음 중요한 레메디] *ant-c. arn. bell. carb-v. coff. dros. ferr-p. gels. ip.*
                   kali-bi. lach. phos. rhus-t. stram.
[그 외 레메디] cham. chin. hyos. ign. kali-m. kali-s. nux-v. verat.

홍역을 걸리고 나서의 병 acon. ant-c. *ant-t. ars. bell.* bry. calc. CARB-V. *caust.*
cham. chin. cina coff. *dros. hyos.* ign. *ip. kali-m.* nux-v. *phos.* PULS. *rhus-t.* sep.
stram. *sulph.*
발진 전 *bry. puls. stram.*
결막염이 함께 puls.
발진 같은 것이 팔다리에 rhus-t.
발진이 멈추고 연해질 때 *bry. phos. puls.* rhus-t.
두통 이후 bell. *carb-v.* hyos. *puls.* rhus-t. *sulph.*
출혈성 ferr-p.
예방약 *acon.* ars. *puls.*
호흡 곤란, 홍역을 억제하면서 생긴다 CHAM. PULS.

● Aconite

   홍역 초기에 사용. 아직 발진이 나타나지 않고 열이 올라갈 것 같고 몸이 차갑
다. 안절부절 못하고 불안감이 많다. 밤 9시에 악화.

● Antim-crud

　홍역에 걸리고 나서 몸이나 마음의 질환이 있을 때 적합하다. 잘 먹기는 하는데 설사와 변비를 반복한다. 피부 질환과 소화기 질환이 동시에 있다. 쉽게 화를 내고 누가 자신을 보는 것을 참지 못한다. 얼굴을 만지면 울기도 한다.

● Apis.

　발진이 잘 진행되지 않을 때 필요한 레메디(Bry). 얼굴이 빨갛게 붓고 특히 눈꺼풀이 붓는다. 자면서 쉿소리를 내고 잠꼬대를 한다.

● Ars-alb

　이것도 발진이 잘 안 나올 때의 레메디. 불안해하고 안절부절 못하며 허약하다. 몸이 차갑고 옷을 많이 입고 싶어한다. 밤 12시에서 2시에 악화된다. 홍역이 폐나 장의 질환과 같이 나타나는 경우가 많고, 마실 것은 따뜻하게 조금씩 먹는다.

● Belladonna

　고열이 나기 시작한다. 눈물이 글썽글썽하고 눈이 빨갛고 뜨거워진다. 소리에 민감해지고, 짜증을 내고, 고열이 계속되면 잠꼬대를 하고 귀신이나 괴물을 봤다고 놀라기도 한다. 오전 3시, 오후 3시에 악화.

● Bryonia

　발진이 나왔다가 바로 없어지고 홍역에 완전히 걸리지 않았을 때 사용한다. 마른기침과 물을 많이 마시고 싶어 하는 것이 특징이다. 혼자 있고 싶어 하고 조금이라도 움직이기를 싫어한다. 얼굴은 빨갛고 건조하다.

● Cuprum

경련성 기침이나 열성 경련을 일으키는 홍역에 사용한다. 발진이 일어나지 않고, 뇌에 충격이 간 것처럼 멍해지고, 근육이 당겨 다리에 경련이 일어날 때 좋다.

● Euphrasia

눈이 빨개지고 눈물이 고일 때, 결막염, 눈 주변의 습진에 적합하다. 눈이 부셔서 뜨지를 못한다.

● Ipecac

소화기관과 폐에 작용. 멀미와 구토가 자주 나타난다. 마른기침이 안 멈춘다.

● Kali-bich

귀나 코에서 노란 고름이 많이 나온다. 점착성 가래가 있고, 그르렁그르렁 소리를 낸다. 홍역의 마지막 단계쯤에 적합한 레메디.

● Pulsatilla

홍역의 NO.1 레메디. 초, 중, 후기 모두 해당된다. 목은 안 마르고, 누군가와 같이 있고 싶어서 매달린다(Bry.와 반대). 밤이 되면 악화. 바깥 공기를 쐬려고 창문을 열고 싶어 한다. 귀에 염증이 생기고 가슴 압박으로 호흡곤란이 된다.

● Stramonium

고열 때문에 망상, 환각, 환청이 있다. 공포에 떨고 있고 야생의 얼굴을 하고 있다. 밤중에 외치면서 일어난다.

● Sulphur

매우 가려운 발진에 사용한다. 또한 발진이 잘 나오지 않을 때도 사용한다. 발진이 끝날 때쯤 사용하면 치유가 빨라진다. 홍역의 전체적인 염증에 적합.

● Morbillainum(홍역의 바이러스)

MMR백신 대신에 복용하고 예방할 수 있다. 홍역 예방접종의 부작용이나 과거홍역에 심하게 걸린 사람에게 적합한 레메디(가까운 동종요법전문가에게 상담을받으세요).

3. 디프테리아(생백신)

　두통과 목의 통증으로 시작해 편도선이 빨갛게 부어 젤리처럼 되고, 입냄새가 심하게 납니다. 그리고 기관지에 침입을 해서 목의 림프가 붓습니다.

　디프테리아는 DPT 백신의 하나입니다. 이 백신도 디프테리아로 사망하는 사람이 이미 줄고 있는 1919년, 독일에서 접종을 시작했고 그뒤 디프테리아에 감염되는 사람이 늘고 있습니다. 그렇기 때문에 FDA(미국식품의약국)에서는 '디프테리아 백신은 예상보다 항체를 만드는 효과가 별로 없다'라고 인식하고 있습니다. 게다가 DPT 백신에는 수은도 들어 있어서 이로 인한 피해도 심각합니다.

　동종요법에서는 편도선염이나 목의 통증, 림프절 붓기에 적합한 레메디로 Merc.(수은)를 사용합니다. 그리고 식물의 수은이라고 불리는 Phytolacca(산우엉)도 디프테리아의 해독으로 사용합니다. Phytolacca에는 칼륨과 강한 산이 들어 있어서 몸의 독을 내보내는데 도움이 됩니다. 마이아즘적으로는 암, 결핵 마이아즘입니다.

적합 레메디

[가장 중요한 레메디] APIS　ARS.　KALI-BI. LACH.　LYC. PHOS. RHUS-T.

[그 다음 중요한 레메디] *bell. canth. caps. kali-m. merc. nat-m. sulph. thuj.*

[그 외 레메디] ant-t. arg-n. bar-c. bry. calc-p. hep. ign. kali-p. led.

혈액이 섞인 kali-bi.

파란 빛이 들어간 lach.

갈색 비슷한

　　노란색의 부드러운 가죽 같은, 혹은 딱딱하고 섬유질이나 진주 같은 kali-bi.

뿌리가 깊은 apis. kali-bi.

더럽게 보이는 apis.

건조하고 시든 *ars.*

탄력이 있는 kali-bi.

인후 전체 ars.

인후에 넓게 퍼진다 KALI-BI.

     코에 넓게 퍼진다 kali-bi. lyc. merc. sulph.

회색빛이 나는 apis. kali-bi. lach. lyc. merc.

     더러워 보이고 불처럼 가장자리가 빨개진다 apis.

     편도선에 반점이 있다 kali-m.

     팬 곳이 하얗다 ign.

녹색빛이 나는 *kali-bi.*

고열 *apis.*

왼쪽 bell. LACH.

     오른쪽에 퍼진다 LACH.

왼쪽, 작은 반점 *ars.* lach.

     하얗다 lach.

저열 *rhus-t.*

코에 *kali-bi. lyc.*

     코에서 시작 lyc.

     코 안쪽 lach.

     폐색이 함께 *kali-m. lyc.*

코피가 동반 ars. *carb-v. chin. ign.* lach. phos.

     막이 벗겨지고 나서 – *phos.*

마비 후에 ant-t. apis. arn. *ars. caust.* gels. kali-br. kali-p. *lach. nat-m.* nux-v. phos. sulph

     하지의 마비 ARS. gels. *lach.* nat-m. nux-v. *phos. sil.*

반점 canth.

　　고립한 kali-bi.

　　작은 두드러기 apis. *ars.* canth. kali-bi. lach.

　　작고 하얗다 lach.

진주 같은 kali-bi.

점액의 마개에 계속 구멍이 생긴다 calc-f.

굉장히 많다 lach. lyc.

오른쪽 apis. ign. **LYC.** *merc.* rhus-t.

왼쪽에 퍼진다 ferr-p. **LYC.** *sulph.*

진한 점막액 ars.

유피 rhus-t.

허약해서 *apis. canth. ign. kali-bi.* **LACH.** *nux-v. sulph.*

하얗다 *apis. ars.* kali-bi. *lach.* lyc. *merc.* stram.

주름이 생긴 **ARS.**

노랗다 apis. kali-bi. lach. merc. **NAT-P.** rhus-t. *sulph.*

● Mercurius

　　디프테리아로 인해 목에 궤양이 생기고 삼키면 심한 통증이 온다. 회색 또는 노란 세포막이 생긴다. 입내가 심하고 침도 많다. 땀이 자주 나는데 춥다고 하다가 바로 더워하면서 체온조절을 못하고 쇠약하다. 목의 림프절 붓기가 있다.

● Phytolacca

　　식물의 수은이라고 불린다. 혀뿌리 쪽에 통증이 있어 혀를 내밀지 못한다. 목은 검게 붓고 하얀 반점이 있다. 고열이 있고 오한이 계속된다. 목의 통증은 오른쪽에서 시작해 왼쪽으로 이동하기도 한다. 목 가운데에 통증이 있다.

● Lachesis

왼쪽 목에 따끔거리는 통증이 있고 가끔 왼쪽에서 오른쪽으로 이동을 한다. Lachesis는 붉은 보라빛으로 수분을 삼킬 때 심한 통증이 온다. 하지만 고형물은 삼킬 수 있다. 혀를 내미는 버릇이 있고 목의 통증에 상관 없이 입술을 핥고 말을 많이 한다.

● Arsenicum

오른쪽 목의 질환이고 소화기가 약하다(설사). 몸은 차갑고 목이 따끔거린다. 목에 궤양이 있고 거기서 피가 나올 수도 있다. 안절부절 못하고 혼자 있지 못한다. 이것저것 시끄럽게 시키는 게 특징이다. 따뜻한 물을 조금씩 마신다.

● Apis

편도선보다 목젖의 염증이 두드러진다. 목젖이 빨갛고 물이 들어간 것 같이 부어서 숨 쉬기가 어렵고 질식할 것 같다.

● Diptherinum(디프테리아균)

예방적으로 사용할 수 있다. 디프테리아, 파상풍, 백일해의 삼종혼합(DTP) 백신 부작용에 적합한 레메디(가까운 동종요법전문가에게 상담을 받으세요).

4. 백일해

백일해의 증상은 먼저 열이 나옵니다. 발작을 시작하면 기침이 계속 나와 숨 쉬기가 어려워지거나 토하는 경우도 많습니다. 코피가 나거나, 얼굴이 붓고, 눈이 충혈됩니다. 잠복기간은 1주일 정도라고 하지만, 계속 기침이 나오는 것은 5일에서 한 달 정도 계속됩니다. 그러나 죽는 경우는 거의 없습니다.(갓난아이 때 걸리면 증상이 심해지는데 대체로 그렇게 심해지지는 않습니다).

'예방접종을 해도 12년 뒤에는 95% 사람들이 걸린다'는 통계가 미국에서 발표되었습니다. 성인이 되어 걸리면 더욱 심각해지는 경우가 있습니다. 소아병은 어렸을 때 걸리는 것이 좋습니다.

DPT(디프테리아, 백일해, 파상풍) 예방접종에는 수은이나 알루미늄, 포름알데히드 등이 들어 있어 백신 자체보다 이런 것이 더 해롭다고 주장하는 사람도 있습니다. 또 백신이 도입되면서 갓난아이들이 갑자기 죽는 수가 많아졌다고 합니다. DPT로 인한 다른 부작용으로 아나필락시 반응이라는 알레르기 반응의 충격사, 뇌염, 면역 저하로 인한 면역부전 등이 알려져 있습니다.

이미 예방접종을 도입하기 이전 35년 동안 사망률이 90% 이상 줄었습니다. 예방접종을 하지 않아도 병은 줄어들고 있었다는 것입니다.

동종요법에서는 먼저 Drosera(끈끈이주걱)를 사용합니다. 이 끈끈이주걱은 끈적거리는 점액으로 벌레를 잡는데, 마치 백일해의 가래가 끈적거리는 것과 비슷합니다. 그 외에도 적합한 레메디는 많습니다.

마이아즘적으로는 임질, 결핵, 암 마이아즘입니다.

적합 레메디

[가장 중요한 레메디] ANT-T. CARB-V. CUPR. DROS. PHOS.

[그 다음 중요한 레메디] *anac. arg-n. arn. ars. bar-c. bell. bry. calc. caust. cham.*

chin. cina ferr–p. hep. hyos. ip. kali–bi. kali–p. led. lyc. nat–m. nux–v. puls. sep. sil. sulph. verat.

[그 외 레메디] acon. ant–c. calc–p. caps. hyper. ign. mag–p. merc. op. rhus–t. ruta. stann. stram.

오후 lyc. sulph.

한밤중까지 sulph.

낮 cupr. *euphr.*

저녁 arn. ars. bar–c. bell. bry. carb–v. chin. cina dros. hep. ign. lyc. nat–m. puls. sep. verat.

오후 6~10시 hyper.

한밤중까지 arn. bar–c. carb–v. hep. puls. sep. verat.

밤에도 ars. bry.

얼굴이 약간 파랗다 ars. **CUPR.** *dros. ip. nux–v.*

오전 sep.

심장이 터질 것 같은 감각, 발작 후 arn.

한밤중 지나서 acon. bell. chin. dros. *hyos. kali–c.*

오전 2시 dros.

오전 3시 kali–c.

더 이전 lyc.

아침 ant–c. *calc.* cina. verat.

밤 anac. ant–t. arn. ars. bar–c. bell. bry. carb–v. *cham.* chin. cupr. dros. *hep.* hyos. *merc.* nat–m. puls. sep. sil. sulph. verat.

코피를 동반 **ARN.** *bry. cina* DROS. IP. *led. merc. nux–v.* PHOS. stram.

● Antim-tart

폐 속에 점액이 많이 있는데 허약해서 배출을 못한다. 토하면 호전(이것은 위에서 토해내는 것과 동시에 폐에서 점액을 토하는 게 확실하다). 기침 후에 음식물과 점액을 토한다. 끊이지 않는 기침.

● Arnica

기침 때문에 머리가 아프다. 그 통증 때문에 운다. 울면 또 기침을 시작한다. 기침에서 코피나 눈의 충혈.

● Carbo-veg

백일해 때문에 산소 결핍이 되어 죽을 것 같다.

● Cuprum

심한 발작, 오래 계속되는 기침. 기침을 하고 나서 물을 마시면 호전된다. 음식물을 토한다. 먹고 있을 때는 식도에서 보글보글 소리가 난다.

● Drosera

끈적거리는 가래가 기관에 붙어 있어서 그것 때문에 기침이 계속 나온다. 움직이거나 바깥 공기를 쐬면 호전된다. 먹거나 노래를 하거나 오전 2~4시에 악화된다. 기침을 할 때마다 배의 근육이 아파서 배를 감싸 안는다. 기침과 함께 코피도 나온다. 심한 기침.

● Ipecac

점액이 많이 있어 토해도 기침이 멎지 않는다. 혀는 깨끗하다. 심하게 나오는 기침이고, 얼굴은 창백해진다. 코피와 기침. 바깥 공기를 접하거나 가래가 나오면서 호전된다.

● Kali-carb

오전 2~4시, 식후에 악화된다. '흡'하는 소리가 나지 않는 기침(백일해는 '흡'하는 소리를 낸다)이나 점액이 많이 있는 기침에 적합하다.

● Pertussium(백일해균)

백일해가 멈추지 않을 때 사용한다. 조금이라도 좋아지면 복용을 멈추고 다른 레메디를 사용. 예방접종의 부작용과 예방에 사용한다(가까운 동종요법전문가에게 상담을 받으세요).

5. 폴리오

폴리오 생바이러스를 입으로 먹는 경구 생백신이 위험합니다. 영국에서 한 할아버지가 폴리오 예방접종을 한 손자의 기저귀를 갈아주었는데, 그 뒤에 할아버지가 폴리오에 걸려 전신마비가 되어 죽은 사건이 있었습니다.

폴리오는 수막염, 뇌염과 관계가 깊습니다. 폴리오 바이러스는 정신이나 근육에 침입하여 등뼈나 뇌를 부전시키고 소아마비를 일으킬 가능성이 있습니다.

지금까지 폴리오는 자연적으로 걸리는 일이 없고, 백신을 통해 감염되는 경우가 대부분입니다.

폴리오의 증상은 목의 통증, 오한, 두통, 설사, 구토, 발열, 손발 관절의 통증입니다. 그리고 등뼈가 아프고 심할 때는 근육 마비가 일어납니다.

적합한 레메디

[가장 중요한 레메디] GELS

[그 다음 중요한 레메디] *acon. calc. caust. rhus-t.*

[그 외 레메디] arg-n. arn. ars. bell. ferr-p. hyos. kali-p. lach. merc. nux-v. phos. sulph. verat.

신경통 후의 폴리오 rhus-t.

횡격막 마비가 함께 오는 폴리오 cupr. op. sil.

● **Lathyrus(병아리콩)**

폴리오의 예방, 폴리오로 인한 부작용, 소아마비, 손발 근육의 퇴화와 경련, 약해진 근육에 적절한 레메디입니다(가까운 동종요법전문가에게 상담을 받으세요).

● Gelsemium

  자기 몸무게를 지탱할 수 없다. 근육이 점점 퇴화되어 마비가 된다. 몸 전체에 경련이 있어서 부들부들 떨린다. 폴리오의 예방과 폴리오 예방접종 부작용에 사용한다. 미열이 계속되고 만성피로처럼 피곤하다. 불안하고 걱정이 많고 배뇨를 자주 한다.

● Belladonna

  갑자기 고열이 난다. 화를 내고 짜증을 낸다. 눈이 반짝거리고 동공이 열려 있어서 눈부신 것을 싫어한다. 얼굴은 빨갛고 욱신거리는 두통이 있다. 고열이 계속되면 정신착란을 일으킨다.

● Rhus-tox

  뭉친 근육, 허리, 등뼈, 목의 통증에 사용. 몸의 모든 부위가 근육통처럼 아프다.

● Polio

  폴리오 예방접종을 하고난 뒤나 폴리오 예방에 사용한다(가까운 동종요법전문가에게 상담을 받으세요).

6. 이하선염(볼거리)

이하선염은 이하선의 발열로 시작하는, 감염성이 강한 바이러스 병입니다. 두통과 피로감이 오면서 24시간 내에 귀 바로 아랫부분이 아프기 시작하고 다음날에는 귀 앞 침샘이 붓습니다. 뭔가를 씹을 때나 입을 벌리면 아픕니다. 얼굴 아랫부분이 부어 아래턱이 커 보입니다.

이하선염 예방접종의 부작용은 수막염, 뇌염, 시각장애 등입니다. 이 병은 보통 6일 안에 좋아집니다. 잠복기간은 2~3주입니다.

소아병인 이하선염을 어른이 되어 걸리면, 남성은 정소에 침입해 정자를 못 만들게 되는 경우가 있습니다. 여성의 경우, 난소에 염증을 일으킬 가능성이 있습니다. 아이가 걸렸을 때에는 이러한 문제가 일어날 가능성은 훨씬 적습니다.

적합한 레메디

[가장 중요한 레메디] BAR-C. Bell. CARB-V. MERC. PULS.

[그 다음 중요한 레메디] *acon. ars. calc. cham. ferr-p. hep. kali-bi. lach. lyc. nat-m. phos. rhus-t. sil.*

[그 외 레메디] ant-t. kali-m. kali-p. mag-p. sulph.

왼쪽의 이하선염 *lach.* RHUS-T.

뇌에 이전 apis. bell. hyos.

　　　유방에 이전 carb-v. PULS.

　　　정소에 이전 *ars. carb-v.* nat-m. PULS. rhus-t.

오래 가는 이하선염 bar-c. sil.

오른쪽의 이하선염 *calc. kali-bi.* MERC.

　　　다음에 왼쪽 LYC.

성홍열로 이하선염 *calc.*

고름도 있는 이하선염 ARS. *bry.* CALC. HEP. *lach.* MERC. *nat-m.* *phos.* RHUS-T. SIL.

● Aconite

　초기 증상에 사용한다.(목의 통증과 갈증, 발열)

● Apis

　목의 통증과 붓기, 목이 마르지 않다.

● Baryta-carb

　림프선의 붓기와 함께 정소에 염증이 있다. 감기 걸리기 쉽다.

● Belladonna

　고열과 함께 이하선이 붓는다. 오른쪽. 목이 마르다. 얼굴이 빨갛다. 빛이나 소리에 민감하다. 고열과 욱신거리는 통증이 있다.

● Carbo-veg

　허약하다. 피로와 함께.

● Lachesis

　왼쪽이 붓는 게 특징(때로는 왼쪽에서 오른쪽으로 옮긴다.), 목의 압박을 매우 싫어함.

● Mercurius

　오른쪽의 통증. 림프절의 붓기. 입내. 침이 많이 나온다. 밤에 열이 난다. 목이 마르다.

● Pulsatilla

염증이 고환이나 유방에 있는 경우. 목은 마르지 않다. 누군가에 매달린다.

● Rhus-tox

왼쪽에 통증. 몸속의 해독.

● Parotidinum(볼거리균)

예방과 예방접종의 부작용에 사용합니다(가까운 동종요법전문가에게 상담을
받으세요).

7. 수두

초기 증상은 가슴과 등에 발진이 나오고 팔과 머리로 퍼집니다. 보통 손이나 손목보다 어깨나 팔 윗부분에 증상이 심하고, 발과 다리보다 허벅지에 증상이 심해집니다. 새로운 발진은 발열 전 아니면 발열과 동시에 나오는 경우가 많습니다. 투명한 물집과 마른 딱지가 동시에 존재합니다.

적합한 레메디

[가장 중요한 레메디] ANT-C. PULS. RHUS-T. SULPH.
[그 다음 중요한 레메디] *ant-t. bell. carb-v. led. merc. sep. thuj.*
[그 외 레메디] acon. ars. canth. caust. coff. hyos. ip. nat-m. sil.

● Aconite

열이 나고 공포감과 불안감이 있을 때.

● Antim-crud

수포가 곪고 가려움이 심해 긁으면 타는 것 같다. 밤에 악화되고 두드러기나 농포진의 레메디이기도 하다. 화를 쉽게 내고 누가 보거나 만지면 화를 낸다. 수두와 함께 소화불량이 된다.

● Antim-tart

수두와 함께 기침이 나온다.

● Belladonna

고열이 나오고 열 발산이 안 되어 얼굴이 빨갛게 될 때.

● Mercurius

발진에서 나오는 분비물이 냄새가 날 때.

● Pulsatilla

림프선이 붓고 수포가 터지고 노란 고름이 나올 때 적합하다. 목은 안 마르고 바깥 공기를 원하고 사람한테 매달린다. 잘 운다.

● Rhus-tox

발진의 가려움이 심해서 열심히 긁고, 수포를 터뜨리면서 쾌감을 느낀다. 열이 있고 근육통이나 뻐근함이 있다. 매우 가렵고 화끈거려서 안절부절 못한다.

● Sepia

뿌리가 깊은 수두.

● Sulphur

피부 염증을 진정시키거나 해열. 치유를 촉진시킨다.

[케이스]

제 딸 에밀리가 4살 때, 유치원에서 전화가 왔습니다. 미열과 발진이 있어서 집으로 데리고 가라고 합니다. 집에 도착했을 때는 눈물이 글썽글썽하고 가슴에 발진이 10개 나 있었습니다. 목이 아프다면서 자꾸 엄마한테 매달렸습니다.

먼저 Pulsatilla 200C (매달리는 피부질환)
다음에 Belladonna 200C (열)
10분 뒤 Bryonia 200C (증상을 촉진시키기 위해서)

그날 밤에 온몸에 발진이 나왔습니다. 수포를 다 터뜨리고,

거기에 Rhus-t. 200C 한 시간마다 3번(증상을 밀어내고 피부에 표면화시키기 위해, 가려움증)

토요일 Sulphur 200C 아침, 낮, 저녁(피부의 염증, 딸의 근본체질)

　　　　온몸에 진물이 나옴.

일요일 전체적으로 감기 증상은 완화되고 더 이상 발진이 나오지 않음.

월요일 발진이 남아 있지만 기분이 좋아서 학교에 데리고 갔습니다. 교장선생님이 '벌써 왔어!' 놀라고 신기해했습니다.

8. 열성경련

40도를 넘는 열이 계속 됩니다. 그러다가 환각을 보거나, 환청을 듣거나, 잠꼬대를 하면서 의식이 없어집니다. 얼굴이나 목에 손을 대면 타는 것처럼 뜨겁습니다. 그대로 두면 수막염이 되기 때문에 병원에 데리고 갑니다. 그리고 항문에 좌약을 넣어 2, 3일은 열이 내려가 마치 좋아진 것처럼 보입니다. 그런데 다시 고열이 나고 전보다 더 높은 열을 내는 경우가 많이 있습니다.

물을 마시지 않고 계속 헐떡거립니다. 더 강한 좌약을 넣을 수도 있습니다. 그러나 그렇게 하면 경련이 나타나기 시작합니다. 수막염의 시작입니다.

결국 열은 원인이 있어서 나기 때문에, 그것을 무시하고 열이라는 증상만 억압하려고 하면 좋은 결과가 나올 수 없습니다. 원인이 있기 때문에 몸은 어떤 방법으로든 내보내려고 애를 씁니다. 무리하게 억제하면 증상이 복잡해지면서 병의 상태도 달라지고 치유가 어려워집니다. 동종의 레메디로 증상의 원인을 밀어내고 자연스럽게 열이 내려가도록 하는 게 이상적입니다. 물론 레메디를 사용해도 열이 안 내려갈 때에는 바로 병원에 가야 합니다. 증상이 급성이면 급성일수록 생명력은 레메디에 민감하게 반응합니다. 급성 증상일 때는 몸 스스로 치유하려고 하기 때문에 증상에 맞는 레메디를 먹으면 빠르게 치유가 진행됩니다.

적합한 레메디
이것들은 모두 고열, 수막염에 적합한 레메디이기도 합니다.

● Belladonna 200C를 5분마다 3번 반복 복용.

증상의 변화가 없을 때

● Gelsemium 200C를 5분마다 3번 반복 복용.

증상의 변화가 없을 때

● Cuprum 200C를 5분마다 3번 반복 복용.

증상의 변화가 없을 때

● Pyrogen 30C를 5분마다 3번 반복 복용.

● Opium, Stramonium, Belladonna 환각이 심할 때

● Cuprum 경련을 일으키면

● Pyrogen 땀에서 썩은 냄새가 날 때(패혈증)

이런 식으로 대처를 해주시고, 요독증이 되지 않도록 빨대나 스포이드로 수분을 보충하도록 합니다. *단, 의식을 잃은 상태에는 수분을 보충하지 마세요.

9. 독감

독감, 감염 *acon.* arn. ARS. BRY. calc. *caust.* ferr-p. GELS. *merc. nux-v.* PHOS.
RHUS-T.

질환, 독감에서 생긴다 ars. bry. calc-p. GELS.

팔다리의 통증, 독감 투병 중 *acon.* arn. BRY. *caust. gels. merc.* rhus-t.

병 후에도 남는다 calc.

위, 유행성감기 *acon.* ANT-C. ANT-T. ARS. *bell.* BRY. canth. carb-v. *cham.*
chin. cupr. *gels.* ign. IP. *merc.* nat-s. *nux-v. phos.* PULS. *rhus-t.*
sulph. verat.

허약, 병후에 chin. *gels.* kali-p.

열이 계속 올라간다 aips.

두통 이후 bell. bry. carb-v. cham. hep. lach. *merc.* rhus-t.

고열, 섬망과 갈증이 동반 BELL. *dulc.*

빨간 발진 ACON. ars. BELL. BRY. calc. carb-v. caust. *coff.* hyos. *ip. kali-bi.*
lach. *merc.* phos. rhus-t. sulph.

10. 예방접종하고 나서

● **Ars-alb** 예방접종의 부작용

● **Hypericum** 신경까지 가는 통증이 남아 있을 때

● **Ledum** 주사의 흉터가 검게 되었을 때

● **Nux-vomica** 예방접종의 부작용(이물질을 밀어낸다)

● **Pulsatilla** 예방접종의 부작용(이물질을 밀어낸다)

● **Sulphur** 예방접종의 부작용(배설)

● **Thuja** 예방접종의 부작용 (배설)

한국의 동종요법 현황 _____

한국에서 동종요법은 대체의학으로 인증을 받고 있지만, 아직까지는 인지도가 낮습니다. 동종요법을 공부하는 의사들 모임은 있지만, 일반인이 가정에서 쓸 수 있도록 지도해주는 곳은 거의 없습니다.

2010년 여름에 대한동종의학회가 일반인 대상으로 강의를 했고, 자주 쓰이는 키트 10종을 판매하기 시작했다고 합니다. 축산이나 동물병원에서도 동종요법 레메디를 쓰고 있는데, 대부분 유럽에서 수입한 천연원료 약으로만 알고 있습니다. 종류는 각종 염증(유방, 자궁내막, 소화기계 등)에 대한 혼합레메디입니다. 동종요법 진료를 받을 수 있는 양현국동물병원이 서울에 있습니다.

2009년 가을, 용인에 사는 엄마들 중심으로 가정용 키트 사용법을 공부하는 모임을 시작했습니다. 2010년 봄에는 충남 홍성에서도 시작했고, 그뒤 충남 서천, 경기 고양, 경남 통영, 서울 과천과 양평에도 공부모임이 생겼습니다.

그리고 2012년 12월에 《동종요법 가이드북》이 나온 뒤로는, 혼자 동종요법을 공부하고 실천하는 사람들을 만나게 되었습니다.

2013년 가을에는 동종요법을 공부하는 엄마들을 중심으로 한 전국 모임을 만들기 위해 'SOS! 동종요법 급성증상 노트'라는 제목의 밴드를 열었습니다. 이 밴드에는 모임에서 함께 공부하는 분들 뿐만 아니라, 혼자 공부하고 실천하는 분들까지 함께하고 있습니다. 가정에서 급한 상황이 일어났을 때 도움을 주고받을 수 있는 공간입니다.

만성질환일 때에는 가정용 키트로 부족합니다. 그래서 동종요법 전문가를 찾아가는 게 좋은데, 아직 전문가가 많지 않기 때문에 찾아가기 힘든 상황이기도 합니다. 전문가를 만나려면 아래를 참고해주세요.

▶ 한국동종의학연구원 http://homeopathykorea.com

▶ 대한동종의학회 http://www.kshom.org

▶ 한국임상호메오퍼시의사회 http://homeopathyofkorea.com

▶ 김마리요 선생님 mariyo1025@yahoo.co.jp

▶ 한국호메오퍼시교육연구회 동종의 빛 https://cafe.daum.net/homeopathykorea

동종요법의 처방법에 대하여 _____

　동종요법을 공부하다 보면 여러 처방법이 있음을 알게 됩니다. 그것에 대해 간단하게 소개하겠습니다.

　동종요법 200년 역사 속에서 여러 가지 방법들이 나왔는데, 크게는 고전동종요법(Classical Homeopathy)과 실용동종요법(Practical Homeopathy)로 나눌 수 있습니다. 그리고 최근 들어 하네만의 뜻을 살리는 하네마니언(Hahnemannian)이라고 불리는 사람들이 있습니다.

　고전동종요법은 하네만의 제자인 켄트(Kent, 미국 의사)에게 영향을 많이 받았습니다. 동종요법의 90%가 이 방식을 따르고 있습니다. 처방하는 레메디는 한 종류이고, 혼합레메디를 사용하지 않습니다. 켄트는 하네만의 가까운 제자는 아니었다고 합니다. 그는 하네만이 출판했던 의학서적 《올가논(Organon)》 5판까지 보고 동종요법을 자기 색깔로 바꿔서 가르친 사람입니다. 《올가논(Organon)》은 6판까지 나와 있는데, 켄트는 6판 내용은 모릅니다. 그래서 하네만의 가르침을 충분히 이해하지 못하고 원래 하네만의 가르침과 떨어진 해석을 해버렸습니다. 이것이 켄트가 시작한 고전동종요법입니다.

　실용동종요법에서는 레메디를 자주 또 여러 가지로 처방한다고 알려져 있습니다. 그런데 항상 그렇지는 않고, 하나의 레메디로 가능한 환자에게는 하나만 처방합니다. 즉, 환자에 따라서 여러 처방법을 바꿔가면서 하는 것입니다.

　하네마니언들은 고전과 실용 두 가지에 얽매이지 않고, 원래 하네만이 말한 그대로 충실하게 해보자는 사람들로, 아주 소수파입니다.

중요한 것은, 어떤 방법을 사용하느냐보다 어떻게 하면 치유의 과정을 짧고 부드럽게 가느냐인 것 같습니다. 이 책의 지은이 유이 토라코 선생님은 여러 방법을 연구해 본 결과, 혼합레메디를 사용합니다. 지은이는 영국에서 활동하다가 일본에 왔는데, 영국에서 일반적으로 썼던 한 가지 레메디로는 도저히 극복할 수 없는 병들이 많았다고 합니다. 일본은 세계에서도 약물을 많이 쓰기로 유명하고, 예방접종의 역사도 100년이나 됩니다. 그래서 그것들로 인한 병들이 너무 많아 혼합레메디를 사용하지 않고서는 극복하기 어렵다는 것입니다. 200년 전에는 없었던 병들, 자가면역질환이나 발달장애, 정신의 여러 문제들, 약해와 환경오염에도 대응해야 하고 그에 맞는 방법을 추구해야 합니다.

하네만도 혼합레메디를 좋게 평가했습니다. 하네만은 그의 책에서 하나의 병에는 레메디 하나가 필요하다고 했지만, 여러 병이 동시에 존재할 수 있고 그럴 경우에는 하나의 레메디만으로는 치유할 수 없다고 말했습니다. 즉, 여러 병이 동시에 존재할 때에는 그 병의 숫자만큼 레메디가 필요하다는 것입니다.

예방접종을 한 현대인은 한꺼번에 두세 개의 병균이 몸에 들어오는 동시에 만성이 되어버립니다. 자연적으로는 백일해와 파상풍, 디프테리아가 같이 걸리지 않잖아요? 예방접종은 여러 가지 병을 동시에 만들어낼 수 있습니다. 그러면 면역력이 떨어지고, 동시에 여러 만성병에 걸리게 됩니다. 그래서 두 가지 이상의 레메디를 찾아 복용해야 하는 상황입니다.

−하세가와 키세이

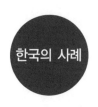 **한국의 사례** 급성 전염성농가진 (19개월 아기)

동종요법 치료: 김마리요

증상 전염성 농가진과 같은 발진

진행 임신 중 철분제 1개월 복용. 안정된 정신 상태로 임신 생활을 했음
3.9kg으로 조산원에서 출생. 순산. 약물 투여 없음.
1세 0개월 때, 돌발성 발진
1세 7개월 때, 이마에 땀띠 / 벌레에 귀를 물리고 나서 농가진 같은 발진

체질 감기에 걸려도 레메디만으로 빠른 치유. 피부는 건강. 잘 먹고 잘 잠.
체력 좋음. 균형감각이 좋아서 잘 넘어지지 않음. 기억력 좋음.

성격과 외모 익살스럽고 명랑한 성격. 언제나 생글생글 웃음. 단단한 체형.
사람을 잘 따라서 누구와도 금방 친해짐.

공포·불안 특별히 없음

쇼크·패닉 특별히 없음

가족의 병력 아버지, 어머니 모두 건강.
할아버지: 간암 발병 후 치료
할머니: 당뇨병
외할아버지: 위암 수술
외할머니: 교원병 발병 치유

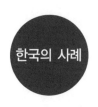

예방접종·약 경력 없음

첫 번째 치료(2010. 8. 3)

농가진 레메디 처방 시작.(소아과에서 농가진 진단을 받음)

Streptococcinum 200C+Staphylococcinum 200C+Antim-crud 30C+Nit-ac 30C
보조레메디로,

Ars 30C+Hep 30C+Kali-bi 30C+Rhus-t 30C 한 알씩 페트병에 넣어 조금씩 마심.
수시로 C크림(Calen.크림)과 Tu크림(Thuj.크림)을 바름

[경과] 이마에서 시작한 발진이 얼굴 전체로 퍼지기 시작.

두 번째 치료(2010. 8. 9)

가려워서 짜증을 냄. 큰 병원의 소아과 진료를 받았더니 농가진이 아닌 단순포진 진
단을 받음. 단순포진 진단을 받고 Merc와 Nat-m 추가

Streptococcinum 200C+Staphylococcinum 200C+Antim-crud 30C+Nit-ac 30C
보조레메디로,

Ars 30C+Hep 30C+Kali-bi 30C+Rhus-t 30C+Merc 30C+Nat-m 30C 한 알씩 페
트병에 넣어 하루 조금씩 마시고, 수시로 C크림과 Tu크림 바름

[경과]

발진이 가슴과 배를 거쳐 등에도 나타남.

이마에서 시작한 발진은 조금씩 나아지고 있음.

별로 가려워하지 않고, 열도 없음.

발진은 있지만 건강한 상태, 짜증은 조금 부림.

온몸으로 발진이 퍼졌기 때문에서 다른 소아과 진료: 농가진인지 포진인지 확실히 모
르겠다는 진단

레메디를 먹으면서 경과를 지켜봄.

초기에 나온 발진은 딱지가 되었고 딱지가 떨어진 곳은 깨끗해짐.

2주일 뒤 모든 발진이 없어짐.

[정리]

농가진은 항생제의 독소가 빠져나가는 것입니다. 아이가 항생제를 맞은 적이 없다면, 부모로부터 물려받았을 수 있습니다. 병원마다 진단이 다르고, 처방도 다릅니다. 부작용이 있는 약을 처방하는 의사의 진단을 무조건 믿는 것은 매우 무서운 일입니다. 동종요법은 혹시라도 적절하지 않은 레메디를 먹더라도 아무런 부작용이 없습니다. 가장 안전하고 고마운 치료법이라고 할 수 있습니다.

박테리아나 바이러스는 몸에서 뭔가를 내보내려는 것에 불과합니다. 피부로 신호를 보내는 것에 정말 감사해야 합니다. 그것을 절대 억압해서는 안 됩니다. 억압하면 만성화가 되고 더 깊은 장기로 병이 옮겨가기 때문입니다.

저는 동종요법전문가로 많은 환자들을 만나면서, 어떤 증상이든 반드시 원인이 있다는 것을 알았습니다. 유전, 태아의 환경, 출산 때 환경, 예방접종, 육아 환경, 약으로 인한 부작용 등 반드시 문제를 안고 있습니다.

아이들에게는 약으로 인한 부작용이 많습니다. 예방접종을 하지 않은 아이들이 더 건강하다는 것도 하나의 증거입니다. 백신에는 중금속과 항생제, 다른 동물의 DNA 등이 들어있어 이것들이 아이들의 두뇌와 세포를 공격합니다. 정말 끔찍한 일이지요. 백신은 백해무익하다고 생각합니다.

어렸을 때 급성으로 나타나는 증상에 제대로 대응하면 만성화되지 않습니다. 오히려 어린 시절에 걸리는 병은 신이 주신 고마운 선물입니다. 살아가는데 꼭 필요한 면역력을 가질 가장 좋은 기회이기 때문입니다. 열이 나는 것도, 발진이 생기는 것도 모두 중요하고 고마운 일로 받아들여야 합니다. 몸은 증상으로 신호를 보내는 것이기 때문에, 그 신호를 제대로 알아차려야만 합니다. 신호를 무시하고 약으로 증상만 억압하거나, 생활태도를 바꾸지 않으면 몸은 한층 더 강한 신호를 보냅니다. 그러면 병은 만성이 될 수밖에 없습니다.

어린 시절의 감정도 매우 중요합니다. 엄마들은 아이가 울면 "뚝! 자, 이제 안 울지?"라고 자주 말합니다. 울음도 증상의 하나입니다. 몸이 보내는 신호입니다. 이것을 억압하면 좋지 않습니다. 울고 싶을 때 울고, 웃고 싶을 때는 웃고, 화가 날 때 화를 내야 합니다. 아이들이 표현하는 감정을 그대로 받아들이는 게 중요합니다. "그런 이유로 슬펐구나? 그래, 힘들었겠네." "울어도 괜찮아, 엄마가 다 들어줄게." 아이의 마음을 있는 그대로 안아주면 그것만으로도 해결할 수 있습니다.

"울지 마!"라고 억압하면, 해결하지 못한 그 감정이 마음에 남습니다. 그리고 그것이 '내면의 어린아이(inner child)'가 되는 것입니다. 아이가 울어서 짜증이 난다고 하는 엄마는, 엄마 자신의 '내 속의 어린아이(inner child)'가 치유되지 않았기 때문입니다. 반드시 '내 속의 어린아이'를 치유해야 한다고 생각합니다.

제가 좌우명으로 삼는 말이 있습니다.
"사랑하고, 인정하고, 칭찬하며 키우자."

자, 오늘부터 함께 멋진 육아를 해 갑시다!

글 | **김마리요**

열이 나면 바로 해열제를 먹어서 열을 낮추려는 게 현대 서양의학입니다. 증상을 적으로 간주하고 억압하려는 대중요법이 현대의학의 바탕을 이루고 있습니다.

동종요법에서는, 열이 나는 데는 그럴만한 이유가 있다고 봅니다. 예를 들어, 바이러스에 감염되면 우리 몸은 열을 내서 바이러스의 활동을 약화시킵니다. 바이러스는 열에 약하다는 걸 몸은 알기 때문입니다.

또한 열은 몸의 독을 녹여 밖으로 내보내는 역할도 합니다. 감염이 되거나 염증이 생기면 대식세포, NK세포, 킬러 T세포 등 우리 몸의 면역세포가 활동을 시작하고 세균이나 독소를 죽이는데 이때 점액이나 고름이 만들어집니다. 점액이나 고름은 활성화된 백혈구와 세균, 죽은 박테리아의 파편, 체액 등이 섞인 노폐물 모음입니다. 이 점액은 젤 형태이기 때문에 따뜻하면 수분을 포함한 액체와 같습니다. 그래서 몸은 체온을 올려 재빨리 그 노폐물을 밖으로 내보내려는 것입니다. 열이 나는 이유는 시상하부에서 특별한 발열성 호르몬이 나오기 때문입니다.

그러니까 열이 나는 것은, 감염이나 염증에 대한 우리 몸의 정상적인 반응이며 독소와 노폐물을 내보내기 위해 필요한 것입니다. 하지만 대부분 아이들이 열이 나면 해열제를 먹여 억지로 열을 낮춰 버립니다. 그렇게 몸이 차가워지면 점액이 더 진해지고 몸안에 쌓여 만성 중이염이나 부비강염, 흉부 카타르 등을 일으킬 수 있습니다. 이 점액은 내장과 비뇨기과 조직 내부에 쌓이는 경향이 있고, 또한 세균을 증식시키는 온상이 되어 재발성 감염을 악화시키는 경향이 강해지는 것입니다. 그렇기 때문에 감염이나 염증으로 생긴 열을 해열제로 낮추지 말라는 것입니다.

우리 몸은 참으로 훌륭한 매커니즘을 갖고 있습니다. 우리 몸에 들어온 병원체가 일을 하지 못하도록 막거나, 이미 들어온 독을 내보내서 건강을 찾을 수 있도록 우리 몸은 열을 냄으로써 정화 작용을 표현하는 것입니다. 이러한 정화 작용인 열을 해열제로 억압하면, 당연히 치유 과정은 멈추고 이물질이나 병원체가 밖으로 나가지 못한 채 중간에 끝나 버립니다. 그래서 해열제로 열을 낮추면 바이러스가 머릿속에 들어가 뇌막염을 일으켜 죽거나 마비를 일으키는 경우도 생기는 겁니다.

이 치유의 과정과 배설을 억지로 막는 것은 열이 나는 그 자체보다 훨씬 더 위험한 일입니다. 실제로, 41℃까지 오르는 열 때문에 죽거나 장애가 되는 경우는 없습니다. 그러나 그 열을 해열제로 멈추게 하는 것은 생명을 위험에 노출시키는 것과 마찬가지입니다. 특히, 만성 상태로 몸에 독이 많이 쌓인 사람이 배설 과정으로 열을 내는데, 해열제를 먹어 억지로 그 열을 멈추게 하는 것만큼 위험한 일은 없습니다. 비록 열성경련이 일어나도 그것은 육체적 반응에서 면역 반응으로 바뀌었을 뿐입니다. 눈동자가 뒤집어지거나 몸이 부들부들 떨리는 것도 모든 에너지를 면역 활동에 쓰기 위해 수면 상태로 들어 가려는 것입니다. 열성경련의 경련이라는 말이 재미있습니다. 경련은 수면에 들어가기 전의 떨림입니다. 열은 반응이지, 원인이 아닙니다. 열을 두려워할 게 아닙니다.

급성 증상의 경우, 아무리 열을 억압해도 몸은 어떻게든 독을 내보내서 정화하려고 하기 때문에 열심히 또 열을 냅니다. 그러나 다시 해열제로 열을 억압하면, 몸은 이제 고열을 낼 수 없게 되고, 이물질이나 병원체가 혈액속에 남아 미열이 계속 나오는 만성병으로 바뀌어 버립니다. 일단 이렇게 되면 원래의 건강한 몸을 되찾기가 매우 어려워집니다.

이와같이 증상과 병원균을 나쁜 것으로 보고 해열제와 소염제, 항히스타민제, 항알레르기제, 항생제, 항바이러스제, 항균제, 항우울제 등을 사용하여 증상을 없애려는 방법이 현대 서양의학의 생각입니다. 이것은 근본 해결을 미룰 뿐 아니라, 더 치유하기 어려운 새로운 질병을 만들어 낼 수 있습니다.

현대 서양의학의 생각과 반대로, 동종요법에서는 증상을 몸이 스스로 정화하는 과정의 표현이라 생각하고 그 치유 과정을 돕기 위해 증상과 유사한 것을 주는 요법입니다. 현대의학에서는 열이 나면 해열제를 주지만, 동종요법에서는 열을 줍니다. 동종요법의 레메디로 열 정보를 받은 몸은 지금 자신의 몸에 일어나고 있는 상태를 자각하고 자기 치유력을 최대한 높입니다. 열을 내리는 것이 아니라, 열을 없애기 위해 자기 치유력을 움직이기 시작해서 스스로의 힘으로 치유하는 것입니다.

출처 'SOS! 동종요법 급성증상노트' 밴드

병원만 찾던 제가
우리집 의사가 된 사연

글 | 박옥희 (경기 고양)

저는 하세가와 키세이 선생님의 동종요법 강의를 들은 뒤부터 지금까지 동종요법으로 여섯 살, 세 살 두 딸을 키우고 있어요.

큰 아이는 돌이 지나면서 병치레를 많이 했어요. 감기도 자주 걸리고, 중이염도 항상 함께 와서 항생제를 끊임없이 먹었고, 열이 나면 해열제로 잠재우곤 했어요. 세 살 때 수족구에 걸리면서 아토피가 생겼고, 폐렴에 걸려 항생제를 혈관으로 바로 투여하기도 하고, 독감까지 걸려 타미플루도 먹었어요. 그때는 그렇게 하는 게 당연하다 생각했고 아무런 의심도 없었는데, 동종요법 공부를 하면서 고열이 나는 것은 몸이 건강하다는 증거이고, 가래나 콧물은 몸 안의 나쁜 것들을 밖으로 내보내기 위해 우리 몸이 반응하는 것임을 알게 됐어요.

동종요법을 시작한 지 1년쯤 되다 보니 이제 병원은 아이의 귀, 코, 목 등 내부 증상을 알기 위해 다녀오고 처방전은 레메디를 선택하는데 참고로 하고 있어요. 예전에는 아이의 증상을 잘 지켜보기보다는 당장 의사 선생님의 입만 바라보았죠. 그리고 주는 대로 약을 먹고, 안 나으면 또 약 먹고, 이틀 뒤에 오라면 그때 가고, 사흘 뒤에 오라면 또 꼬박꼬박 가는, 정말 말 잘 듣는 엄마였어요. 그런데 지금은 제가 마치 의사 선생님처럼 아이 상태를 관찰하고 경과를 지켜보면서 가족의 건강을 스스로 지켜나가고 있어요.

그런데 큰 아이가 작년 여름에 아토피가 악화되어 한 달 정도 진물이 나와 고생을 했어요. 어린이집이 방학을 한 뒤였는데, 평소에 아토피로 자주 긁던 오른팔 안쪽에 상처가 생겨 카렌듈라 크림을 발라줬는데, 아물지 않고 진물이 나기 시작했어요. 가려우니까 계속 긁다 보니 상처 부위가 넓어지고, 긁은 손으로 다른 곳을 긁으면 그곳에 상처가 생기고, 이렇게 상처가 코 밑, 눈 주위, 팔, 다리, 어깨, 배, 엉덩이, 허벅지 등 온 몸으로 퍼졌어요. 작은 상처라도 생기면 바로 진물이 나왔구요. 여름이라 모기 물리는 것도 겁이 날 정도였죠. 처음에는 Hep. 먹으면서 카렌듈라 크림을 잔뜩 발라 주었고, 키세이 선생님과 통화하고 난 뒤 Pyrog.와 농가진 레메디 4가지를 주문해서 먹으면서 상처에 카렌듈라 크림을 듬뿍 바르고 거즈붕대를 감아서 크림이 잘 스며들게 해주었어요. 거즈붕대를 안 감으니까 크림이 금방 닦이고, 아이가 상처를 긁어서 다른 곳에 또 번지더라구요. 자면서도 가렵다고 긁어서 그럴 때마다 얼른 Rhus-t.를 한 알 먹여서 진정시켰어요.

여름이라 날씨가 더워 상처가 아물지 않고 계속 진물이 나오는데, 상처 부위가 많다 보니 매일 아침저녁으로 카렌듈라 크림 바르고 거즈붕대 감고 종이테이프로 붙이는 과정을 2주 정도 반복하다 보니 저도 힘들고 아이도 힘들었어요. 노력한 것에 비해 상처는 전혀 나을 기미가 보이지 않고, 오히려 엉덩이 쪽은 욕창이 되는 게 아닐까 싶을 정도여서 겁이 났거든요. 이대로 하면 진짜 낫는 걸까 하는 걱정에 키세이 선생님께 전화를 해서 상처가 나을 기미가 없는데 병원 약을 써야 하지 않을까요? 하고 물었더니, "내보낼 게 많은가 봐요." 하시더군요. 띵! 하고 한 대 얻어맞는 느낌이었어요. 이렇게 병을 바라보는 눈이 다르구나. 선생님의 말씀에 용기를 내어 마음을 추스렸지요.

2주차에 병원에 갔는데, 피부과에서는 아토피인데 땀띠가 겹쳐서 그렇다고 하네요. 병원에서는 약만 바르고 거즈붕대는 감지 말라고 해서 카렌듈라 크림만 발랐더니, 다른 곳으로 또 번지기 시작해서 제 방식대로 레메디를 물에 타서 계속 먹이고, 카렌듈라 크림 바르고 그 위에 거즈붕대 감고, 종이테이프 붙이는 과정을 꾸준히 했어요.

상처에 크림을 바를 때마다 아프다고 우는 아이를 때로는 달래고, 때로는 야단치면서 힘든 고비를 지나 3주째쯤 되니 몇몇 군데는 상처가 나아가는 게 눈에 보였어요. 그리고 한 달쯤 되었을 때, 가장 진물이 많이 나왔던 팔 안쪽과 무릎 뒤쪽도 다 나았어요. 끝이 보이지 않을 것 같던 상처가 다 나으니 잘 견뎌준 아이가 너무 고마웠어요. 요즘은 날씨가 건조해서 자다가 가끔씩 긁기는 하지만, 예전처럼 심하지 않아서 자다가 깨는 일은 없어서 저도 편해졌네요.

병원약을 끊고 동종요법을 하면서 기존에 몸에 들어가 있는 것들을 밖으로 내보내느라 예상치 못한 반응이 나기도 하고, 때로는 기침이 한 달 이상 지속되는 경우도 있지만, 레메디를 제대로 잘 쓰니까 깊이 있는 치료가 되는 걸 경험하게 되었어요.

지금도 저는 동종요법 공부를 계속하고 있고, 이로 인해 우리 가족의 몸과 건강에 대한 인식을 바꿀 수 있게 되었어요.

아이의 자폐증으로 만난 동종요법

글 | 정명원 (서울)

저는 어릴 때부터 비실비실한 아이였습니다. 지금도 그렇지만, 또래보다 작고 기력도 없어 병원에도 자주 갔습니다. 아기 때는 태열로 밤새 울어대 엄마를 한숨도 못자게 했고, 조금 자라서는 비염으로 이비인후과에 다니며 코를 지지는 게 일상. 좀더 자라서는 결막염까지 생겨 환절기 때는 무조건 안과에 가서 스테로이드 주사를 맞았습니다. 이비인후과에 꾸준히 다닌 덕분에 비염이 완치되었다 생각했고, 결막염 기미가 보일 때마다 주사를 미리 맞는 게 현명한 행동이라고 생각했습니다. 생리통이 올 때마다 진통제를 먹었는데, 나이가 들수록 통증은 심해졌고 생리 주기는 불규칙해졌습니다. 그리고 서른을 넘기자 천식까지 생겼습니다.

밤중에 한숨도 못 자고 쿨럭거리면서 어떻게 해서든 나아보고자 병원을 다녔습니다. 결국 제 기침을 멈춰주는 약을 찾아냈죠. 하지만 천식 증상이 없을 때도 무조건 먹어야 한다는 약(싱귤레어)을 먹는 동안, 전에는 불규칙하게나마 찾아오던 생리는 완전히 끊겼고 앞니는 웬일인지 새까맣게 물들어갔습니다.

몹시 지쳐있던 무렵이었습니다. 단순히 주기적으로 찾아오던 천식 때문은 아니었습니다. 그보다 힘들었던 것은 큰 아이의 자폐 판정이었습니다. 말을 못하고 이상한 소리만 지르고, 틈만 나면 높은 데 올라가 누워 있고, 장난감 블록은 일렬로 늘어놓기만 하며, 수시로 책이나 바닥을 손가락으로 튕기는 행동만 반복하던 아이. 그런 아이를 보고 소아정신과 선생님이 말씀하시더군요. "자폐증입니다."

자폐증에도 여러 유형이 있는데 우리 아이는 그 중에서도 중증이었습니다. 사회성은 나빠도 말을 잘하고 학습도 되는 아이가 있고, 학습이 잘 되지 않아도 운동 기능이라도 그럭저럭 괜찮은 아이도 있는데 우리 아이는 다 아니었습니다. 초등학교 입학 전에 받은 시지각 검사에서는 '하위 1% 미만' 판정이 나왔고, 말 한 마디 못했으며 운동 기능도 최악이었습니다.

하지만 처음부터 아이가 이러지는 않았습니다. 말을 했던 적도 있었고, 레고블록으로 탑을 쌓으며 놀던 적도 있었습니다. 포크에 사과를 꽂아 집에 놀러온 제 친구들에게 나눠준 적도 있었습니다. 그런 아이가 퇴행을 한 것입니다.
왜…?
의사선생님이 말했습니다.
"원래 그런 애들 많아요."
하지만 큰 아이의 성장과정을 함께 지켜보았던 친정엄마는 넌지시 말했습니다.
"애, 혹시 예방접종 때문에 그런 거 아니니?"

큰 아이는 두 번이나 응급실에 갔었습니다. 첫 번째는 예방접종을 맞고 서너 시간 뒤, 두 번째도 예방접종을 맞고 서너 시간 뒤였습니다. 열이 40도 넘게 올라갔고 거의 숨도 쉬지 않고 몇 시간을 비명을 지르며 울어댔기 때문에 저도, 당시 같이 살던 친정 부모님도 모두 겁에 질렸습니다. 어느 정도였는가 하면 아래층에서 뛰어 올라와 우리 집을 들여다보고 "어, 여기 아기가 살았군요. 우는 소리 한 번도 못 들었는데?"라고 했을 정도였습니다.

응급실에서는 별 처치를 해주지 않았습니다. 아이가 울다 지쳐 잠이 들자 우리는 땀으로 흠뻑 젖은 아이를 데리고 돌아왔습니다. 그런 일이 두 번. 모두 여러 개의 백신을 한꺼번에 맞고 난 뒤였습니다. 한 번 더 그런 일이 있었지만 이미 병원에서는 아무 것도 해주지 않는다는 것을 알았기에 응급실에 가지 않고 비명 섞인 울음을 그칠 때까지 기다렸습니다.

생각해보면 아이는 그 때마다 조금씩 발달이 느려졌던 것 같습니다. 아니, 비명을 지르며 울부짖었던 세 번의 백신뿐만 아니라, 모든 예방접종을 맞을 때마다 황달, 아토피 등의 증상이 새롭게 나타났던 기억이 납니다. 이제 와서 생각합니다. 그때 난생 처음 겪는 공포와 열로 울부짖는 아이에게 Aconite를 먹였더라면! Thuja나 Silicea를 먹였더라면! 아니, 무엇보다 처음 응급실에 갔던 뒤로부터 예방접종을 멈췄더라면!

하지만 거의 모든 의사선생님들이 그러시더군요.
"아뇨, 예방접종 때문이 아닙니다. 우연이겠죠."
우연이 과연 세 번이나 일어날 수 있었을까요?
이제 와서 후회해봐야 소용없는 일입니다.

자폐 판정을 받은 이후, 큰 아이에게 여러 교육을 시키느라 발이 닳도록 돌아다녔습니다. 언어치료, 인지치료, 놀이치료, 감각통합치료, 체육치료…. 하지만 아이는 발전할 기미가 보이지 않았습니다. 개중에 조금 효과가 있었던 것은 감각통합치료 정도였지만, 그것도 미비했습니다. 아이는 말도 못했고 동작모방도 되지 않았습니다. 아기 때는 오히려 했던 그 모든 것을 다 잃어버렸습니다. 심지어 일곱 살이 되도록 대소변도 가리지 못해서 제 손에서는 항상 아이의 팬티를 빨면서 밴 대변 냄새와 빨래비누 냄새가 났습니다.

그런 큰 아이가 조금씩 나아지기 시작한 때는 미국에서 유행이라는 GFCF(글루텐 프리 카제인 프리 다이어트), 그리고 발마사지를 시작하고부터입니다. 밀가루와 우유를 끊고 아침저녁으로 발바닥을 눌러주는 마사지를 시작했을 때의 절박한 심정이 지금도 생각이 납니다. 제발 도와달라고 기도하면서 발바닥을 문지르고 또 문질렀지만, 나아지기는커녕 아이는 변비에 걸렸습니다. 일주일을 넘게 아이는 대변을 보지 못했고 심지어 열까지 오르더군요. 저는 울면서 생각했습니다. 정말 우리는 뭘 해도 안 되는구나…. 그렇게 생각하면서도 달리 할 수 있는 게 없어서 아이의 발을 꾹꾹 누르고 있을 때 열이 오를 대로 오른 아이가 비실비실 걸어서 제 발로 침대에서 내려가더군요. 혹시나 싶어 아이를 변기에 앉히자 아이는 새까만 타르 같은 설사를 변기가 넘칠 정도로 보았습니다. 그리고 아이의 열은 드디어 내렸습니다!

검은 설사를 하고 하루 뒤, 아이는 오랜만에 어린이집에 갈 수 있었습니다. 그리고 그 날 저녁, 어린이집 선생님께서 전화를 하시더군요. 수화기 너머로 흥분한 선생님의 목소리가 들렸습니다.

"어머니, ○○가 오늘 처음으로 동작모방을 했어요!"

이 사건으로 인해 저는 생의학치료와 자연요법에 관심을 갖게 되었습니다. 유기농음식을 먹고 발이나 손, 배를 문지르는 마사지, 풍욕, 족욕, 녹즙 등을 병행하는 자연요법과 함께 여러 영양제를 먹고 중금속을 제독하는 생의학치료를 병행했습니다.

그중에 가장 도움이 되었던 것은 킬레이션(중금속 제독)이었지만, 중금속을 빼는 과정도 만만치는 않았습니다. 아이가 밤중에 일어나서 울부짖는 일도 있었고, 진물이 흐를 정도의 아토피가 올라오기도 했습니다. 그런 고생을 겪으면서 아이는 드디어 발전이라는 것을 보여주었지만 어딘가 미비한 느낌을 지울 수 없었습니다.

무엇보다 해독과정을 겪으며 아이가 왜 그런 반응을 보이는지 파악할 수가 없다는 것이 저로서는 가장 힘들더군요.

그 무렵 동종요법을 만났습니다.
"OO엄마, Impossible Cure라는 책 읽어봤어요?"
같이 생의학치료를 하던 엄마의 말에 냉큼 아마존에서 책을 주문했고, 안 되는 영어로 밤을 새워가며 한 달 동안 읽었습니다. 한 자폐아가 Carcinosin이라는 레메디로 완치된다는 이야기였습니다. 우리 아이의 경우, 솔직히 약 하나로 완치는 힘들다는 것을 이미 알았지만, 그래도 새로운 세계를 접한 저는 흥분했고 미친 듯이 정보를 검색하여 마침내 동종요법으로 치료를 하신다는 한 의사선생님을 만나게 되었습니다.

긴 상담 후 Silicea라는 레메디를 처방받았죠. 아이에게 도움이 되겠다는 생각 이전에 저는 속이 조금은 뚫리는 기분이었습니다. 왜냐하면 난생처음으로 "예방접종 부작용으로 자폐 증상이 올 수도 있지 않을까요?"하고 더듬거리는 제 말을 진지하게 들어주는 의사를 만났기 때문입니다. 선생님께서 대답하시더군요.
"의대에서 그런 일은 거의 없다고 배웠습니다. 하지만 동종요법에서는 예방접종이 부작용을 일으킬 수 있다고 해요. 의사입장에서 예방접종의 부작용을 인정하기는 괴롭지만 부모님들이 그런 의심을 한다면 그럴 수도 있을 거란 생각이 들더군요. 자폐의 원인이 예방접종 하나 때문이라고는 할 수 없지만 예방접종도 원인의 하나가 될 수 있겠죠."

실리카를 먹고 아이는 사흘간 열이 오르고 진땀을 흘리며 종일 잠만 잤습니다. 일어나지를 못했기에 학교에도 보낼 수가 없었습니다. 하지만 그렇게 잠을 자고 열이 내린 후 아이는 또 한 번 성장한 모습을 보여주었습니다.

하지만 한 가지 체질 레메디만 먹이는 Classical Homeopathy의 방법으로는 한계가 있다는 것을 알았기에, 그리고 우리 아이는 예방접종 후유증이 컸던 아이였기에 다른 동종요법이 있지 않을까 찾다가 Sequential Homeopathy를 알게 되었습니다. 백신, 마취제, 항생제 등의 약이나 사고, 질환 등 환자가 현재의 상태에 이를 때까지 거쳤던 모든 문제 요인들을 한 꺼풀 한 꺼풀 양파껍질 벗기듯 역순으로 치료해나가는 방식이었습니다.

첫 백신을 해독하자 아이는 처음으로 상황에 맞는 말이나 반응을 하기 시작했습니다. 우리 아이는 발화언어가 가장 큰 장벽이었는데, 카드나 책을 읽혀 억지로 단어를 주입하는 방식으로 가르치고 있었습니다. 그래봐야 카드를 읽을 때 말고 다른 상황에서 말이 나오는 일은 없었는데, 난생처음 상황에 맞는 말을 했던 겁니다. 하나하나 새로운 해독에 들어갈 때마다 아이는 조금씩 달라져갔습니다. 특히 두드러진 변화는 하위 1% 미만 판정을 받아 희망이 거의 보이지 않던 시지각이었습니다. 한곳에 시선을 고정시키지 못하고 눈부심에 컴퓨터 모니터는 쳐다보지도 못했는데, 이제는 컴퓨터게임도 할 수 있을 정도로 호전되었습니다.

저희는 지금까지 동종요법을 계속하고 있습니다. 그리고 저는 아이를 좀 더 잘 알기 위해 동종요법 책을 읽고 있습니다. 아이는 나이도 어리지 않은데다 워낙 중증이다보니 호전이 되고 있음에도 남들 눈에는 안타깝게 보이겠지만, 좋아지고 있다는 자체로 저는 늘 희망을 봅니다. 지쳐서 무너질 것 같을 때도 있지만 동종요법 책을 보면 다시 희망이 샘솟습니다. 전보다 아이를 이해하는 폭이 넓어지는 저 자신을 발견할 때 무엇보다 기쁩니다.

백신이나 항생제 해독뿐만 아니라 일반 레메디도 도움을 주었습니다. 아이에게, 그리고 저에게. Mercurius를 먹기 시작한 후, 짜증날 때 자기 머리를 때리는 아이의 행동은 자취를 감추었고(힘들 때 어쩌다 한 번 나오기도 하지만) Nat-mur와 Staphysagria, Ignatia 등의 레메디는 엄마인 저의 히스테리를 누그러뜨리는데 일등공신이었습니다. 동종요법을 만난 후 제 월경주기는 정상으로 돌아왔으며 지긋지긋하던 천식도 호전되었습니다. 얼마 전에는 두통으로 고생하던 작은 녀석이 Nux vomica를 먹고는 "이 집에 태어나서 다행이야."하고 말하더군요. "왜?"하고 물었더니 "엄마가 동종요법을 알잖아."라고 하더군요. 뿌듯했습니다.

인터넷에서 유이 토라코 선생님의 강연을 본 후 일본 동종요법에 관심을 갖게 되고, 얼마 되지 않아 하세가와 키세이 선생님이 번역하신《동종요법 가이드북》이 한국에도 나왔습니다. 단숨에 읽고 다음으로 산 유이 선생님 책이《발달장애의 동종요법적 접근(発達障害へのホメオパシー的アプローチ)》과 이 책《동종요법 가이드북―어린이 편》이었죠. 소싯적에 조금씩 공부한 일본어가 도움이 될 줄은…. 그 중에서도《동종요법 가이드북―어린이 편》은 많은 부모들이 읽으면 좋겠다고 생각했는데 이렇게 또 번역될 줄은 몰랐네요. 하세가와 키세이 선생님과 출판해주신 분들에게 정말 감사하다는 말씀을 드리고 싶습니다.

저에게는 꿈이 하나 생겼습니다. 동종요법을 본격적으로 공부하고 싶다는 꿈입니다. 그런 생각에 젖어 덜컥 메일을 보내 조언을 구한 제게 김마리요 선생님은 상냥한 웃는 얼굴로 "할 수 있어요. 도와줄 테니까 힘내요."라고 말씀해주셨습니다.

아이의 자폐 판정은 저를 동종요법과 만나게 해주었습니다.

어쩌면 신은 보이지 않는 손길로 제 등을 조금씩 밀어주고 계셨던 게 아닐까 생각합니다. 앞으로 얼마나 우리 아이가 호전될지, 그리고 제가 어떻게 될지는 알 수 없지만 지금처럼 모든 것을 흐름 속에 맡기고 마음가는 대로 동종요법과 더불어 살아가고 싶습니다.

7년의 기다림,
드디어 동종요법을 만나다

글 | 김윤경 (경남 통영)

저는 아직도 처음 임신 사실을 알았을 때의 그 느낌을 잊을 수 없습니다. 제 몸 속에 생명이 숨쉬고 있다는 황홀한 감동이 온몸을 싸고 돌았고, 어떤 일이 있더라 도 이 아이만은 지켜 주리라 다짐했었지요.

하지만 생후 2년쯤 지나자 아이는 콧물을 달고 사는 일이 잦아졌고, 병원 치료 를 받는 중에 비염이란 이야기를 자주 들었습니다. 결혼 전부터 병원과 수술재료 를 거래하는 일을 전문으로 했던 저에게는 병원 치료가 아주 자연스러웠고 그에 대한 믿음도 깊었기에 별다른 걱정 없이 6년 간 항생제 치료를 이어갔습니다.

처음엔 맑은 콧물로 시작했던 증상이 해를 거듭할수록 누런 콧물이 심해지더니 어느새 항생제를 먹지 않고는 계절을 넘기기 힘들어졌고, 무슨 이유인지 아이는 밤 에 코가 막히고 호흡이 곤란해져 똑바로 누워서 잠자지 못하고 새벽쯤이면 벽에 기댄 채 앉은 자세로 잠이 들어 있었습니다.

아이가 6살을 앞둔 겨울, 더 이상 그런 모습을 지켜보기가 힘들었던 저는 아이 의 수술을 결심했습니다. 예상대로 아이의 상태는 아주 좋지 않다고 했습니다. 의

사말로는 코 속의 아데노이드 조직이 비대한 데다가 편도도 커서 숨길을 다 막고 있고, 고막에도 농이 차서 청각 반응까지 나빠져 있으니 당장 수술을 해야 한다고 했습니다. 채 6살이 안된 아이에게 전신마취 수술을 시켜야 한다니 망설여지기도 했지만, 아이가 처한 상황에서 다른 선택은 없어 보였습니다. 결국 그 조그만 몸에 마취약을 놓고 세 가지 수술을 동시에 할 수밖에 없었습니다. 제 미안함을 눈치 채기라도 한 듯, 큰애는 5살이라는 나이로는 생각할 수 없을 정도로 수술 후의 통증을 무던히 잘 견뎌냈고, 다시는 앉아서 자는 일도 없어졌으며, 1년 후엔 고막까지 완전히 회복되었습니다.

그것으로 저는 모든 것이 끝난 줄 알았습니다.

하지만 다시 시작된 누런 콧물은 초등학교 입학을 앞두고서도 계속되었고, 어느새 쉴새없이 흘러내리고 있었습니다. 저에게 그것은 반드시 고쳐주어야만 하는 심각한 병이었습니다. 아이가 누런 콧물을 단 채 학교 생활을 하게 할 수는 없었으니까요. 다시 항생제 치료를 시작했습니다. 하지만 더 이상 예전과 같은 용량이나 기간으로 치료가 되지 않았습니다. 일, 이주일 정도면 깨끗해졌던 코가 두어 달 뒤 증상이 다시 시작되었을 땐 항생제를 한 달이나 먹어야 효과가 있었고, 그 다음 치료 때는 두 달 내내 항생제를 쓰고도 딱 그만큼의 시간이 지난 뒤엔 다시 증상이 시작되기를 반복하고 있었죠. 뭔가 잘못되어 가고 있다는 느낌이 들었지만 멈출 수가 없었습니다. 아이의 증상이 점점 더 심해져서 치료를 미루면 코에서 뭔가 썩는 듯한 냄새가 났기 때문입니다.

그렇게 부지런히—정말이지 항생제를 먹여본 엄마라면 얼마나 부지런해야 한두 달도 아닌 6년 간 1년에 몇 차례를 빠뜨리지 않고 챙겨 먹일 수 있는지, 또 그것이 얼마나 신경 쓰이는 일인지 이해하실 겁니다— 4살 아이가 9살이 되는 동안 항생제

치료를 이어오던 저는 양심적인 한 이비인후과 의사로부터 청천벽력과 같은 이야기를 전해 들었습니다. 항생제 중에 가장 센 항생제가 바로 폐구균에 쓰는 항생제인데, 아이가 이 약에도 반응이 없는 걸 보면 모든 항생제에 대해 내성이 생긴 것으로 보이며 아마 어떤 항생제로도 이 아이를 치료할 수 없을 것 같다는 것입니다.

순간 눈앞이 캄캄해지면서 아무 생각이 나지 않았습니다. 언제나처럼 진료 의자에 기대어 그 긴 쇠꼬챙이가 콧속 어디까지 들어가던 고통스런 치료를 비명소리 한 번 없이 다 참아냈던 아이의 얼굴을 쳐다볼 수가 없었습니다. 그리고 그 불쌍한 아이를 데리고 집으로 돌아온 뒤에도 몇 날 며칠을 잠을 설쳤습니다. 나 자신에게 너무나도 화가 났기 때문입니다. 처음엔 나의 무지한 선택으로 내 아이를 망쳤다는 생각이 나를 괴롭혔고, 다음엔 그동안 어떠한 경고도 없이 그렇게 오랫동안 그 많은 양의 항생제를 처방했던 의사들에게 화가 났습니다. 왜 누구도 지금의 상황을 이야기해 주지 않았는지, 어떻게 아무렇지도 않게 그 많은 양의 항생제를 계속 먹게 했는지 아무리 생각해봐도 이해가 되지 않았습니다. 이 글을 쓰고 있는 지금도 그때의 후회와 분노로 눈물이 멈추지 않는군요.

그 뒤로는 두 번 다시 병원에 가지 않았습니다. 병원은 저에게 더 이상 신뢰를 주는 곳이 아니었습니다. 아이 코에서 여전히 썩는 냄새가 났지만, 더 이상 약을 먹여선 안된다는 확신이 생겼습니다. 자연요법을 찾기 시작했고, 그 중 하나가 죽염물 세척이었습니다. 회오리 구조의 실리콘 주둥이가 달린 주사기에 10% 농도의 죽염물을 넣어 양쪽 코를 씻어내는 방법인데, 아이들이 견디기 쉽지 않았을 텐데도 큰애는 병원 치료보다 아프지 않다며 잘 받아주었습니다. 처음엔 이틀에 한 번 하던 세척이 일주일에 한 번이 되고, 서서히 몇 주에 한 번으로 늘고 있을 때쯤─사실 심한 사람들은 아침저녁으로 세척을 한다던데, 그에 비하면 세척 횟수가 몇 번 안 되는 우리 애는 병원 약을 끊은 것만으로도 전에 비해 콧물 증상이 확연하게 줄어들었다는 느낌을 받았습니다ㅡ 기적처럼 '동종요법'을 만났습니다.

제가 사는 아파트에 김마리요 선생님이 이사를 오신 겁니다. 지금 생각해도 어떻게 그런 행운이 우리 마을에 또 나에게 왔는지 모르겠지만, 처음 마을 모임에서 만난 마리요가ㅡ저보다 나이도 어리고 서로 친분도 있어 평소엔 우리끼리 편하게 부른답니다ㅡ'동종요법'을 가르쳐주겠다고 했을 때만 해도 사실 저는 '일본에서 유행하는 다단계인가'라는 생각이 먼저 들었습니다. 하지만 그렇다 하더라도 우선은 알아봐야겠다는 생각이 제 머릿속에 더 크게 자리 잡았습니다. 저는 그때 제가 할 수 있는 모든 노력을 해야 했으니까요.

다들 마찬가지였겠지만 '동종요법' 공부가 그리 순탄하지는 않았습니다. 한국에 온지 얼마 되지 않았던 마리요 선생님의 한국말은 지금보다 훨씬 알아듣기 힘들었고, 생전 처음 보는 용어들은 도대체 무엇에 쓰는 글자들인지 알 길이 없었지요. 하지만 1년이 넘는 긴시간 동안 지치지 않고 가르쳐주신 열성적인 선생님이 있었고, 자신들의 집을 공부모임 장소로 기꺼이 서로 내어 주는 마을 사람들이었기에 지금은 모두가 병원에 가지 않고도 건강한 생활을 하고 있는 것이겠지요.

지금 우리 큰애는 마리요 선생님께 축농증 써포트를 지어먹은 뒤로 콧물 한번 흘리지 않고 학교 생활을 잘하고 있고, 40도가 넘는 고열의 독감도 이틀이면 털고 일어나는 건강 소녀로 잘 자랐습니다. 그리고 태어날 때부터 큰애와 너무나 닮은 점이 많아서 큰애와 같이 병원 진료를 자주 받으러 다녔던 막내도 레메디 키트의 도움으로 병원 신세 지지 않고 잘 자라고 있습니다. 막내에 얽힌 이야기도 파란만장합니다만, 다음에 또 이런 기회를 주신다면 구구절절 풀어놓겠습니다.

저의 한탄 섞인 이야기를 끝까지 들어주셔서 감사드리고 독자 여러분 모두 건강하시기를 진심으로 기원합니다!

우리 동네 건강지킴이

동종요법

글 | 김진희 (경기 고양)

저는 경기도 고양시에 영주산이 있는 작은 마을에 살고 있습니다. 결혼해서 친정 근처 아파트에 살다가 아이가 4살 때 공동육아를 하려고 내곡동으로 이사왔습니다. 마을버스가 정해진 시간에만 다녀 교통이 좀 불편하지만, 아이들이 언제나 친구 집에 한걸음에 달려가 놀 수 있어 외갓집 시골동네와 비슷합니다.

우리 동네에는 동종요법을 하는 엄마들이 30명 이상 됩니다. 저희 아들 철수와 같은 어린이집에 다니는 정현이 엄마가 2012년에 하세가와 키세이 선생님을 모시고 마을사람들과 동종요법공부모임을 시작했습니다.

이를 계기로 철수가 다니는 어린이집의 많은 아이들이 동종요법으로 건강을 되찾게 되었습니다. 철수가 처음 다닐 때만 해도 환절기에는 감기에 걸려 항생제나 병원약을 오랫동안 먹는 아이들이 많았으나, 동종요법을 시작하고 1년이 지나자 아이들이 감기에 잘 걸리지 않고 병원약을 먹는 경우도 점점 줄었습니다. 콧물을 달고 지내는 아이, 기침감기에 걸리면 바로 폐렴에 걸리는 아이, 아토피 때문에 잠 못 자는 아이, 요리해주시는 이모님의 비염도 나아져 이젠 아파도 잘 넘길 수 있게 되었습니다.

동네 이웃들이 한 집 건너 동종요법 레메디를 가지고 있어서 급할 때 빌리기도 너무나 좋습니다. 저도 아이가 열 감기에 걸려 힘들어 할 때, 옆집의 도움을 받아 적기에 레메디를 잘 쓸 수 있었습니다. 저에겐 참 고마운 동네입니다.

제가 동종요법을 공부하게 된 계기는, 철수가 5살 때 가와사키병에 걸려 병원에 입원해 힘들어 하는 모습을 보면서 엄마인 내가 아이의 건강을 지켜야겠다는 생각을 했기 때문입니다. 병원에 가면, 보호 받아야 할 환자임에도 불구하고 지나치게 많은 검사로 고액의 의료비를 지불해야 하는 지금의 의료 시스템은 아픈 아이와 엄마를 더 힘들게만 했습니다.

가와사키병에 처음 걸렸을 때, 되도록 병원에 가지 않으려고 아이의 증상과 처방을 자세히 기록했습니다.

■ 2012년 11월 27일
증　상 : 소아과 의사 소견은 목이 붓고 염증이 났음. 체온은 38도
레메디 : Belladonna 30C 한 시간마다, Phosphrus, Merc, china 하루 3회
■ 2012년 11월 28일
증　상 : 새벽에 고열로 온몸이 떨림
처　방 : 해열제
■ 2012년 12월 2일
증　상 : 눈이 빨갛고 입술이 진한 빨강, 손바닥과 발바닥이 빨개짐, 딸기혀
처　방 : 근처 대학병원 응급실에 가서 가와사키병 진단을 받고 입원.
　　　　면역글로블린 맞음.

가와사키병이라는 진단을 받고 가장 힘들었을 때는 아이가 열이 날 때였습니다. 고열로 온몸을 떨면서 소리를 지르는 아들 앞에서 엄마로서 더 이상 힘이 되지 못하고 결국 해열제로 열을 내렸습니다. 하지만 결국 해열제로 내린 열은 다시 오르고 내리기를 반복하면서 아이를 더 힘들게 한 것 같습니다.

병원에서 가와사키 진단을 받고 치료를 받았지만, 철수는 두달 뒤 같은 증세로 가와사키 진단을 다시 받았습니다. 재발했다는 사실에 짧은 순간이었지만, 마음속에 깊은 두려움이 자리 잡았습니다. 한편으로는 지난 번 가와사키 때 병원에서 약으로 증세를 눌렀기 때문에 그것을 해결하기 위해 같은 증상이 나타났을 거라는 생각도 들었습니다.

■ 2013년 2월 22일~24일
증　상 : 목이 많이 붓고 염증이 생겼다. 열은 38도 이상 미열
레메디 : Merc, Phosphorus, Hepar-sulper 하루 3회
　　　　Belladonna 200C 30분~1시간 간격

■ 2013년 2월 28일~3월 1일
증 상 : 눈이 빨개짐, 손과 발이 벗겨짐, 딸기혀, 입술이 벗겨짐
처 방 : 새벽에 39.2도까지 올랐을 때 해열제를 먹임
레메디 : Belladonna 200C 30분~1시간 간격, Merc 하루 3회

(가와사키에 걸린 그해 한여름에 갑자기 열 감기에 걸렸다.)

■ 2013년 7월 23일
증 상 : 목이 아프고, 배가 아프다. 오전에 38도에서 오후가 되자 39도 이상 올라감.

레메디 : Aconite, 파이로젠. Nux-v, Merc, Pulsatila, Gellseminum

Belladonna 200C 열이 39도 아래로 떨어질 때까지 1시간 간격으로 복용

■ 2013년 7월 24일~25일

증 상 : 열이 39도에서 40도까지 왔다갔다함. 3일째 되는 날 저녁에 갑자기 열이 내림.

레메디 : Belladonna 200C, Cupr 200C

　　　　39.5도 아래로 떨어질 때까지 1시간 간격으로 먹임

　　　　Carbo-v, Rhus-t 하루 3회

　　　　미네랄은 500ml 물에 타서 수시로 먹임

이번에는 처음으로 동종요법 레메디만으로 고열을 버텼습니다. 하세가와 키세이 선생님과 계속 통화를 하면서 버티기 힘든 마음을 위로 받은 게 제일 큰 것 같고, 동종요법을 3개월 동안 공부하면서 병에 대해 이해를 해서 그런지 마음이 조급해지지 않았습니다. 고열이 다 나쁜 것은 아니며, 고열도 강한 체질인 사람한테 온다는 것을 알았기 때문입니다. 가을에도 철수는 3일 동안 40도 가까이 되는 열감기로 고생했지만 동종요법 레메디로 잘 이겨냈습니다.

2013년 가을에는 전국적으로 성홍열이 유행해 철수가 다니는 어린이집에도 성홍열이 한차례 휩쓸었습니다. 아이마다 증상이 조금씩 달랐지만, 철수는 조금 심한 편에 속하는 것 같습니다.

■ 2013년 11월 26일

증 상 : 누런 콧물, 목이 급성으로 붓는다. Belladonna를 먹이자 갑자기 열이 나고 딸기혀와 입술이 선홍빛이 된다. 숨쉬기를 너무 힘들어 해서 응급실에 갔더니, 성홍열 진단을 받았다. 병원에서 간호사가 해열제를 직접 먹여 1번 먹였으나, 집에 와서는 먹이지 않았다.

레메디 : Belladonna 200C, 파이로젠, Merc

■ 2013년 11월 27일~28일

증 상 : 열이 38도 이상 오르고 목이 많이 아프다고 함. 39.5도가 넘자 헛소리를 함.

레메디 : Belladonna 200C, Stram 200C를 함께 10분 간격, 1시간 간격에서 열이 39도
로 내리면 먹이지 않음.

파이로젠, Merc, 하루 3회

미네랄은 500ml 물에 타서 수시로 먹임

■ 2013년 11월 29일~31일

증 상 : 열이 내리자 처음에는 얼굴에서 좁쌀 같은 발진이 나면서 점점 내려가 손과
발바닥 피부가 벗겨짐. 항문도 빨갛게 피부가 벗겨짐.

레메디 : 미네랄은 500ml 물에 타서 수시로 먹임, Rhus-t 하루 3회, 카렌듈라크림
(하세가와 키세이 선생님께 성홍열 레메디 Scrlatinum, Streptococcinum을 받아서
3일 정도 먹었다.)

아이가 아프고 난 뒤로는 밥도 더 잘 먹고 잘 뛰어 노는 것 같습니다. 아이가 아
프면 엄마는 힘듭니다. 하지만 너무 힘들고 조급한 마음이 아이에게 전달되는 것
보다는, 편안하게 마음먹는 것이 아이가 병을 잘 이겨낼 수 있도록 하는데 중요한
것 같습니다.

아이가 아픈 걸 계기로 저도 좀더 깊이 있게 동종요법에 공부하게 되었습니다.
이제는 주위사람들에게 도움을 줄 수도 있어 보람을 느낍니다. 앞으로 동종요법이
더 활성화되어서 우리 가족 뿐만 아니라, 동종요법을 필요로 하는 많은 이웃에게 도
움을 주고 싶습니다.

지은이 **유이 토라코(由井寅子)**

1953년 에히메(愛媛)현 출생. 일본에서 8년 동안 다큐멘터리 제작, 영국에서 3년 동안 전쟁과 천재지변, 기아 등 특집 보도기자로서 세계 곳곳을 돌아다니다가 궤양성대장암에 걸렸다. 온갖 방법으로도 못 고치다가 동종요법과 운명적으로 만나 4알의 레메디로 완치되는 경험을 했다.

그뒤 방송계를 떠나 Regent's college 동종요법과에 입학. 전통적 동종요법에 한계를 느끼고 이듬해에 C.P.H(College of Practical Homoeopathy)에 편입해 3년 동안 공부했다. 졸업하고 영국동종요법협회(HMA) 시험에 합격해 HMA인정 동종요법치료자가 되었다. 언어의 벽을 넘어 일본인으로 처음 동종요법치료자가 되어 특별상을 받기도 했다. 영국에서 유이 동종요법클리닉을 개업해 활동하기 시작했다. 동시에 더 깊이 공부하기 위해 C.P.H대학원(2년제)에 진학, 이 해에 C.P.H대학원 교수로 와 있던 넬슨 박사를 만나 철저한 교육을 받았다. 대학원을 졸업하고 동종요법치료자로 활발한 활동을 하면서 수많은 임상경험을 쌓았다(영국에 있는 일본인이나 영국인, 유럽에서도 환자가 찾아왔다).

유럽의 동종요법 학교와 협회들이 뒷받침해주고, 또 "동종요법이 일본에 퍼지는 것은 일본국민을 위해 좋은 일이고, 그러기 위해서는 제대로 된 동종요법치료자를 길러야 한다"는 생각으로 1997년 4월, 일본에 HMA가 인정하는 Royal Academy of Homoeopathy(RAH)를 창립하고 동종요법 교육에 힘을 쏟기 시작했다.

2000년 4월, 이때까지의 공적으로 HMA의 명예회원이 되었다. 2001년 5월, IMU(International Medical University 본부, 스위스 제네바)에서 국제법의 기본이 된 동종요법 박사학위를 받았다. 2002년 3월에는 C.P.H의 명예회원이 되었다.

2010년 4월, 세계적으로 최고의 수업 내용을 제공하는 동종요법통합의료전문학교(College of Holistic Homoeopathy)를 설립했다.

《유이 토라코의 동종요법 가이드북 시리즈①~⑤》,《36실천강좌》 외 많은 책을 썼다.

옮긴이 하세가와 키세이(長谷川希生)

JPHMA인증호메오퍼스 취득. ZEN메소드 전문가 인증. JPHMA애니멀호메오퍼스 취득. JPHF인증 이너차일드 세라피스트 취득. 일본 간다(神田)외대 한국어학과를 졸업하고 충남 홍성에 있는 풀무농업고등기술학교에서 일본어 강사를 3년 동안 했다. 아이를 낳고 키우면서 동종요법을 만났고, 2006년 말부터 동종요법을 사용하기 시작했다. 2010년 봄부터 충남 홍성군 홍동면 지역에서 관심이 있는 엄마들과 함께 동종요법 공부모임을 시작해서 지금에 이르고 있다. 2010년 12월에 일본 '하네만 아카데미' 셀프 케어 어드바이저 스쿨(SAS)을 수강 후 일본 College of Holistic Homoeopathy에 입학, 2017년에 졸업하고 호메오퍼스자격증을 취득. 2018년 봄부터 네이버 블로그 '홀리스틱 호메오퍼시 연구소 무지개'를 운영하고 동종요법 건강상담을 하고 있다.

번역서 : 「동종요법 가이드북」, 「동종요법 가이드북 어린이편」, 「동종요법 임신과 출산」

homoeopathy guidebook for Kids

어린이를 위한

동종요법 가이드북

개정판 1쇄 펴낸날 2023년 1월 10일

지은이 유이 토라코(由井寅子)
옮긴이 하세가와 키세이(長谷川希生)
펴낸곳 햇무리
펴낸이 최진혁
만든이 보리

출판등록일 제2020-000001호
주소 경북 영주시문수로 497-25
전화 054-631-0409
전자우편 haesmuli@naver.com
ISBN 979-11-972567-2-1 93510   값 15,000원